U0307545

国家出版基金项目
NATIONAL PUBLICATION FOUNDATION

郭霭春全集（卷七）

总主编　张伯礼　郭洪耀　郭洪图

八十一难经集解
新医林改错
医论

郭霭春　编著

全国百佳图书出版单位
中国中医药出版社
·北京·

图书在版编目（CIP）数据

八十一难经集解；新医林改错；医论 / 郭霭春编
著 . —北京：中国中医药出版社，2021.4
（郭霭春全集；卷七）
ISBN 978-7-5132-6108-1

Ⅰ . ①八… Ⅱ . ①郭… Ⅲ . ①《难经》—注释 ②《难
经》—译文 ③《医林改错》Ⅳ . ① R221.9 ② R223.1

中国版本图书馆 CIP 数据核字（2020）第 020399 号

中国中医药出版社出版
北京经济技术开发区科创十三街 31 号院二区 8 号楼
邮政编码　100176
传真　010-64405721
山东临沂新华印刷物流集团有限责任公司印刷
各地新华书店经销

开本 710×1000　1/16　印张 29.25　彩插 0.5　字数 583 千字
2021 年 4 月第 1 版　2021 年 4 月第 1 次印刷
书号　ISBN 978 - 7 - 5132 - 6108 - 1

定价　192.00 元
网址　www.cptcm.com

社 长 热 线　010-64405720
购 书 热 线　010-89535836
维 权 打 假　010-64405753

微信服务号　zgzyycbs
微商城网址　https://kdt.im/LIdUGr
官 方 微 博　http://e.weibo.com/cptcm
天猫旗舰店网址　https://zgzyycbs.tmall.com

《郭霭春全集》编委会

总主编　张伯礼　郭洪耀　郭洪图

编　委（按姓氏笔画排序）

总目录

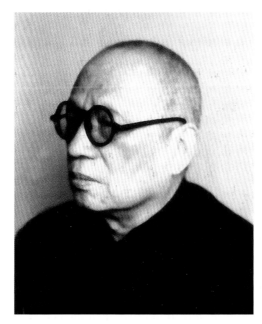

郭霭春教授（摄于 1989 年）

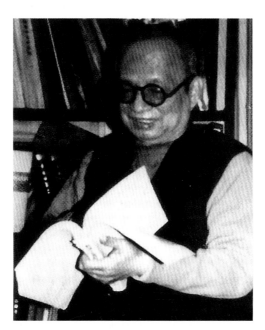

郭霭春教授书斋翻检文献

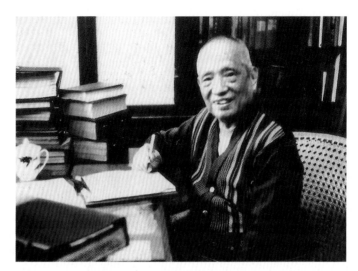

郭霭春教授写作中见访

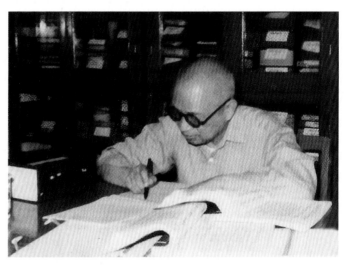

郭霭春教授在图书馆写作中（摄于 1984 年）

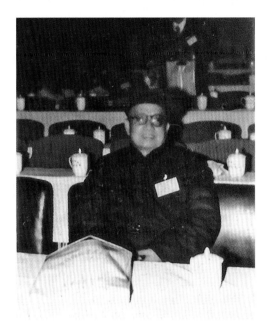

郭霭春教授参加中日《内经》学术交流会

（摄于 1985 年）

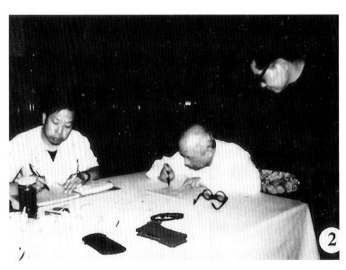

郭霭春教授参加在沈阳召开的《素问》研究论证会

（摄于 1986 年）

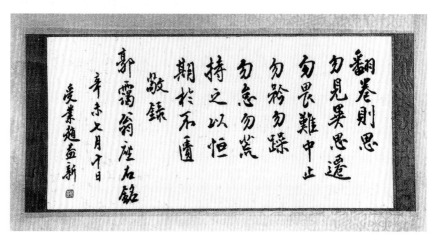

翻卷則思
勿見異思遷
勿畏難中止
勿矜勿躁
勿怠勿荒
持之以恒
期於不匱
敬錄
郭靄春翁座右銘
辛未七月丁日
愛業趙孟新

郭靄春教授的座右铭

郭霭春教授博学多识，治儒通医，文理医理融会贯通，精通史学、国学，于目录、版本、校勘、训诂、音韵等方面造诣精深。他深研中医基础理论，精医史、通文献、善临证，治学精勤，著述颇丰，为中医文献研究与整理做出了较为卓越的贡献，有"津沽杏林三杰"之一，是我国现代著名的医史文献学家、中医学家、目录学家、校勘学家、教育家、史学家，是中医文献整理研究的一代宗师。郭霭春教授对中国史学的研究也曾引起史学界震动，他所编撰的《续资治通鉴目录》等著作拾遗补缺，为史学界所赞赏。

本次整理出版的《郭霭春全集》融汇了郭霭春教授七十余年中医文献研究成果。收选范围以郭霭春教授主编与编著的医学著作为主，共计 14 种（包括《医论》《残吟剩草》），按 11 卷（12 分册）编排。

在整理的过程中，需要说明的事项：

1.《黄帝内经素问校注》原书以繁体竖排在人民卫生出版社出版，本次整理以简体横排出版。

2.《黄帝内经素问白话解》由郭霭春教授编撰，中国中医药出版社出版。同属白话解形式的《黄帝内经素问语译》，由郭霭春教授主编，人民卫生出版社出版。本次整理以中国中医药出版社出版的版本为底本，《黄帝内经素问语译》未予收选。

3.《黄帝内经灵枢校释》，原书名《灵枢经校释》，由郭霭春教授主编，曾由人民卫生出版社出版。本次整理以人民卫生出版社出版的版本为底本。

4.内容有雷同的著作，如《黄帝内经素问校注语译》与《黄帝内经素问白话解》，《黄帝内经灵枢校释》《黄帝内经灵枢校注语译》与《黄帝内经灵枢白话解》，考虑不同的读者需求，分别予以出版。

5.《伤寒论校注语译》《金匮要略校注语译》，先后由天津科学技术出版社与中国中医药出版社出版，后根据读者需要改为《伤寒论白话解》《金匮要略白话解》，由中国中医药出版社出版。本次整理恢复原书名，《伤寒论校注语译》以天津科学技术出版社出版的版本为底本;《金匮要略校注语译》以中国中医药出版社出版的版本为底本。

6.郭霭春教授，不仅对中医文献学做出突出贡献，在史学研究方面成就斐然，相关著作先后由中华书局、商务印书馆、山西人民出版社出版，按照出版社专业化分工的要求，故本次整理未收选郭霭春教授史学方面的专著。

7.本次整理原则是在保持原书原貌及尊重作者原创旨意的前提下进行编辑修订，如认真核对底本及引用文献、补充部分引用文献出处等，力求文献翔实可靠。但由于时间跨度较大和历史条件的限制，书中难免存有与当代编辑出版及中医古籍整理要求不契合之处，希冀批评指正，以便修订时日臻完善。

编者

2020 年 3 月

郭霭春（1912—2001），又名郭瑞生，男，汉族，天津市人，天津中医学院（现天津中医药大学）终身教授，我国著名医史文献学家、中医学家、目录学家、校勘学家、教育家、史学家。

郭霭春教授因教学和科研工作成绩卓著，贡献重大，获得了各种奖励和众多荣誉。主持并完成的部级科研项目"《素问》整理研究"，获得国家科学技术进步二等奖，国家中医药管理局中医药科学技术进步一等奖。主编的《灵枢经校释》，获得国家中医药管理局中医药科学技术进步二等奖。1962年、1980年、1982年、1984年，郭霭春教授先后四次被评为天津市劳动模范，并于1992年获批享受国务院政府特殊津贴。曾获得天津市高教局"培养硕士研究生优秀教师"的荣誉称号，1990年获得国家教委颁发的科教成绩显著的荣誉证书，曾先后获得国家教委和天津市卫生局所授予的"伯乐奖"。

郭霭春教授博学多识，治儒通医，文理医理融会贯通，精通史学、国学，于目录、版本、校勘、训诂、音韵等专门之学，造诣精深。他深研基础理论，精医史，善临证，尤以文献研究和中医内科见长。郭霭春教授治学精勤，著述颇丰，其主编、编撰出版《黄帝内经素问校注语译》等近20部中医学及史学专著，为中医文献整理和阐释做出了重大贡献。

郭霭春教授致力于中医事业七十余年，在教学、科研、临床上均取得了突出成就，特别是对继承和发扬中医药学贡献卓著，是一位国内外颇有影响的中医学者，是中医文献整理研究的一代宗师。

一、生平与治学之路

郭霭春教授，世居天津市，七岁入塾，及长，先后从朴学大师长洲章钰（式之）先生、史学大师沔阳卢弼（慎之）先生学习小学、经学、史学等专门学问，在目录、版本、校勘、训诂、音韵方面均有较深造诣。十九岁考入天津市崇化学会历史专修科，又系统地深造了经史之学。1933年毕业后，执教于该学会，主讲《论语》《左传》《史记》《汉书·艺文志》，与津门殷墟文字专家王襄、训诂学专家裴学海等人交游，不断切磋学术。他才思敏捷，聪颖过人，学有成就，二十四岁时就著有《颜习斋学谱》，二十六岁时著《补周书艺文志》，三十岁时编写了《续资治通鉴目录》等书，分别由商务印书馆等出版社出版。《续资治通鉴目录》封面题签者为著名版本目录学家傅增湘先生，扉页题字者是著名书法家华世奎先生，著名历史学家卢弼、郭绍虞先生分别为该书撰写了序言。

1937年，天津市沦陷，他拜宝坻儒医赵镕轩为师，潜心学医四年。赵镕轩先生精通《内》《难》之学，尤对《医宗金鉴》《寿世保元》《医家四要》等书探索颇深，对其影响甚大。

1945 年，中国抗日战争胜利后，郭霭春教授任天津市崇化学会会务主任，主持学会日常工作，为家乡培育人才。1949 年，天津市解放，他从事中学教育，任天津市崇化中学校长多年。他办学严谨，治校有方，经常深入教学第一线，体恤教师，关心学生，他办学治校的事情，至今仍为人们津津乐道。其间教务余暇，为患者诊病省疾，从未间断，医术日进。

1957 年，天津市成立中医学校，郭霭春教授转职任医史教员；1958 年，中医学校晋为中医学院后，任医学史教研室主任；1968 年，在天津中医学院并入河北新医大学后，任中医基础理论教研组副组长；1978 年，天津中医学院恢复重建后，兼任医学史、医古文、各家学说三教研室主任；后任中医系顾问、《天津中医学院学报》和《天津中医》两杂志主编、医史文献研究室主任等职，并兼任《中国医学百科全书》编辑委员会编委、光明中医函授大学顾问、张仲景国医大学名誉教授及《中医杂志》（英文版）编委等职。

1963 年，郭霭春教授承担了国家科技部"七本古书校释"项目中《灵枢经校释》主编工作，历经 17 年，于 1980 年出版。1982 年，在卫生部、国家中医药管理局组织领导下，郭霭春教授承担了《中医古籍整理丛书·黄帝内经素问校注》主编工作，历经 10 年出版，并获国家科学技术进步二等奖、国家中医药管理局中医药科学技术进步一等奖。他用了二十多年的研究，于 1981 年终于著成《黄帝内经素问校注语译》一书，并于 1981 年由天津科学技术出版社出版，是中华人民共和国成立后系统研究整理《素问》的第一部个人专著。全书引用善本 20 余种，元代以前重要医籍 60 种以上，共出校语 2450 余处，加注文 3180 余条。《黄帝内经素问校注语译》一经问世，便在学术界和社会上引起了强烈反响，被国内外许多有关单位作为研究《黄帝内经素问》必备参考书，并引起日本、美国、德国等学者的关注。学术界普遍认为，该书是我国目前整理研究《黄帝内经素问》成就最大、学术水平最高的著作，也标志着他在中医文献整理研究上取得了历史性、创新性的突破。

郭霭春教授有感于浩如烟海的中医古籍书目的缺如，独辟蹊径，自1958年始，充分利用地方志这一尚未被开发的资料宝库，正式组织进行编写工作，足迹遍及全国各省市图书馆，共查阅了4000余种地方志，历尽艰辛，饱尝困苦，至1984年完成了《中国分省医籍考》编写工作。全书250余万字，共著录医籍8000余种，附录作者小传4000余篇，是我国目前著录医籍最多的一部传录体医学目录专著。该书所录的资料，绝大部分在历代史志、公私书目及其他著作中未曾刊录过，也未被发现和利用，因此，可以说本书为研究我国医史文献提供了大量有价值的第一手素材。通过分省著录，不但为地方医学的研究创造了条件，还能突出地反映各省医学的特点，尤其可以看出区域性社会因素对医学发展的影响。该书采用传录体编写，补充了医史上缺佚的名医传记，发掘了民间医家的医术、医方及其医德修养，指出了名医成功之路，给后来者以启迪。总之，该书不但在著录的条目上超出了以往同类书目的数倍，并且独具特色。该书1985年由天津科学技术出版社出版后，受到中医学界、史学界的高度重视，开创了中医史志学研究之先河，对中医文献学、目录学做出了贡献。

在繁重的教学、科研之余，郭霭春教授从不忽视临床医学的研究，从20世纪30年代学医到80年代成为著名中医教授，一以贯之，热心为广大患者解除疾病痛苦。他医德高尚，医术精湛，临诊认真负责，一丝不苟。每逢诊病，必冥思苦想，处方用药，几经斟酌，诊后回家，反复思索，查阅名家医案，如《古今医案按》《得心堂医案》《雪雅堂医案》等，以待复诊时处方增减，从不师心自用，且能够"通古今之变，成一家之言"，有着自己独到见地。

郭霭春教授最善奖掖后学，以"学而不厌，诲人不倦"为行动准则，除担负指导研究生的任务外，还定期为中青年教师讲课，以提高师资素质。他几十年如一日，呕心沥血，培养了大批优秀人才，大多在科研、教学、临床上做出了显著成绩。他创建并领导了天津市高教系统重点学科医史文献学。他曾获得天津市高等教育局"培养硕士研究生优秀教师"荣誉称号，其撰写的《我是怎样带研究生的》论文，获1989年天津市高教局优秀教学成果二等奖。

郭霭春教授治学严谨，著作宏富，从20世纪30年代一直至90年代，先后撰著出版了医学和史学著作近20部，总字数近千万字。如果没有"焚膏油以继晷，恒兀兀以穷年"的勤奋读书与写作，是难以完成的。

二、主要学术成就与贡献

郭霭春教授为了继承和发扬中医学宝贵遗产和弘扬民族文化，为了中医事业发展，孜孜不倦，不遗余力，奉献了毕生的精力。他的学术成就与贡献可归纳为六个方面。

一是在中医文献整理研究，特别是中医经典著作整理工作方面贡献巨大。在对《黄帝内经素问》《灵枢经》《伤寒论》《金匮要略》《难经》等中医经典著作的整理上，郭霭春教授始终坚持普及与提高、继承与创新、去粗取精、去伪存真、实事求是的原则，以中医理论为指导，结合临床经验，将目录、校勘、训诂、音韵等专门之学，正确、合理地运用到中医典籍整理上，达到文理医理融会贯通、完美结合。

二是在史学研究上，著有《补周书艺文志》《续资治通鉴目录》《清史稿艺文志拾遗》《颜习斋学谱》等，拾遗补缺，补前人之未备，得到了史学界的高度评价。郭霭春教授依照司马光《通鉴目录》的体例，年经事纬，提纲挈领，编纂成《续资治通鉴目录》20卷。该书把几百万字的原著浓缩成20万字的大事记，完全可以作为独立著作来阅读。不仅给史学研究工作者提供了极大方便，也为历史编年和目录、工具书方面的著作弥补了缺憾。史学家卢弼、郭绍虞阅读了此书，并撰写了序言，认为作者"独为其难""己处其劳"，而人享其逸，为史学界做了一件好事。郭霭春教授在史学方面的贡献，还反映在中国医学史研究上。我国医学发源甚早，但文献记载比较散乱，东鳞西爪，头绪纷繁。研究者欲利用医史资料，检索甚为困难。郭霭春教授有感于此，独任其劳，积多年之功，广泛收集资料，运用汉代史学家司马迁所创的"年表"形式，将上起远古，下迄公元1966年（为第二版修订版截至时间，本次整理出版的截至时间为1947年）的数千年医史事件、各朝医事制度和政令、医药发展和对外交流、疾病流行情况、医学著作的编著和问世、医家活动与生卒，按照年代顺序排列出来，1976年编成《中国医史年表》，随即出版，后又再版。《中国医史年表》的出版，填补了中国医学史研究上的空白，洵为前无古人的开创性著作。

三是在目录学上的贡献，写作历时最久、查阅资料最多、用力最勤，并且最具创新精神的当为《中国分省医籍考》。本书在取材和编写方法、编写体例上，均与其他医学专科书目迥然不同，独具特色，其学术价值甚大，鸿篇巨帙，嘉慧医林。因此，出版后即成为中医学研究者的一部重要的工具书，荣获华北十省市优秀图书二等奖，被文化部评为全国优秀书目，1992年获全国优秀医史文献及工具书金奖。该书被赵国璋、潘树广主编的《文献学词典》收录，列为词目之一，并撰写了提要。

四是长期从事中医教育事业，教书育人，诲人不倦，热心指导青年教师，积极培养教学骨干，注重提高中青年教师的业务水平。郭霭春教授培养青年教师和研究生的方法是：点面结合，重点培养。形式上，除集体讲授外，主张面对面、一对一单独指导，口传心授。培养了多名硕士研究生和大批中医药人才，成为中医教学、科研、临床及管理方面的骨干力量。

五是在致力于教学、科研工作之余，郭霭春教授从未间断临证，为众多患者解除病痛，但不以医为业。在为患者诊治疾病时，认真负责，一丝不苟。他提倡治未病，以预防为主，强调饮食药物综合治疗。他医术精湛，医德高尚，医风淳朴，为患者治病不取报酬，深受患者的尊重和爱戴。

六是对文献工作做出了巨大贡献，除了自己整理了大量文献外，郭霭春教授还将许多珍贵文献史籍捐献给国家，如将卢慎之先生的《三国志集解》手稿捐献给了南开大学图书馆，将黄立夫先生的《资治通鉴目录校文》手稿捐献给天津图书馆。

郭霭春教授一生淡泊于名利、地位，执著、勤奋地致力于读书、著述和教书育人，尤其在史学和中医古籍的整理研究方面留下了众多的传世之作，他的卓越贡献将永载史册。

（说明：本文是在孙中堂、王玉兴、吴仕骥三位教授撰写的《郭霭春》一文的基础上进行修订。）

八十一难经集解

序　例

　　《难经》一书的作者，有的认为是秦越人所作，有的认为是六朝人的伪托，也有的认为是先秦名医所作，未必出于一人之手，众说纷纭，莫衷一是。我们认为考订古书真伪和成书年代，不能仅撷拾片语孤证，就定为如何，而应该认真地从其书内容的核心问题加以探索，似乎才能够得到比较正确的结论。《难经》一书，主要是创造性地提出"寸口者，脉之大会，手太阴之动脉"这一论点，因而创立了"独取寸口，以决五脏六腑死生吉凶"的诊法，这与《内经》的脉法是不相合的。但是，从《难经》之说一出，而《素问》三部九候的诊法，就在实际中失去它的作用，而历代的脉书就都沿着寸口动脉的说法，"分寸为尺，分尺为寸"确定以寸关尺为三部，以浮中沉为九候，直到现在未改。这对于中医诊断学来说是有多么大的影响，而仍有人说"《难经》是不通之怪书"，那就未免太武断了。

　　余嘉锡说得好："《难经》《素问》《灵枢》同为张仲景撰《伤寒论》时所采用，其为医家古书了无疑义，不始于吕广作注，更不始见于《隋志》也。《史记·仓公传》所谓《黄帝扁鹊脉书》，疑即指《难经》言之。"

　　抽绎余说，核之《仓公传》所载的二十六个病例，其中有二十个病例都是切脉诊，可见仓公诊籍就是执"独取寸口，以取五脏六腑死生吉凶之法"的具体实例。那么仓公诊籍和《难经》

的特点既然如此相和，则仓公之学，就是《难经》的传人，在事实上来看，也是有可能的。根据这样特点，初步判定《难经》的成书年代，可能在西汉以前，这样说，不会是什么支离之谈吧！

《难经》何以有不同的书名，在隋·杨上善《太素》注引《难经》作《八十一难》，而萧吉《五行大义》、唐·李善《文选·七发》注引《难经》同作《八十一问》，因此有人怀疑现存的《难经》和《八十一难》是否为相同之书呢？早在明代，陈懿德就说："始皇焚书之时，《八十一难》安知有全册乎？譬如《尚书》藏壁，尚有古今之殊。而此《难经》出于人间世者与古异矣。"其实《难经》一书二名，在其他古籍不无先例，似乎可以不论。至于它的古文今文之分，主要在于文字相传。清·孙鼎宜说："今文之注始吴吕广，古文出自王叔和。"他的说法，一向未被人们所重视，因之久已置而不论了。

值得注意的是，现存的《难经》中文字篇次，已经遭到改动了。举证说吧，如唐代杨玄操他就曾改动过《难经》，他在《难经》序里说过："（《难经》）非惟文句舛错，抑亦事绪参差。"因此他就另行"条贯编次，使事例相从，凡为一十三篇，仍旧八十一首"。像杨氏这种对《难经》编注的做法，和王冰次注《素问》迁移篇次的做法，是一模一样的。至于他删改了哪些文句，文献无征，那就很难举出了。由此来说，现存的《难经》，已不是《难经》的原貌，大致是不会错的。

《难经》一书，有人认为它申演《素问》《灵枢》的旨趣，而赞以"采摘英华，妙撮精要"的美语。从《七难》起，引"经言"者，全书凡三十五见，其中亦有称"经言"，而《素问》《灵枢》无其义的，滑寿、姚振宗就以为今本《内经》有脱简错误，其实也未必然。因为所谓"经言"，不一定都是出自《素》《灵》。前古医书，如《上经》《下经》等早亡佚了。《难经》所引"经言"，安知不出自亡佚的古医经呢？如必以"经言"就是《素》《灵》之言，试问《素问·离合真邪论》《调经论》《解精微论》等篇所引的"经言"，又是出自哪里呢？要知道"《难经》有本之《素》《灵》者，亦有显然与《素》《灵》异帜者，间亦有补《素》《灵》之未备者"。这样说，好像是比较允当的。

在《通考》卷四十二云："宋时医学方脉，以《素问》《难经》《脉经》为大经。"这就是说《难经》是久已被人重视了。我们现在学习它，究应钻研哪些主要内容呢？滑寿说："其间荣卫度数，尺寸部位，阴阳王相，脏腑内外，脉法病能与夫经络流注，针刺俞穴，莫不该备。"以上这些，当然需要研究，但更简要的，似为《二十二难》之气血分属，《二十五难》之心主三焦、有名无形，《三十六难》《三十九难》之左肾右命，《五十八难》之伤寒有五，《六十四难》之井荣俞经合、别以阴阳五行，《七十五难》之东实西虚、泻南补北，《八十一难》之肝实肺虚。这些理论，都是《难经》所独创，而为《内经》之所未及，尤其应该先加研习的。

至若清代熊叔陵发挥越人之说："论命门以受生授生分别左右，以经脉行度先左后右，奇经即奇邪血络，相火即心主肾间，动气即卫气，足厥阴上颠乃所交督脉，三焦乃行经化液之气。"（见汪廷珍《实事求是斋遗稿》卷二《难经辑注·序》）其说新异，有益启发人的思考，所惜熊书已不得见，未免令人遗憾。

古今笺释《难经》的不下数十家：若吕广、杨玄操、虞庶、丁德用之说，在王九思《集注》里可能存其梗概（其中引吕注一百六十七条、引杨注一百八十五条、引虞注二百九十一条、引丁注二百四十七条，杨玄操与杨康侯之说混，康侯仅存两条）；若周仲立、王诚叔、冯玠、袁淳甫、谢坚白、陈廷芝之说，在滑氏《本义》里，似仅录其一二；后若熊宗立、张世贤、王文洁则了无新义；莫熺、叶霖只能依附旧说；惟有徐大椿、张寿颐阐发真义，令人钦服。

在整理本编资料中，由于东搜西采，发现明·马莳所著《难经正义》，该书向未见于著录，可惜仅存残卷，虽然可供采拾之处不少，但不无吉光片羽之叹啊。

本编以商务印书馆据明《古今医统正脉全书》校印之《难经本义》作为底本，复据王九思《集注》旁参各书，重加校勘，以期衍、夺、讹、倒，有所订正。

本编注文，分两部分，一本义，二集解。滑氏《本义》说理条达，词旨雅驯，以之为主，有益学习；清末周学海虽对《本义》有所增辑，但所增无几。为此博综采录，于《本义》之外，更立集解一目，所集各说，仅撷其精，如欲求详，请检原书吧。

本编段落，悉依《本义》原样，以便参考滑氏注文，并非有意泥旧。

经文集解，只用一个序码，先校文，后注文。注文在校文后空两格。

《本义》注文全录，不标序码。

校勘之处，引经文字句，以识异同。注文就直书某曰。

集解如无校文，对所引各家注说，只标序码，不列引文，以示与校勘有所区别。

集解所引各注书目如下：

《难经集注》　明　王九思　1953 年商务印书馆铅印本

《难经正义》　明　马莳　万历年间刊本　中国科学院藏仅存卷一至卷五

《难经直解》　清　莫熺　莫氏锦囊十二种本

《难经经释》　清　徐大椿　光绪十九年癸巳图书集成书局铅印徐氏八种单行本

《难经悬解》　清　黄元御　同治十年壬申阳湖冯氏刻本

《难经解》　清　邹汉潢　邹氏纯懿庐集刊本

《难经晰解》　清　袁崇毅　北京图书馆藏传抄本

《难经正义》　清　叶霖　珍本医书集成本

《难经阐注》　清　丁锦　嘉庆五年庚申原刊本

《难经章句》　清　孙鼎宜　民国二十二年中华书局刊本

《难经经释补证》　清　廖平　六译馆丛书本

《难经笔记》　清　任锡庚　故宫博物院图书馆藏朱格抄本

《难经汇注笺证》　民国　张寿颐　一九二三年兰溪中医专门学校石印本

《难经本义摭遗》　日人　贞竹玄节　日本万治二年谷冈七左卫门刻本

《难经注疏》　日人　名古屋玄医　日本天和四年洛下寺德田刻本

《难经或问》　日人　吉林正祯　日本正德五年皇都书肆文泉堂刻本

《卢经袤掖》　日人　加藤宗博　日本享保六年柳枝轩刻本

《难经古义》　日人　腾万卿　日本宝历间刻本

《难经本义疏》　日人　山田広业　日本明治五年山田広业手稿

《难经疏证》 日人 丹波元胤 一九五七年人民卫生出版社重印本

参考之书如下：

《难经校释》 南京中医学院编 一九七九年人民卫生出版社铅印本

《难经白话解》 陈璧琉 一九六三年人民卫生出版社印本

霭春年逾七旬，精力已衰。本编搜集整理，多命次子洪图佐以竟事。由于我们水平所限，疏误难免，敬请高明指正。

郭霭春

一九八三年十二月于天津中医学院

目　录

从一难至二十二难论经脉

一难❶曰：十二经皆有动脉❷，独取寸口❸，以决五脏六腑死生吉凶之法❹，何谓也？

【本义】

十二经，谓手足三阴三阳，合为十二经也。手经则太阴肺、阳明大肠、少阴心、太阳小肠、厥阴心包、少阳三焦也，足经则太阴脾、阳明胃、少阴肾、太阳膀胱、厥阴肝、少阳胆也。皆有动脉者，如手太阴脉动中府、云门、天府、侠白，手阳明脉动合谷、阳溪，手少阴脉动极泉，手太阳脉动天窗，手厥阴脉动劳宫，手少阳脉动禾髎，足太阴脉动箕门、冲门，足阳明脉动冲阳、大迎、人迎、气冲，足少阴脉动太溪、阴谷，足太阳脉动委中，足厥阴脉动太冲、五里、阴廉，足少阳脉动下关、听会之类也。谓之经者，从荣卫之流行，经常不息者而言。谓之脉者，以血气之分，袤行体者而言也。故经者，径也，脉者，陌也。越人之意，盖谓凡此十二经，经皆有动脉，如上文所云者，今置不取，乃独取寸口，以决脏腑死生吉凶，何耶？

【集解】

❶ 难：廖平曰："难与问同，故此书初名《八十一问》。"

❷ 十二经皆有动脉：杨玄操曰："凡人两手足，各有三阴脉；三阳脉，合十二经脉。凡脉皆双行，故有六阴六阳也。" 虞庶曰："脉会太渊，太渊在两手掌后鱼际间，乃手太阴脉之动也。太阴主气，是知十二经脉会于太渊，故圣人准此脉要会之所，于人两手掌后鱼际间，分别三部，名寸、尺、关。于三部中诊其动脉，乃知人五脏虚实冷热之证。谓一经之中，有一表一里，来者为阳，去者为阴。两手合六部，六部合之为十二经，其理明矣。察阳者，知病之所在；察

阴者，知死生之期，故曰：十二经皆有动脉也。" 丹波元胤曰："经者，取经纬之义，言脉之正行者；故其旁流者，谓之络。络，犹纬也。"

❸ 独取寸口：独作"专"解，古文独、专互文。 滕万卿曰："肺朝百脉，脉会太渊，则全为胃气之先容，此所以不取他脉，而独取寸口，明诊脉之要，专在此耳。"古林正祯曰："《一难》之寸口，不偏阳，不偏阴，即候人身中和元气之处，而未初分于尺寸阴阳，故此言寸口者，统于寸尺之通名，经所谓气口、脉口者是也。"

❹ 以决五脏六腑死生吉凶之法：《千金》卷二十八《平脉大法》"决"作"诀"。《脉经》卷一第四"之法"作"之候者"。 按：《史记·孔子世家》索隐："诀，别也。"引申有分析之意。"诀"与"决"同。 马莳曰："法，诊法也。十二经中，固各有动脉。惟人之寸口为诸脉之所始所终，诚脉之大会也。盖人之脏腑气血筋脉骨髓皆有所会，名曰八会。而脉之大会，在于太渊，乃手太阴之脉。于斯而动焉，则诊之也宜矣。"

然❶：寸口者，脉之大会❷，手太阴之脉动❸也。

【本义】

此一篇之大旨，下文乃详言之。寸口，谓气口也，居手太阴鱼际，却行一寸之分。气口之下曰关、曰尺云者，皆手太阴所历之处，而手太阴又为百脉流注，朝会之始也。"五脏别论"：帝曰：气口何以独为五脏主？岐伯曰：胃者，水谷之海，六腑之大源也。五味入口，藏于胃以养五脏气，而变见于气口也。《灵枢》第一篇云：脉会太渊。"玉版论"云：行奇恒之法，自太阴始。注谓：先以气口太阴之脉，定四时之正气，然后度量奇恒之气也。"经脉别论"云：肺朝百脉。又云：气口成寸，以决死生。合数论而观之，信知寸口，当手太阴之部，而为脉之大会明矣。此越人立问之意，所以独取夫寸口，而后世宗之，为不易之法，著之篇首，乃开卷第一义也，学者详之。

【集解】

❶ 然：有"答"义。《广雅·释诂一》："然，磨也。"《说文·言部》："𧪞，以言对也。"

❷ 脉之大会：《难经本义疏》引名古屋氏曰："脉会太渊。谓之大者，以十二经及奇经络孙支别之百脉，咸至于此也。"

❸手太阴之脉动也：按："脉动"二字误倒。应据《脉经》《千金》《类说》卷三十七乙正，与上文"皆有动脉"相合。　　吕广曰："太阴者，肺之脉也。肺为诸脏上盖，主通阴阳，故十二经皆会手太阴寸口。所以决吉凶者，十二经有病，皆见寸口，知其何经之动，浮沉滑涩，春秋逆顺，知其死生也。"张寿颐曰："心脏发血，本与肺脏互相贯通，大小循环，周流不息，固是心肺二脏特殊之关系，而后《经脉别论》肺朝百脉一说，乃得实在证据，此手太阴之脉动，所以为脉之大会，非其他诸动脉之可以同类而观者已。"

人一呼，脉行三寸，一吸脉行三寸❶，呼吸定息❷，脉❸行六寸。人一日一夜，凡一万三千五百息，脉行五十度❹，周于身。漏水下百刻❺，荣卫行阳二十五度，行阴亦二十五度❻，为一周也。故五十度❼复会于太阴。寸口者❽，五脏六腑❾之所终始，故法取❿于寸口也。

【本义】

承上文言。人，谓平人，不病而息数匀者也。呼者，气之出，阳也。吸者，气之入，阴也。《内经·平人气象论》云："人一呼脉再动，一吸脉再动，呼吸定息，脉五动，闰以大息，命曰平人。"故平人一呼脉行三寸，一吸脉行三寸，呼吸定息，脉行六寸。以呼吸之数言之，一日一夜凡一万三千五百息。以脉行之数言之，则五十度周于身，而荣卫之行于阳者二十五度，行于阴者亦二十五度，出入阴阳，参交互注，无少间断。五十度毕，适当漏下百刻，为一晬时，又明日之平旦矣。乃复会于手太阴，此寸口所以为五脏六腑之所终始，而法有取于是焉。盖以荣卫始于中焦，注手太阴、阳明，阳明注足阳明、太阴，太阴注手少阴、太阳，太阳注足太阳、少阴，少阴注手心主、少阳，少阳注足少阳、厥阴，计呼吸二百七十息，脉行一十六丈二尺。漏下二刻，为一周身，于得复还注手太阴。积而盈之，人一呼一吸为一息，每刻一百三十五息，每时八刻，计一千八十息，十二时九十六刻，计一万二千九百六十息，刻之余分，得五百四十息。合一万三千五百息也。一息脉行六寸，每二刻，二百七十息。脉行一十六丈二尺，每时八刻，脉行六十四丈八尺，荣卫四周于身。十二时，计九十六刻，脉行七百七十七丈六尺，为四十八周身，刻之余分，行二周身，得三十二丈四尺，总之为五十度周身，脉得八百一十丈也。此呼吸之息，脉行之数，周身之度，合昼夜百刻之详也。行阳行阴，谓行昼行夜也。

【集解】

❶ 人一呼脉行三寸一吸脉行三寸：《灵枢·五十营》作"人一呼脉再动，气行三寸，一吸脉亦再动，气行三寸"。《甲乙》卷一第九"脉"作"气"。

❷ 呼吸定息：袁崇毅曰："人之一呼一吸之后，必略止息，所以医书有呼吸定息之谓。"

❸ 脉：《灵枢·五十营》"脉"作"气"。

❹ 按：周身十六丈二尺为一度。五十度共八百一十丈。

❺ 漏水下百刻：《难经本义撦遗》引《事林广记》云："黄帝创漏水制器，以分昼夜。成周挈壶氏以百刻分昼夜，冬至昼漏四十刻，夜六十刻；夏至昼漏六十刻，夜四十刻；春秋二分，昼夜各五十刻。汉哀帝改为百二十刻。"

❻ 荣卫行阳二十五度行阴亦二十五度：《类说》作"荣卫行阴阳各二十五度"。　纪天锡曰："荣者，血也，以荣于中；卫者，气也，以卫于外。脉者，领荣卫而行者也。且血者阴也，其体濡，无脉以总之，或聚或散，乌能同灌于经；气者阳也，其体呴，无脉以理之，或暴或厥，乌能固卫于外，故脉者总之，便无太过不及。今但言荣卫，而不言脉者，谓脉总其荣卫而行，故言荣卫，而不言脉也。"玄医曰："按营卫行不同道，虽有昼夜内外之异，其五十度周身者不异也。而释者或以'卫'字为衍文，或谓立言之不精者，何也？因营始于手太阴，卫始于足太阳，以为会太阴寸口者，但营而卫不会。所谓始于太阳者，言阳气浮，不言卫会于太阳焉。卫，气也，阳也；荣，血也，阴也。血不能独行，气使之行，岂荣独会于寸口，卫不会者乎。盖卫气昼行阳，夜行阴。非言卫气昼在阳分，而阴分无有，夜在阴分，而阳分无有焉。昼行阳，始于太阳者，阳气昼浮表，有余于阳，不足于阴，虽行阳不行阴，阴分岂可无气耶？夜行内者，阳气沉里，有余于阴，不足于阳，虽行阴不行阳，阳分岂可无气耶？言其行阳行阴者，指卫气盛处为言，非言在彼无此也。"

❼ 五十度：《脉经》《千金》"五十度"下并有"而"字。

❽ 寸口者：《脉经》《千金》并作"太阴者，寸口也"。

❾ 六腑：《千金翼方》卷二十五第二"六腑"下有"气血"二字。

❿ 法取：《脉经》作"取法"。

二难曰：脉有尺寸❶，何谓也？然：尺寸者，脉之大要会也❷。

【本义】

尺，《说文》云："尺，度名，十寸也。人手却十分动脉为寸口，十寸为尺，规矩事也。古者寸尺，只寻常仞诸度量，皆以人之体为法，故从尸从乙，象布指之状，ヨ十分也，人手却一寸动脉，谓之寸口，从又从一。"按如《说文》所纪，尤可见人体中脉之尺寸也。尺、阴分，寸、阳分也。人之一身，经络荣卫五脏六腑，莫不由于阴阳，而或过与不及，于尺寸见焉，故为脉之大要会也。"一难"言：寸口为脉之大会。以肺朝百脉而言也。此言尺寸为脉之大要会，以阴阳对待而言也。大抵手太阴之脉，由中焦出行，一路直至两手大指之端，其鱼际却行一寸九分，通谓之寸口，于一寸九分之中，曰尺、曰寸，而关在其中矣。

【集解】

❶ 脉有尺寸：王文洁曰："谓之尺者，从关以下至尺泽穴得一尺，故名曰尺，是尺内阴脉所属；谓之寸者，从关以上至鱼际得一寸，故名曰寸，是寸口内阳脉所属。"

❷ 脉之大要会也：《脉经》卷一第四"要会"作"会要"。玄医曰："大要会者，诸阳经病皆验于寸，诸阴经病皆验于尺，故阴阳病脉平脉，其气来会在尺寸，其要大也。"

从关至尺❶，是尺内，阴❷之所治也；从关至鱼际，是寸口❸内，阳❷之所治也。

【本义】

关者、掌后高骨之分，寸后尺前两境之间，阴阳之界限也。从关至尺泽谓之尺，尺之内，阴所治也；从关至鱼际，是寸口，寸口之内，阳所治也。

【集解】

❶ 从关至尺：丹波元胤曰："关字是分界之义，非指掌后高骨为关部之谓

也。盖以自掌后横纹至尺泽，总为一尺一寸。而分其一尺中之一寸近掌者，谓之为尺；以其一寸中之九分，谓之为寸口；寸口与尺，中间相隔一分之地，谓之为关。"

❷ 阴：袁崇毅曰："所谓阴阳者，上下也，决非经络气血脏腑。观《十八难》二节三部九候云云自知。"张寿颐曰："寸居于上，故谓之阳。尺位于下，故谓之阴。"马莳曰："治之为言属也。"

❸ 是寸口：《千金翼方》卷二十五第二无"口"字，与《难经集注》同。

故分寸为尺，分尺为寸 ❶。

【本义】

寸为阳，尺为阴。阳上而阴下，寸之下尺也，尺之上寸也。关居其中，以为限也，分寸为尺，分尺为寸，此之谓欤。分，犹别也。

【集解】

❶ 分尺为寸：徐大椿曰："此二句释尺寸二字极明晓，言关上分去一寸，则余者为尺；关下分去一尺，则余者为寸。"袁崇毅曰："脉之三部，以关为界。别于寸者皆属尺；别于尺者皆属寸。"

故阴得尺内 ❶ 一寸，阳得寸内九分 ❷。

【本义】

老阴之数终于十，故阴得尺内之一寸；老阳之数极于九，故阳得寸内之九分。

【集解】

❶ 尺内：《难经本义疏》引《辨真经释》"尺内"作"尺中"。

❷ 阳得寸内九分：古阳古林正祯曰："曰尺内，曰寸内，则为一尺一寸可知。蔡西山、熊宗立、王文洁三说，得《难经》本旨，不可从《千金》一尺之说。"张寿颐曰："关以下至尺泽，皆谓之尺，而诊脉则止候关下一寸；关以上至鱼际，皆谓之寸，而诊脉止候关上九分，故曰'尺中一寸、寸口九分'也。"

尺寸终始 ❶ 一寸九分，故曰尺寸也。

【本义】

寸为尺之始，尺者寸之终。云尺寸者，以终始对待而言。其实贮寸得九分，尺得一寸，皆阴阳之盈数也。庞安常云："越人取手太阴之行度鱼际后一寸九分，以配阴阳之数。"盖谓此也。

【集解】

❶ 终始：《广雅·释言》："终，竟也。"犹言末了。《释诂》："始，初也。"犹言开始。

三难曰：脉有太过，有不及，有阴阳相乘❶，有覆❷有溢，有关有格❸，何谓也？

【本义】

太过、不及，病脉也；关格、覆溢，死脉也。关格之说，《素问·六节藏象论》及《灵枢》第九篇、第四十九篇，皆主气口、人迎，以阳经取决于人迎，阴经取决于气口也。今越人乃以关前关后言者，以寸为阳而尺为阴也。

【集解】

❶ 有阴阳相乘：《卢经裒腋》引通庵云："'相乘'当作'相乖'乃孤阳独阴，上下乖离之脉，不病而死也。"马莳曰："明阳者，寸部尺部也。相乘者，脉越本位，阴脉乘阳部，阳脉乘阴部也。"

❷ 有覆有溢：《类说》引"覆"作"伏"。

❸ 有关有格：马莳曰："关则有界限之意，所乘之部，不容他脉之得出也。格则有格拒之意，本脉之部，不容正脉之转入也。"

然：关之前者，阳之动也，脉当见九分而浮。过者，法曰❶太过；减者，法曰❶不及。

【本义】

关前为阳，寸脉所动之位。脉见九分而浮，九阳数，寸之位浮阳脉，是其常也。过、谓过于本位，过于常脉；不及、谓不及本位，不及常脉，是皆病脉也。

【集解】

❶ 法曰：《千金翼方》卷二十五第二"法曰"均作"谓之。"

遂上鱼为溢，为外关内格，此阴乘之脉 ❶ 也。

【本义】

遂者，隧也，径行而直前也。谢氏谓遂者，直上直下，殊无回于之生意。有旨哉！经曰：阴气太盛，则阳气不得相营也。以阳气不得营于阴，阴遂上出而溢于鱼际之分？为外关内格也。外关内格，谓阳外闭而不下，阴从而内出以格拒之，此阴乘阳位之脉也。

【集解】

❶ 阴乘之脉：张寿颐曰："阳部之脉，不止九分，而遂上鱼，则关后阴部之脉，并加之阳部矣，故曰阴乘，而谓之溢。"

关以后者 ❶，阴之动也，脉当见一寸而沉。过者，法曰太过；减者，法曰不及。

【本义】

关后为阴，尺脉所动之位，脉见一寸而沉。一寸，阴数，尺之位沉，阴脉，是其常也。过，谓过于本位，过于常脉。不及，谓不及本位，不及常脉，皆病脉也。

【集解】

❶ 关以后者：按"以"当作"之"。应据《脉经》改，与上"关之前者"句式一律。

遂入尺为覆，为内关外格，此阳乘之脉 ❶ 也。

【本义】

经曰：阳气太盛，则阴气不得相营也。以阴气不得营于阳，阳遂下陷而覆于尺之分，为内关外格也。内关外格，谓阴内闭而不上，阳从而外入以格拒之，此阳乘阴位之脉也。

【集解】

❶ 阳乘之脉：张寿颐曰："阴部之脉，不止一寸，而遂入尺，则关前阳部之脉，并加之于阴部矣，故曰阳乘，而谓之覆。乘者，加也，盖阴部之脉加于阳部，则阳脉独盛，而阴脉独亡；并阴部之脉加于阴部，则阴脉独盛，而阳

脉已亡。是阴阳二气，偏胜已极，故为阴阳关闭，上下格拒，两不交通，必死之证。"

故曰覆溢 ❶。

【本义】

覆，如物之覆，由上而倾于下也。溢，如水之溢，由内而出乎外也。

【集解】

❶ 故曰覆溢：《千金翼方》无此四字。虞庶曰："阴阳不相荣。脉乃上鱼入尺，故曰覆溢。"按"覆"应参前作"伏"。

是其真脏之脉 ❶，人不病而死也 ❷。

【本义】

覆溢之脉，乃孤阴独阳，上下相离之诊，故曰真脏之脉，谓无胃气以和之也。凡人得此脉，虽不病犹死也。此篇言阴阳之太过不及，虽为病脉，犹未至危殆。若遂上鱼入尺，而为覆溢，则死脉也。此遂字，最为切紧，盖承上起下之要言。不然，则太过不及，阴阳相乘，关格覆溢，浑为一意，漫无轻重矣。或问此篇之阴阳相乘，与二十篇之说同异？曰：此篇乃阴阳相乘之极而为覆溢。二十篇则阴阳更相乘而伏匿也。更之一字，与此篇遂字，大有径庭。更者、更互之更。遂者、直遂之遂。而覆溢与伏匿，又不能无辨。盖覆溢为死脉，伏匿为病脉，故不可同日语也。此书首三篇，乃越人开卷第一义也。《一难》言寸口，统阴阳关尺而言。《二难》言尺寸，以阴阳始终对待而言。关亦在其中矣。《三难》之覆溢，以阴阳关格而言，尤见关为津要之所。合而观之，三部之义备矣。《一难》《二难》言阴阳之常，《三难》言阴阳之变。

【集解】

❶ 是其真脏之脉：《千金翼方》作"是真脏之见也"。

❸ 人不病而死也：《千金翼方》作"得此脉者，人不病自死"。

四难曰：脉有阴阳之法 ❶，何谓也？然：呼出心与肺，吸

入肾与肝 **❷**，呼吸之间 **❸**，脾受谷味 **❹** 也，其脉在中。

【本义】

呼出为阳，吸入为阴。心肺为阳，肾肝为阴，各以部位之高下而应之也。一呼再动，心肺主之；一吸再动，肾肝主之；呼吸定息，脉五动，闰以太息，脾之候也。故曰：呼吸之间，脾受谷味也。其脉在中，在中者，在阴阳呼吸之中。何则？以脾受谷味，灌溉诸脏，诸脏皆受气于脾土，主中宫之义也。

【集解】

❶ 脉有阴阳之法：徐大椿曰："阴阳，谓脉之属于阴，属于阳也。"

❷ 呼出心与肺，吸入肾与肝：任锡庚曰："此节以呼吸为法，以候脉之阴阳，非脏之本体。心肺专司呼，肝肾专司吸也。以呼为阳，候心肺脏中之阳；以吸为阴，候肝肾脏中之阴。"玄医曰："呼出为阳，吸入为阴。心肺在膈上，为阳，主上，肾肝在膈下，为阴，主下，故曰：'呼出心与肺，吸入肾与肝。'而一呼脉二至，心肺主之，一吸脉二至，肾肝主之；呼吸之际有一至，脾主之。谓之定息者，定，决也，正也。呼移吸之际，息暂静而决于呼吸之间也。而又吸移呼之际，亦有一定，犹闰月之余，故曰闰以太息。然则大约呼吸前后一息中脉当六至，故《五十营篇》曰：'呼吸六息，脉行六寸。'乃合一至一寸也。盖谓呼吸定息，脉五动者，五脏各一动，其余一动、闰余也，故谓一息五至可也，言其详，则谓一息六至亦可也。其脉在中，言呼与吸之间也。"

❸ 呼吸之间：按脾居中州，介乎阴阳上下之交，故曰呼吸之间。

❹ 脾受谷味也：按"味"字疑作"气"，应据吕广注改。山田广业谓徐大椿以"受谷味"三字为赘词，未必是。

浮者阳也 **❶**，沉者阴也 **❷**，故曰阴阳也。

【本义】

浮为阳，沉为阴，此承上文而起下文之义。

【集解】

❶ 浮者阳也：玄医曰："脉循行皮肤血脉之间，在肌肉之上，按之不足，举之有余，名曰浮，心肺阳也，其脉当浮。"

❷ 沉者阴也：玄医曰："脉循行筋膜骨边，在肌肉之下，按之有余，举之不足，名曰沉，肾肝阴也，其脉当沉。故阴阳脉法，宜因浮沉而别也。"

心肺俱浮，何以别之？然：浮而大散者心也；浮而短涩者肺也❶。肾肝俱沉，何以别之？然：牢而长者肝也；按之濡❷，举指来实者肾也❸。脾者中州，故其脉在中❹，是阴阳之法❺也。

【本义】

心肺俱浮，而有别也。心为阳中之阳，故其脉浮而大散；肺为阳中之阴，其脉浮而短涩。肝肾俱沉，而有别也。肝为阴中之阳，其脉牢而长；肾为阴中之阴，其脉按之濡，举指来实。古益袁氏谓肾属水，脉按之濡，举指来实，外柔内刚，水之象也。脾说见前。

【集解】

❶ 大散……浮而短涩者肺也：徐大椿曰："呼出心与肺，故俱浮。心属火，故其象大散；肺属金，故其象短涩，此心肺之本脉，而浮则其所同者也。"张寿颐曰："心肺在上，故其脉俱浮。惟心气发皇，如夏令畅茂之象，合德于火，故脉大而散，言其飞扬腾达、如火焰之飙举，非涣散不收之散脉。肺气肃降，如秋令收敛之状，合德于金，故脉短而涩，言其抑降静穆，如金体之凝重，非涩而不流之涩脉。"

❷ 按之濡：《脉经》卷一第九"濡"作"耎"。《太平圣惠方》卷一《辨阴阳脉法》"濡"作"沉软"。按"濡"即"耎"字变体。慧琳《音义》卷三十二引《博雅》云："耎，弱也。""软"乃"濡"之俗字。

❸ 举指来实者肾也：按《太平圣惠方》"实"作"疾"。核之《五难》，作"疾"是。徐大椿曰："吸入肾与肝，故俱沉。肝属木，故其象牢而长；肾属水，故其象濡而实，此肝肾之本脉，而沉则其所同者也。"张寿颐曰："肝禀春升之性，合德于木，故脉坚。牢以其坚固不摇，非三部沉实之牢脉；长以状其挺秀端直，亦非上鱼入尺之长脉。肾禀冬藏之性，合德于水，故脉耎而外柔内刚。耎以言其态度之冲，非耎弱萎靡之耎脉；实以言其体质之沉著，亦非实大坚强之实脉。"

❹ 脾者中州故其脉在中：玄医曰："脾者中州，故其脉但和缓，在浮沉之间。"

❺ 是阴阳之法也：《千金》卷二十八第二、《太平圣惠方》卷一"之法"并作"之脉"，是。

从一难至二十二难论经脉

脉有一阴一阳，一阴二阳，一阴三阳；有一阳一阴，一阳二阴，一阳三阴。如此之言❶，寸口有六脉俱动邪？然：此言者❷，非有六脉俱动也，谓浮沉长短滑涩❸也。浮者阳也，滑❹者阳也，长❹者阳也；沉者阴也，短者阴也，涩者阴也。所谓❺一阴一阳者，谓脉来沉而滑也；一阴二阳者，谓脉来沉滑而长也；一阴三阳者，谓脉来浮滑而长，时一沉也。所谓❺一阳一阴者，谓脉来浮❻而涩也；一阳二阴者，谓脉来长而沉涩也；一阳三阴者，谓脉来沉涩而短，时一浮也。各以其经所在，名病逆顺也❼。

【本义】

又设问答，以明阴阳。脉见于三部者，不单至也，惟其不一单至，故有此六脉相兼而见。浮者，轻手得之；长者，通度本位；滑者，往来流利，皆阳脉也。沉者，重手得之；短者，不及本位；涩者，往来凝滞，皆阴脉也。惟其相兼，故有一阴一阳，又一阳一阴，如是之不一也。夫脉之所至，病之所在也。以脉与病及经络脏腑参之，某为宜，某为不宜，四时相应不相应，以名病之逆顺也。

【集解】

❶ 如此之言：按"之言"二字误倒，应据《脉经》第一、《千金》卷第二十八乙正。

❷ 然此言者：《千金》作"然经言如此者"。

❸ 浮沉长短滑涩：徐大椿曰："浮沉长短、以形言，滑涩以质言，三阴三阳互见之象，举其例而言，亦互相错综，非一定如此。但浮沉可以相兼，而滑涩长短不得并见，亦所当晓。"

❹ 滑 长：按"滑""长"两字误倒，律以下文短者、涩者，则上文自当曰长者、滑者，文才相对，应据《脉经》乙正。

❺ 所谓：《千金》"所谓"作"所以言"。下"所谓一阳一阴"句同。

❻ 谓脉来浮：《难经章句》云：泰定本"浮"作"滑"。

❼ 名病逆顺也：《千金》《太平圣惠方》"名病"并作"言病之"。 徐大椿曰："逆顺，如心脉宜浮，肾脉宜沉，则为顺；若心脉反沉，肾脉反浮则为逆，

此又见脉无定体，因经而定逆顺也。"

五难曰：脉有轻重❶，何谓也？然：初持脉❷，如三菽之重❸，与皮毛相得者，肺部❹也。如六菽之重❸，与血脉相得者，心部❹也。如九菽之重❸，与肌肉相得者，脾部❹也。如十二菽之重❸，与筋平者，肝部❹也。按之至骨，举指❺来疾者，肾部❹也❻，故曰轻重也。

【本义】

肺最居上，主候皮毛，故其脉如三菽之重。心在肺下，主血脉，故其脉如六菽之重。脾在心下，主肌肉，故其脉如九菽之重。肝在脾下，主筋，故其脉如十二菽之重。肾在肝下，主骨，故其脉按之至骨，举指来实，肾不言菽，以类推之，当如十五菽之重。今按此法，以轻重言之，即浮中沉之意也。然于《枢》《素》无所见，将古脉法而有所授受邪？抑越人自得之见邪？庐陵谢氏曰：此寸关尺所主脏腑、各有分位。而一部之中，脉又自有轻重。因举陵阳虞氏说云：假令左手寸口如三菽之重得之，乃知肺气之至。如六菽之重得之，知本经之至，余以类求之。夫如是，乃知五脏之气，更相溉灌，六脉因兹亦有准绳，可以定吉凶，言疾病矣，关尺皆然，如《十难》中，十变脉例而消息之也。

【集解】

❶ 脉有轻重：山田广业引《难经评林》曰："脉有轻重，诊脉下指之轻重，非言脉之轻重。"草刘三越曰："脉有轻重者，浮中沉之别候也，皮毛、血脉、肌肉、筋骨者，人身之五体也。五体者，五脏之气所主发也，故各以其主候之者也。"

❷ 持脉：徐大椿曰："持脉，即按脉也。"

❸ 三菽之重　六菽之重　十二菽之重：张寿颐曰："此言诊脉时下指轻重之分，即所以辨别五脏之气。如三菽，则最轻以察浮部之脉，此属于肺气者；稍用力加重得之，则属于心气者；又递加重以按脾气、肝气、肾气。此即承上《四难》'心肺俱浮、肾肝俱沉，脾脉在中'而言，于五脏高下之体合符，则脉气浮沉，自当如是。"　丹波元胤曰："菽、大豆也。谓医之以指按脉，在病者

肤肉上，觉得其有轻重若此也。益三部之上，各有一菽之重，故合三部而称三菽，非一部之上若有三菽之重也。六菽之重，三部各有二菽之重；九菽之重、三部各有三菽之重；十二菽之重，三部各有四菽之重；按之至骨，则其深至矣，更不复言轻重矣。"

④ 部：《伤寒论》平脉法引"部"并作"气"。

⑤ 举指：《脉经》卷一第六、《千金》卷二十八第二"指"并作"之"。

⑥ 肾部也：按《伤寒论》平脉法成引"肾部也"下有"各随所主之分，以候脏气"十字。似应据补。检虞庶注："夫如是乃知五脏之气，更相溉灌，六脉因兹亦有准绳，可以定吉凶，可以言疾病。"是虞注所据本亦有"各随"十字，故其注云然。　　周学海曰："脉、血也；其动、气也。肾间水火，真气所蒸。按之至骨，则脉道阻。其气过于指下，微举其指，其来觉于前，此见肾气蒸动，勃不可遏，故曰肾部也。注家多忽过'举指'二字，遂使来疾无根，且按至骨而来转疾，此牢伏之类，岂所以定平人脉气之部分与。"

六难曰：脉有阴盛阳虚，阳盛阴虚❶，何谓也？然：浮之损小，沉之实大❷，故曰阴盛阳虚；沉之损小，浮之实大，故曰阳盛阴虚。是❸阴阳虚实之意也。

【本义】

浮沉，以下指轻重言。盛虚，以阴阳盈亏言。轻手取之而见减小，重手取之而见实大，知其为阴盛阳虚也。重手取之而见损小，轻手取之而见实大，知其为阳盛阴虚也。大抵轻手取之阳之分，重手取之阴之分。不拘何部，率以是推之。

【集解】

❶ 脉有阴盛阳虚阳盛阴虚：虞庶曰："人之所禀者，阴阳也。阴阳平，权衡等，则无更虚更实之证。今言盛与虚。则为病之脉。"　　徐大椿曰："此与上文、脉有阴阳之法不同，上文言脉之属于阴，属于阳，平脉也。此则言阴分之脉与阳分之脉，有太过、不及，病脉也。"

❷ 浮之损小沉之实大：袁崇毅曰："浮之实大者，气盛也；沉之实大者，血盛也。气实乃可外达，血足脉自实大，而不克响之使浮。此章是以轻重分阴阳，而阴阳又指气血而言。"

❸ 是：《千金》卷二十八第八"是"下有"谓"字。

七难曰：经言少阳之至❶，乍❷大乍小，乍短乍长；阳明之至❸，浮大而短；太阳之至❹，洪❺大而长；太阴之至❻，紧大❼而长；少阴之至❽，紧细❾而微；厥阴之至❿，沉短而敦⓫。此六者，是平脉邪？将病脉邪？然：皆王脉也。

【本义】

六者之王说见下文。

【集解】

❶ 少阳之至：《素问·平人气象论》林校引《扁鹊阴阳脉法》"至"作"脉"。吕广曰："少阳王正月、二月，其气尚微少，故其脉来进退无常。"

❷ 乍：按"乍"犹"或"，不定之意。《一切经音义》引《苍颉》："乍，两辞也。"

❸ 阳明之至：吕广曰："阳明王三月、四月，其气始萌未盛，故其脉来浮大而短。"

❹ 太阳之至：吕广曰："太阳王五月、六月，其气太盛，故其脉来洪大而长。"

❺ 洪：《脉经》卷一《脉形状指下秘诀》："洪脉，极大在指下。"

❻ 太阴之至：吕广曰："少阴王七月、八月，乘夏余阳，阴气未盛，故其脉紧大而长。"按"太阴"应作"少阴"，与下误倒。《脉经》卷五引《扁鹊阴阳脉法》第二："少阴之脉，七月、八月甲子王；太阴之脉，九月、十月甲子王。"应据乙正。

❼ 紧大而长：《脉经》卷五"大"作"细"。

❽ 少阴之至：吕广曰："大阴王九月、十月，阳气衰而阴气盛，故其脉来紧细而微。"

❾ 紧细：《脉经》卷一："微脉，极细而软，或欲绝，若有若无。细脉、小大于微，常有，但细耳。"

❿ 厥阴之至：吕广曰："厥阴王十一月、十二月，阴气盛极，故言厥阴，其脉来沉短以敦。敦者、沉重。"

⓫ 沉短而敦：按《脉经》"敦"作"紧"是。厥阴为阴之尽，其脉沉短而紧，正与冬令深藏固密之义相合。

其气以何月，各王几日？然：冬至之后，得甲子少阳王。复得甲子阳明王。复得甲子太阳王。复得甲子太阴王。复得甲子少阴王。复得甲子厥阴王。王各六十日，六六三百六十日，以成一岁。此三阳三阴之王时日大要也。

【本义】

上文言三阳三阴之王脉。此言三阳三阴之王时，当其时则见其脉也。历家之说，以上古十一月甲子，合朔冬至为历元，盖取夫气朔之分齐也。然天度之运，与日月之行，迟速不一，岁各有差。越人所谓冬至之后得甲子，亦以此欤！是故气朔之不齐，节候之早晚，不能常也。故丁氏注谓：冬至之后得甲子，或在小寒之初，或在大寒之后。少阳之至始于此，余经各以次继之。纪氏亦谓：自冬至之日，一阳始生，于冬至之后得甲子，少阳脉王也。若原其本始，以十一月甲子合朔，冬至常例推之，则少阳之王，便当从此日始，至正月中，余经各以次继之。少阳之至，阳气尚微，故其脉乍大乍小，乍短乍长。阳明之至，犹有阴也，故其脉浮大而短。太阳之至，阳盛而极也，故其脉洪大而长。阳盛极则变而之阴矣。故夏至后为三阴用事之始，而太阴之至，阴气尚微，故其脉紧大而长。少阴之至，阴渐盛也，故其脉紧细而微。厥阴之至，阴盛而极也，故其脉沉短以敦。阴盛极则变而之阳，仍三阳用事之始也，此则三阳三阴之王脉，所以经六甲而循四时，率皆从微以至乎著，自渐而趋于极，各有其序也。袁氏曰：春温而夏暑，秋凉而冬寒，故人六经之脉，亦随四时阴阳消长迭运而至也。刘温舒曰：《至真要论》云：厥阴之至，其脉弦；少阴之至，其脉钩；太阴之至，其脉沉；少阳之至，大而浮；阳明之至，短而涩；太阳之至，大而长。亦随天地之气卷舒也，如春弦、夏洪、秋毛、冬后之类，则五运六气，四时亦皆应之，而见于脉尔。若《平人气象论》：太阳脉至，洪大而长；少阳脉至，乍数乍疏，乍短乍长；阳明脉至，浮大而短。《难经》引之以论三阴三阳之脉者，以阴阳始生之浅深而言之也。篇首称经言二字，考之《枢》《素》无所见。"平人气象论"虽略有其说而不详，岂越人之时，别有所谓上古文字耶？将《内经》

有之，而后世脱简耶？是不可知也。后凡言经言而无所考者，义皆仿此。

八难曰：寸口脉平而死者，何谓也？然：诸十二经脉者，皆系于生气之原。所谓生气之原者，谓十二经之根本也❶，谓肾间动气❷也。此五脏六腑之本，十二经脉之根，呼吸之门❸，三焦之原，一名守邪之神。故气者，人之根本也，根绝❹则茎叶枯矣。寸口脉平而死者，生气独绝于内也。

【本义】

肾间动气，人所得于天以生之气也。肾为子水，位乎坎，北方卦也。乃天一之数，而火木金土之先也。所以为生气之原，诸经之根本，又为守邪之神也。原气胜则邪不能侵，原气绝则死，如木根绝而茎叶枯矣。故寸口脉平而死者，以生气独绝于内也。此篇与第《一难》之说，义若相悖，然各有所指也。《一难》以寸口决死生者，谓寸口为脉之大会，而谷气之变见也。此篇以原气言也。人之原气盛则生，原气绝则寸口脉虽平犹死也。原气，言其体，谷气，言其用也。

【集解】

❶ 谓十二经之根本也：孙鼎宜曰："'谓十'八字疑衍文。《脉经》卷四第一'谓'上有'非'字，亦不可通。"

❷ 肾间动气：吕广曰："气冲之脉者，起于两肾之间，主气，故言肾间动气。" 马莳曰："按肾俞两穴，系十四椎下各开一寸五分。其命门一穴，正当十四椎下，在左右肾俞穴之中，则此命门者，后附于腰，前通于脐下一寸五分，名曰气海，所谓男子生气之海者是也，正所谓肾间动气者是也。此肾间动气者，即生气之原，人之根本也。篇内曰生气之原、曰气、曰生气，皆肾间动气也。盖有肾间动气，则有下部尺脉，此《十四难》之所以重夫下部尺脉也。由此观之。则寸口与尺脉俱平者，不病之脉也，有寸口而无尺脉者，死脉也。乌可泥夫《一难》之以寸口为主，而遗夫尺部哉。此乃越人发为《八难》与《十四难》之意，当与《一难》而反观之，斯无余蕴者矣。" 丹波元胤曰："肾间，则冲脉所出之地，外当乎关元之分，而三焦气之原也。'动气'，阳气之谓。动气者，冲脉所主之气，真元之阳，三焦气化之原，而生命系焉。"

❸ 呼吸之门：徐大椿曰："吸入肾与肝，故为呼吸之门，即所谓'动气'是也。"

❹ 根绝:《至济总录》卷十三《劳风》引"绝"作"弱"。

九难曰：何以别知脏腑之病耶❶？然：数者腑也❷，迟者脏也❸。数则为热，迟则为寒。诸阳为热，诸阴为寒，故以别知脏腑之病也。

【本义】

凡人之脉，一呼一吸为一息。一息之间，脉四至，闰以太息、脉五至，命曰平人。平人者，不病之脉也。其有增减，则为病焉。故一息三至曰迟；不足之脉也。一息六至曰数，太过之脉也。脏为阴，腑为阳。脉数者属腑，为阳为热；脉迟者属脏，为阴为寒。不特是也，诸阳脉皆为热，诸阴脉皆为寒，脏腑之病，由是别之。

【集解】

❶ 何以别知脏腑之病耶:《脉经》卷一第八"何以"上有"脉"字。应据补。《类说》引"别"下无"知"字。草刈三越曰："病字重。脏腑之别知者，《四难》已审之。迟数之脉，寒热之候，而阴病属脏，阳病属腑，诸病所属者脏腑，而诸邪之因者寒热也。"

❷ 数者腑也:玄医曰："热病多在腑者，腑、阳也，表也。以邪论之，则邪之所在，其气必实。在腑，腑阳实，故脉实。"

❸ 迟者脏也:纪天锡曰："《素问》云：'邪气甚则实，真气夺则虚。'故看脉之法，虚实各异。今《九难》脏腑之脉，与《十难》相反者，盖虚实之脉异耳。据《十难》所言，脉甚者在脏，微者在腑。今《九难》言迟者在脏，数者在腑。故微甚者，五脏虚者也；迟数者，邪气实者也，数为邪实，病在腑则为热，迟为阴甚，病在脏则为寒。"　玄医曰："脏、阴也，里也。邪在脏，脏阴实，故脉迟。若脏虚，则内气虚，亦脉迟。"　古林正祯曰："此越人示大概模范而已。腑者、阳也，其病多属阳而为热，故以数为腑病；非惟数也，见诸阳脉者，皆为腑病也。脏者、阴也，其病多属阴而为寒，故以迟为脏病；非惟迟也，见诸阴脉者，皆为脏病也。数亦有脏病、脏亦有热病；迟亦有腑病，腑亦有寒病，临病察脉，不可执滞。"

十难十难曰：一脉为十变❶者，何谓也？然：五邪刚柔相逢之意也❷。假令心脉急❸甚者，肝邪干❹心也；心脉微急者，胆邪干小肠也；心脉大甚者，心邪自干心也；心脉微大者，小肠邪自干小肠也。心脉缓甚者，脾邪干心也；心脉微缓者，胃邪干小肠也。心脉涩甚者，肺邪干心也；心脉微涩者，大肠邪干小肠也。心脉沉甚者，肾邪干心也；心脉微沉者，膀胱邪干小肠也。五脏各有刚柔邪，故令一脉辄变为十也。

【本义】

五邪者，谓五脏五腑之气，失其正而为邪者也。刚柔者，阳为刚，阴为柔也。刚柔相逢，谓脏逢脏、腑逢腑也。五脏五腑、各有五邪。以脉之来甚者属脏，微者属腑，特以心脏发其例，余可类推，故云一脉辄变为十也。

【集解】

❶ 一脉为十变者：张寿颐曰："一脉为十变，当云一脏之变为十脉，始能明了。"贞竹玄节曰："一部脉有五脏五腑之邪，故为一脉十变。"

❷ 五邪刚柔相逢之意也：杨玄操曰："刚柔，阴阳也。邪者，不正之名。非有身王气，而水来干身为病者，通谓之邪也。"张寿颐曰："此以五脏之气，征之于脉，各有偏胜，则谓之邪，故曰五邪。而又以五府配之，则一脏而相乘得十，故曰刚柔相逢，犹言脏腑相胜云尔。"

❸ 假令心脉急：马莳曰："假令者，犹言假使也。止言一部以例诸部。"山田广业引熊氏曰："急，犹弦也。"

❹ 干：杨玄操曰："干，犹乘也。"虞庶曰："于本位见他脉，故曰相，逢干也。"

十一难曰：经言脉不满五十动而一止，一脏无气者，何脏也？然：人吸者随阴入，呼者因阳出❶。今吸不能至肾，至肝而还，故知一脏无气者，肾气先尽也。

【本义】

《灵枢》第五篇曰：人一日一夜五十营，以营五脏之精，不应数者，名曰狂生。所谓五十营者，五脏皆受气，持其脉口，数其至也，五十动不一代者，五脏皆受气。四十动一代者，一脏无气。三十动一代者，二脏无气。二十动一代者，三脏无气。十动一代者，四脏无气。不满十动一代者，五脏无气，予之短期。按五脏肾最在下，吸气是远。若五十动不满而一止者，知肾无所资，气当先尽。尽，犹衰竭也，衰竭则不能随诸脏气而上矣。

【集解】

❶ 人吸者随阴入呼者因阳出：按"人"字是衍文。吸呼两句误倒。如《一难》"呼吸定息"、《四难》"呼吸之门"、《十四难》"呼吸再至"均先呼后吸，则此之先吸后呼，显系误倒，应据《难经集注·四难》丁注所引"呼者因阳出，吸者随阴入"乙正。

十二难曰：经言五脏脉已绝于内❶，用针者反实其外；五脏脉已绝于外❶，用针者反实其内。内外之绝，何以别之？然：五脏脉已绝于内者，肾肝气已绝于内也，而医反补其心肺；五脏脉已绝于外者，其心肺脉❷已绝于外也，而医反补其肾肝。阳绝补阴，阴绝补阳，是谓实实虚虚❸，损不足❹益有余，如此死者，医杀之耳。

【本义】

《灵枢》第一篇曰：凡将用针，必先诊脉，视气之剧易，乃可以治也。又第三篇曰：所谓五脏之气已绝于内者，脉口气内绝不至，反取其外之病处，与阳经之合，有留针以致阳气，阳气至则内重竭，重竭则死矣。其死也，无气以动，故静。所谓五脏之气已绝于外者，脉口气外绝不至，反取其四末之输，有留针以致其阴气，阴气至则阳气反入，入则逆，逆则死矣，其死也，阴气有余，故躁。此《灵枢》以脉口内外言阴阳也。越人以心肺肾肝内外别阴阳，其理亦由是也。纪氏谓此篇言针法，冯氏玠谓此篇合入用针补泻之类，当在《六十难》之后，以例相从也。

【集解】

❶ 五脏脉已绝于内 五脏脉已绝于外：吕广曰："心肺所以在外者，其脏在膈上，上气外为荣卫，浮行皮肤血脉之中，故言绝于外也。肾肝所以在内者，

其脏在膈下，下气内养筋骨，故言绝于内也。" 玄医曰："五脏脉绝于内者，脉口沉之脉不至也，五脏脉绝于外者，脉口浮之脉不至也。大抵持脉口浮之候心肺气，沉之候肾肝气。沉之脉不至，知肾肝气绝矣，然医反补心肺，则实实虚虚是矣。浮之脉不至，知心肺气绝矣，然医反补肾脏，则实实虚虚是矣。当补阳而补阴，当补阴而补阳，医杀之耳。'小针解篇'言内绝外绝者，似言脏腑，而实言阴阳内外，而不异是矣。而马氏以为越人臆说者，非。"

❷ 心肺脉：按"脉"是误字，应作"气"。上曰"肾肝气"，此曰"心肺气"，上下相合。作"脉"者，蒙上"五脏脉"误。

❸ 实实虚虚：任锡庚曰："凡补泻与所见之脉不合，皆谓实实虚虚。推其原，在见脉不真，故用针始谬。所以此章但言用针，而列于论脉之次，职此故也。"

❹ 损不足：按"损不足"下脱"而"字，应据《八十一难》补。

十三难曰：经言见其色而不得其脉，反得相胜之脉者即死；得相生之脉者，病即自已。色之与脉当参相应❶，为之奈何？

【本义】

《灵枢》第四篇曰：见其色，知其病，命曰明；按其脉，知其病，命曰神；问其病，知其处，命曰工。色脉形肉不得相失也，色青者其脉弦，赤者其脉钩，黄者其脉代，白者其脉毛，黑者其脉石。见其色而不得其脉，谓色脉之不相得也。色脉既不相得，看得何脉，得相胜之脉即死，得相生之脉病即自已。已，愈也。参，合也。

【集解】

❶ 色之与脉当参相应：吕广曰："色青，肝也；弦急者，肝脉。是谓相应也。"

然：五脏有五色❶，皆见于面，亦当与寸口尺内相应❷。假令色青，其脉当弦而急；色赤，其脉❸浮大而散；色黄，其脉❸中缓而大；色白，其脉❸浮涩而短；色黑，其脉❸沉濡而滑。此所谓五❹色之与脉，当参相应也。

【本义】

色脉当参相应，夫如是则见其色，得其脉矣。

【集解】

❶ 五脏有五色：《史记·仓公列传》正义引"有"下无"五"字。

❷ 亦当与寸口尺内相应：按"寸口尺内相应"，与下之五色与脉相应，何以相合？《灵枢·邪气脏腑病形》篇"与寸口尺内"五字，作"色脉与尺之"字样，仍欠明晰。应据《甲乙》卷四第二"尺之"下再加"皮肤"二字，则意义显然。

❸ 其脉：马氏《难经正义》引何承云曰："'其脉'字下，俱该有一'当'字。"

❹ 五：按："五"字衍。律以上文"色之与脉当参相应，为之奈何"可证。

脉数，尺之皮肤亦数❶；脉急，尺之皮肤亦急；脉缓，尺之皮肤亦缓；脉涩，尺之皮肤亦涩；脉滑，尺之皮肤亦滑。

【本义】

《灵枢》第四篇：黄帝曰：色脉已定，别之奈何？岐伯曰：调其脉之缓急大小滑涩，肉之坚脆，而病变定矣。黄帝曰：调之奈何？岐伯答曰：脉急，尺之皮肤亦急；脉缓，尺之皮肤亦缓；脉小，尺之皮肤亦减而少气；脉大，尺之皮肤亦贲而起；脉滑，尺之皮肤亦滑；脉涩，尺之皮肤亦涩。凡此变者，有微有甚，故善调尺者，不待于寸，善调脉者，不待于色。能参合而行之者，可议为上工，上工十全九；行二者为中工，中工十全七；行一者为下工，下工十全六。此通上文所谓色脉形肉不相失也。

【集解】

❶ 脉数尺之皮肤亦数：徐大椿曰："《灵枢》谓调其脉之缓急大小滑涩。今去'大小'二字，而易以'数'字。数者，一息六七至之谓，若皮肤则如何能数，此必传写之误。" 加藤宗博曰："按脉者即寸口也，尺者谓臂内也。篇内所谓寸口尺内，并非三部之尺寸，观者勿混。"

五脏各有声色臭味，当与寸口尺内相应❶，其不❷应者病也。假令色青，其脉浮涩而短，若大而缓为相胜；浮大而散，若小而滑为相生也。

【本义】

若之为言或也。苹色青为例，以明相胜相生也。青者肝之色，浮涩而短，肺脉也，为金克木；大而缓，脾脉也，为木克土，此相胜也。浮大而散，心脉也，为木生火；小而滑，肾脉也，为水生木，此相生也。此所谓得相胜之脉即死，得相生之脉病即自已也。

【集解】

❶ 当与寸口尺内相应：虞庶曰："肝脉弦，其色青，其声呼，其臭膻，其味酸；心脉洪，其色赤，其声笑，其臭焦，其味苦；脾脉缓，其色黄，其声歌，其臭香，其味甘；肺脉涩，其色白，其声哭，其臭腥，其味辛；肾脉沉，其色黑，其声呻，其臭腐，其味咸，此谓相应也。"

❷ 其不：《难经集注》"其不"下有"相"字。

经言知一为下工❶，知二为中工❶，知三为上工❶。上工者十全九，中工者十全七，下工者十全六。此之谓也。

【本义】

说见前，三，谓色、脉、皮肤三者也。此篇问答，凡五节：第一节为问辞，第二、第三节言色脉形肉不得相失，第四节言五脏各有声色臭味，当与寸尺相应。然假令以下，但言色脉相参，不言声臭味，殆阙文欤，抑色之著于外者，将切于参验欤？第五节则以所知之多寡，为工之上下也。

【集解】

❶ 下工　中工　上工：马莳曰："言脉与五色当参相应，否则不相胜即相生矣；脉与尺之皮肤当参相应，否则不相胜即相生矣；脉与声色臭味当参相应，否则不相胜即相生矣。三者之中，有知其一而不知其二者，谓之下工；有知其二而不知其一者，谓之中工；有合三者而知之者，谓之上工，则其治病而生全之也。"

十四难曰：脉者损至[1]，何谓也？然[2]：至之脉，一呼再至曰平，三至曰离经，四至曰夺[3]精，五至曰死[4]，六至曰命绝[5]，此至[6]之脉也。何谓损？一呼一至曰离经，再呼一至曰夺精，三呼一至曰死[4]，四呼一至曰命绝，此[7]损之脉也。至脉从下上，损脉从上下也[8]。

【本义】

平人之脉，一呼再至，一吸再至，呼吸定息，脉四至，加之则为过，减之则不及，过与不及，所以为至为损焉。离经者，离其经常之度也。夺精，精气衰夺也。至脉从下而逆上，由肾而之肺也；损脉从上而行下，由肺而之肾也。谢氏曰：平人一呼再至，脉行三寸。今一呼三至，则脉行四寸半，一息之间行九寸，二十息之间一百八十丈，比平人行速，过六十丈，此至脉之离经也。平人一呼脉再至，行三寸。今一呼一至，只得一寸半，二十息之间，脉迟行六十丈，此损脉之离经也。若夫至脉之夺精，一呼四至，则一息之间，行一尺二寸；损脉之夺精，二呼一至，则一息之间，行三寸，其病又甚矣。过此者，死而命绝也。

【集解】

❶ 损至：《难经注疏》引四明陈氏曰："至，进也，阳独盛而至数多也。损，减也，阴独盛而至数少也。" 滕万卿曰："损似迟，至似数。至者进，损者退，所谓损至，即数迟之意也。第《九难》既言数迟，然彼专为分脏腑寒热言之。此谓下部阴虚，而阴中之阳升为至；上部阳虚，而阳中之阴降为损，皆自渐至极之义。"

❷ 然：《千金翼方》卷二十五《诊杂病脉》第七"然"下有"损"字，应据补。

❸ 夺精：张寿颐曰："夺，即脱失之'脱'字。《说文》：'夺，手持佳失之也。是为训失之正字。'夺'字训失，今经传中已极鲜见，仅《孟子》'勿夺其时'，《荀子》注作'无失其时，'可为一证。而《素问》中，则夺血、夺汗等，数见不鲜。《难经》此章所谓'夺精'，亦即此义，此古字古义之仅存者。"

❹ 五至曰死 三呼一至曰死：《太平圣惠方》卷一《辨损至脉法》两"死"字并作"困"，殆得之。

❺ 六至曰命绝：《类说》引"命"下有"脉"字。

❻ 至：《难经集注》"至"作"死"，《类说》引同。检《脉经》卷四《诊损至脉》作"至"。"至"与"损"是对文，作"死"即不合。惟"此"下似脱"言"字，应据虞注补。

❼ 此：《难经集注》"此"下有"谓"字，应据补。

❽ 至脉从下上损脉从上下也：陈氏曰："至脉从下上，谓无阴而阳独行，至于上，则阳亦绝而死矣；损脉从上下，谓无阳而阴独行，至于下，则阴亦尽而死矣"。徐大椿曰："五脏肺居最上，肾居最下，此所谓从上下也。反此，谓至脉之病，则由肾以至肺，所谓从下上也。"

损脉之为病奈何？然：一损损于皮毛，皮聚❶而毛落；二损损于血脉，血脉虚少，不能荣❷于五脏六腑；三损损于肌肉，肌肉消瘦，饮食不能为肌肤❸；四损损于筋，筋缓不能自收持❹；五损损于骨，骨痿不能起于床。反此者，至于收病也。从上下❺者，骨痿不能起于床者死；从下上者，皮聚而毛落者死。

【本义】

至于收病也，当作至脉之病也。"于收"二字误。肺主皮毛，心主血脉，脾主肌肉，肝主筋，肾主骨，各以所主而见其所损也。反此为至脉之病者，损脉从上下，至脉则从下上也。

【集解】

❶ 皮聚：孙鼎宜曰："聚当作皱，声误，下同。"丹波元胤曰："皮聚者，皮肤皱腊失润，故毛落也。"

❷ 荣：按"荣"有滋润之义。《素问·气交变大论》王注："荣，滋荣也。"

❸ 饮食不能为肌肤：《圣济总录》卷八十九《虚劳羸瘦》、卷一百八十五《补益总论》引"不"下并无"能"字。

❹ 筋缓不能自收持：《千金翼方》卷二十五《诊杂病脉》第七"收"作"扶"。

❺ 上下：吕广曰："从肺损至骨，五脏俱尽，故死。肺在上也。"

治损之法❶奈何？然：损其肺者，益其气；损其心者，调其荣卫；损其脾者，调其饮食，适其寒温❷；损其肝者❸，缓其中；损其肾者，益其精❹。此治损之法也。

【本义】

肺主气，心主血脉，肾主精，各以其所损而调治之。荣卫者，血脉之所资也。脾主受谷味，故损其脾者，调其饮食，适其寒温，如春夏食凉、食冷，秋冬食温、食热，及衣服起居，各当其时是也。肝主血，血虚则中不足。一云肝主怒，怒能伤肝，故损其肝者，缓其中。经曰：肝苦急，急食甘以缓之。缓者，和也。

【集解】

❶ 治损之法：徐大椿曰："言治损而不言治至者，盖损至之脉，虽有从上下，从下上之殊，而五者之病状则一，故言治损，而治至之法亦备矣。"　丁锦曰："此但言治损，不言治至者，已无治也，所以虚劳脉数，病在不治。"

❷ 适其寒温：丹波元胤曰："适其寒温，此衣服起居之谓，非重言饮食之义。"

❸ 损其肝者：任锡庚曰："令人多疑损其肝者，则肝气不宜有余。殊不知肝家本为多血少气之脏，损其肝，则血少而肝气拘急，气急于中，故治之者，宜缓其中。"

❹ 损其肾者益其精：《千金翼方》卷二十五"精"下有"气"字。

脉有一呼再至，一吸再至；有一呼三至，一吸三至：有一呼四至，一吸四至；有一呼五至，一吸五至；有一呼六至，一吸六至；有一呼一至，一吸一至；有再呼一至，再吸一至；有呼吸再至❶。脉来如此，何以别知其病也。

【本义】

此再举损至之脉为问答也，盖前之损至以五脏自病得之于内者而言，此则以经络血气为邪所中之微甚，自外得之者而言也。其曰呼吸再至。即一呼一至，一吸一至之谓，疑衍文也。

【集解】

❶ 有呼吸再至：丁锦《难经阐注》"呼吸再至"作"呼吸不至"。　周学

海曰："考《脉经·热病损脉篇》有'若绝不至，或久乃至'之文，且末节'上部有脉，下部无脉'正分释此句之义。作'再至'，乃传写之讹耳。"张千里曰："呼吸再至四字，伯仁以为与上文'再呼一至、再吸一至'重出。不知此四字，当读'再'字句，'至'字白为句。盖谓再呼再吸，脉方一至，并非重衍。"（见光绪十三年《桐乡县志》卷二十四、臧寿恭《张梦庐先生别传》）

　　然：脉来一呼再至，一吸再至，不大不小曰平。一呼三至，一吸三至，为适得病，前大后小❶，即头痛、目眩；前小后大❶，即胸满❷、短气。一呼四至，一吸四至，病欲甚，脉洪大者，苦烦满❸；沉细者，腹中痛❸；滑者伤热，涩❹者中雾露。一呼五至，一吸五至，其人当困，沉细夜加，浮大昼加❺，不大不小❻，虽困可治，其有大小者为难治。一呼六至，一吸六至，为死脉也，沉细夜死，浮大昼死。一呼一至，一吸一至，名曰损❼，人虽能行，犹当着床❽，所以然者，血气皆不足故也。再呼一至，再吸一至，呼吸再至，名曰无魂，无魂者，当死也，人虽能行，名曰行尸❾。

【本义】

　　一息四至，是为平脉。一呼三至，一吸三至，是一息之间，脉六至，比之平人多二至，故曰适，得病未甚也。然又以前大后小，前小后大，而言病能也。前后，非言寸尺，犹《十五难》"前曲后居"之"前后"，以始末言也。一呼四至，一吸四至，病欲甚矣，故脉洪大者，苦烦满，病在高也；沉细者，腹中痛，病在下也，各以其脉言之。滑为伤热者，热伤气而不伤血，血自有余，故脉滑也。涩为中雾露者，雾露之寒，伤人荣血，血受寒，故脉涩也。一呼五至，一吸五至，其人困矣。若脉更见浮大沉细，则各随昼夜而加剧，以浮大顺昼，阳也；沉细顺夜，阴也，若不见二者之脉，人虽困犹可治。小大即沉细浮大也。一呼六至，一吸六至，增之极也，故为死脉。沉细夜死，浮大昼死，阴遇阴，阳遇阳也。一呼一至，一吸一至，名曰损，以血气皆不足也。再呼一至，再吸一至，谓两息之间，脉再动，减之极也。经曰：形气有余，脉气不足者死。故曰：无魂而当死也。

【集解】

❶ 前大后小　前小后大：徐大椿曰："前指寸，后指尺。前大后小，病气在阳，故头目眩，前小后大，病气在阴，故胸满短气。"

❷ 胸满：《圣济总录》卷一百六十三《产后短气》"胸满"作"胸膈满胀"。

❸ 脉洪大者……腹中痛：玄医曰："一息八至而病欲甚，洪大者，心肺阳实，故苦烦满，沉细者，肾肝阴躁，故腹中痛。"

❹ 涩：丹波元胤曰："涩，脉难流利也，何于一息八至而现之？盖此涩字，《脉经》所谓'一止复来'之义，数中有时一结也。"

❺ 沉细夜加浮大昼加：玄医曰："沉细者，阴病，故夜甚；浮大者，阳病，故昼甚。"

❻ 不大不小：按此承上言，谓沉细浮大，无乍大乍小之象，虽危困可治。

❼ 损：《难经古义》："损"作"行尸"。滕万卿曰："旧本'损'字疑误。"

❽ 犹当着床：《脉经》卷四《诊损至脉》校注"'犹当'一作'独未'"。

❾ 人虽能行名曰行尸：滕万卿曰："人虽能行八字，疑是衍文。"按《脉经》）有此八字。然此八字，与上文不属，滕说可参。

上部有脉，下部无脉❶其人当吐，不吐者死。上部无脉，下部有脉，虽困无能为害❷所以然者，譬如人之有尺，树之有根，枝叶虽枯槁，根本将自生，脉有根本❸，人有元气❹故知不死。

【本义】

"譬如"二字，当在人之有尺下。此又以脉之有无，明上下部之病也。纪氏曰：上部有脉，下部无脉，是邪实并于上，即当吐也。若无吐证，为上无邪而下气竭，故云当死。东垣李氏曰：下部无脉，此木郁也，饮食过饱，填塞于胸中太阴之分，而春阳之令不得上行故也，是为木郁，木郁则达之，谓吐之是也。谢氏曰：上部无脉，下部有脉者，阴气盛而阳气微，故虽困无能为害。上部无脉，如树枝之槁。下部有脉，如树之有根，惟其有根，可以望其生也。四明陈氏曰：至，进也，阳独盛而至数多也。损，减也，阴独盛而至数少也。至脉从下上，谓无阴而阳独行，至于上，则阳亦绝而死矣。损脉从上下，谓无阳而阴独行，至于下，则阴亦尽而死矣。《一难》言寸口以决脏腑死生吉凶，谓气口为五脏主也；《四难》言脾受谷味，其脉在中，是五脏皆以胃为主，其脉则主关上也；此难言人之有尺，譬如树之有根。脉有根本，人有元气，故知不死，则以尺为主也。此越人所以错综其义，散见诸篇，以见寸关尺各有所归重云。

【集解】

❶ 上部有脉下部无脉：杨玄操曰："上部寸口，下部尺中。" 滕万卿曰："所谓上部有脉，下部无脉者，是主邪气，故有未必有，无未必无。盖是饮食隔塞中焦，不得磨旋，则上焦不清，下焦不通，故脉溢上而侵心肺之分，是以其人当吐。然则上部有脉，是谓有邪脉也，其无脉者，亦当一旦隔塞而不见焉。若既见吐，则上下俱通，而其无脉处，还复相见。若夫不吐，则下焦无气，而肾肝殆绝，故曰死矣。" 草刘三越曰："上部有脉，下部无脉之一说，越人以两尺为肾候，其意大抵与《八难》同。"

❷ 虽困无能为害：《脉经》卷四第一作"虽困无所苦"。

❸ 脉有根本：《脉经》"脉"作"木"。

❹ 人有元气：《脉经》作"即自有气"。

十五难曰：经言春脉弦，夏脉钩❶，秋脉毛，冬脉石，是王脉❷耶，将病脉也❸？然：弦、钩、毛、石者，四时之脉也。春脉弦者，肝，东方木也，万物❹始生，未有枝叶，故其脉之❺来，濡弱而长，故曰弦。夏脉钩者，心，南方火也，万物之所茂❻，垂枝布叶，皆下曲如钩❼，故其脉之来疾去迟❽，故曰钩。秋脉毛者，肺，西方金也，万物之所终❾，草木华叶，皆秋而落，其枝独在，若毫毛也，故其脉之来，轻虚以浮，故曰毛。冬脉石者，肾，北方水也，万物之所藏也，盛❿冬之时，水凝如石，故其脉之来，沉濡而滑，故曰石。此四时之脉也。

【本义】

此《内经·平人气象》《玉机真脏论》，参错其文而为篇也。春脉弦者，肝主筋，应筋之象。夏脉钩者，心主血脉，应血脉来去之象。秋脉毛者，肺主皮毛。冬脉石者，肾主骨。各应其象，兼以时物之象取义也。来疾去迟，刘立之曰：来者，自骨肉之分而出于皮肤之际，气之升而上也。去者，自皮肤之际而还于骨肉之分，气之降而下也。

【集解】

❶ 夏脉钩：玄医曰："钩，带钩之钩，其形状，大而末细，故来疾去迟者，钩状也。"

❷ 王脉：徐大椿曰："四时之脉，谓脉之应乎四时，即王脉也。"

❸ 将病脉也：《太平圣惠方》卷一《诊四时脉及太过不及法》"也"作"耶"。

❹ 万物：按"万物"下脱"之"字，律以下"之所盛""之所终""之所藏"可证。应据《太平圣惠方》补。

❺ 之：按"之"字衍，应据《素问·玉机真脏论》新样正引越人文删。下夏、秋、冬各脉同。

❻ 万物之所茂：按《难经集注》"茂"作"盛"是。《素问·玉机真脏论》新校正引越人文亦作"盛"。

❼ 皆下曲如钩：《脉经》卷三《心小肠部第二》作"皆下垂如曲"。

❽ 故其脉之来疾去迟：马氏《难经正义》引承云曰："'来疾去迟'上，当有一'来'字。"

❾ 万物之所终：按《国语·周语》韦注："终，成也。"又"终，犹成也。""收成"连绵字。《尔雅·释天》："秋为收成。""万物之所终"即"万物之所成"。其义与秋收无背。张寿颐以此为不可解，殆未细审。

❿ 盛：《难经图注》"盛"作"极"。

如有变❶奈何？

【本义】

脉逆四时之谓变。

【集解】

❶ 变：徐大椿曰："变，谓失常也。"

然：春脉弦，反者为病。何谓反？然：其气来实强，是谓太过，病在外；气来虚微，是谓不及，病在内。气❶来厌厌聂聂，如循榆叶❷曰平；益实而滑，如循长竿曰病；急而劲益强，如新张弓弦曰死。春脉微弦曰平，弦多胃气少曰病，但弦无胃气曰死，春以胃气为本。

夏脉钩，反者为病。何谓反？然：其气来实强，是谓太过，病在外；气来虚微，是谓不及，病在内。其脉来累累如环❸，如循琅玕曰平？来而益数，如鸡举足者曰病；前曲后居，如操带钩曰死。夏脉微钩曰平，钩多胃气少曰病，但钩无胃气曰死，夏以胃气为本。

秋脉❹毛，反者为病。何谓反？然：其气来实强，是谓太过，病在外；气来虚微，是谓不及，病在内。其脉来蔼蔼如车盖❺，按之益大曰平；不上不下，如循鸡羽曰病；按之萧索，如风吹毛曰死。秋脉微毛曰平，毛多胃气少曰病，但毛无胃气曰死，秋以胃气为本。

冬脉石，反者为病。何谓反？然：其气来实强，是谓太过，病在外；气来虚微，是谓不及，病在内。脉来上大下兑，濡滑如雀之啄❻曰平；啄啄❼连属，其中微曲曰病；来如解索，去如弹石曰死。冬脉微石曰平，石多胃气少曰病，但石无胃气曰死，冬以胃气为本。

【本义】

春脉太过，则令人善忘，忽忽眩冒巅疾；不及则令人胸痛引背下，则两胁胠满。夏脉太过，则令人身热，而肤痛为浸淫；不及则令人烦心，上见数唾，下为气泄。秋脉太过，则令人逆气而背痛，愠愠然；不及则令人喘，呼吸少气而数，上气见血，下闻病音。冬脉太过，则令人解㑊，脊脉痛而少气，不欲言；不及则令人心悬如饥，眇中清，脊中痛，少腹满，小便变。此岐伯之言也。越人之意，盖本诸此。变脉言气者，脉不自动，气使之然，且主胃气而言也。循、抚也、按也。春脉厌厌聂聂，如循榆叶，弦而和也。益实而滑，如循长竿，弦多也；急而劲益强，如新张弓弦，但弦也。夏脉累累如环，如循琅玕，钩而和也。如鸡举足，钩多而有力也；前曲后居，谓按之坚而搏，寻之实而据，但钩也。秋脉蔼蔼如车盖，按之益大，微毛也。不上不下，如循鸡羽，毛多也；按之萧索，如风吹毛，但毛也。冬脉上大下兑，大小适均，石而和也。上下与来去同义，见前篇。啄啄连属，其中微曲，石多也；来如解索，去如弹石，但石也。大抵四时之脉，皆以胃气为本。故有胃气则生，胃气少则病，无胃气则死。于弦钩毛石中，每有和缓之体，为胃气也。此篇与《内经》中互有异同。冯氏曰：越人欲使脉之易晓，重立其义尔。按《内经》第二卷《平人气象论》篇云：平肝脉来，较弱招招，如揭长竿末梢。平肺脉来，厌厌聂聂，如落榆荚。平肾脉来，喘喘累累如钩，按之而坚；病肾脉来，如引葛之益坚；死肾脉如发夺索，辟辟如弹石。此为异也。

【集解】

❶气：按"气"字，蒙上"气来"致误，当作"脉"字。

❷如循榆叶：按《素问·平人气象论》："平肺脉来，厌厌聂聂，如落榆荚。"此则谓为春脉。新校正谓越人说误。

❸其脉来累累如环：《素问》"环"作"连珠"。

❹秋脉：《难经集注》"秋脉"下有"微"字。

❺脉来蔼蔼如车盖：任锡庚曰："《诗·大雅》传：'蔼蔼，济济也。'《玉篇》：'树繁茂貌。'越人所指之车盖，今时已不得见，而以蔼蔼形容之，亦足见其轻盈繁茂之象。"

❻濡滑如雀之啄：《难经集注》钱校云："原本'喙'误'啄'。《音释》云'汗秽切'。则为'喙'字明矣，今改正。"按吕广曰"雀喙，谓本大末锐。"是吕注本原作"喙"。唯有疑者，雀喙，滑则可言，濡（软）却无法索解。《素问·平人气象论》作"锐坚"，似较合。但"濡滑"即据《素问》改为"锐坚"，而《素问》所言者，是死脉；而此所言者则为平脉，亦不相合，附记阙疑。

❼啄啄：丹波元胤曰："'啄啄'，据《内经》当作'喘喘'。'喘喘'喻脉之数疾。"

胃者，水谷之海，主禀❶，四时皆以❷胃气为本。是谓四

044

时之变病，死生之要会也。

【本义】

胃属土，土之数五也，万物归之，故云水谷之海。而水火金木无不待是以生，故云主禀四时。禀，供也，给也。

【集解】

❶ 禀：张寿颐曰："食入于胃，故曰水谷之海。'禀'读为仓廪之廪，犹言仓廪之盖藏以待用耳。'主廪'二字作一句读。旧注各家皆连下'四时'为句，则不成句，抑亦不可解。《素问·皮部论》'廪于肠胃。'王注：'廪，积也，聚也'。正与此胃者'主廪'同一意义。"

❷ 四时皆以胃气为本：《太平圣惠方》"皆以"上有"故"字。

脾者，中州也，其平和不可得见❶，衰乃见耳。来如雀之啄，如水之下漏，是脾❷衰见也。

【本义】

脾者中州，谓呼吸之间。脾受谷味，其脉在中也。其平和不得见，盖脾寄王于四季，不得独主于四时，四脏之脉平和，则脾脉在中矣。衰乃见者，雀啄屋漏，异乎常也。雀啄者，脉至坚锐而断续不定也。屋漏者，脉至缓散，动而复止也。

【集解】

❶ 其平和不可得见：《太平圣惠方》"和"作"善"。吕广曰："脾寄王四季，故不言王。言平和脉不见，其衰病则见耳。"

❷ 是脾：《太平圣惠方》"是脾"下有"之"字。

十六难曰：脉有三部九候，有阴阳，有轻重❶，有六十首❷，一脉❸变为四时，离圣久远，各自是其法，何以别之？

【本义】

谢氏曰：此篇问三部九候以下共六件，而本经并不答所问，似有缺文。今详三部九候，则《十八难》中第三章言之，当属此篇错简在彼。阴阳，见"四难"。轻重，见"五难"。一脉变为四时，即"十五难"春弦、夏钩、秋毛、冬石也。六十首，按《内经·方盛衰论》曰：圣人持诊之道，先后明阳而持之，奇恒之势，乃六十首。王注谓：奇恒六十首，今世不存。则失其传者，由来远矣。

【集解】

❶ 轻重：虞庶曰："凡切阳脉，乃轻手取，谓阳脉浮也；切阴脉，乃重手取，谓阴脉沉也，故曰轻重也。"

❷ 六十首：滑氏据《素问》以为古经佚篇，与上文"三部九候""阴阳""轻重"不类，非是。《广雅·释诂》："首，响也。""响"与"向"通用。"向"有"往"义。《吕氏春秋·顺说》高注："往，王也。"然则"六十首"者，殆指脉各王六十日而言也。

❸ 一脉：按"一脉"上脱"有"字。细核"一脉"句，既与"有六十首"上下文义不属，亦非"脉有三部三九候"各句之总结，显系有误，应据贞竹玄节之说补"有"字。"有一脉变为四时"，即指春弦、夏钩、秋毛、冬石言也。

然：是其病，有内外证❶。

【本义】

此盖答辞，然与前问不相蒙，当别有问辞也。

【集解】

❶ 是其病有内外证：丁德用曰："是字当作视物之视，言视其精明五色，循按察之左右，即知内外之证。故知'是'字当作视物字用，此'是'字传写之误。" 滕万卿曰："此篇所言内外证，非谓病证表里，即谓诊候内外。所谓外证者，医坐病人之侧，以为望闻也；内证者，亲逼病人，按腹诊脉，以为问切也。概而言之，肝曰面青善洁，心曰面赤口干，是即望也。肝曰善怒，心曰善笑，是即闻也。肝曰四肢满，心曰烦心、心痛，是即问也。肝曰脐左有动气，心曰脐上有动气，是即切也。所谓证者，言证据之证，而非病证之证也。"

其病为之奈何？

【本义】

问内外证之详也。

然：假令得肝脉，其外证：善洁❶，面青，善怒；其内证：

脐左有动气❷，按之牢若痛❸；其病：四肢满❹，闭淋❺，溲便难，转筋。有是者肝也，无是者非也。

【本义】

得肝脉，诊得弦脉也。肝与胆合，为清净之府，故善洁。肝为将军之官，故善怒。善，犹喜好也。面青，肝之色也。此外证之色，脉情好也。脐左，肝之部也。按之牢若痛者，若谓其动气，按之坚牢而不移，或痛也。冯氏曰：肝气膹郁，则四肢满闭。传曰：风淫末疾是也。厥阴脉，循阴器。肝病，故溲便难。转筋者，肝主筋也。此内证之部属，及所主病也。

【集解】

❶ 善洁：马莳曰："胆为清净之府，而肝与胆相为表里，故从而善洁也。"孙鼎宜曰："洁，病名也。后世不知。宋人说部书，载米芾有洁癖。今世之所谓性独，动则尤人者，即此类。"

❷ 脐左有动气：草刈三越曰："《十六难》内证动气之候，此腹诊之祖也。后世之医者，不知腹诊之要，何以切脏气乎？"

❸ 按之牢若痛：徐大椿曰："牢者，气结而坚。痛者，气郁而滞。"

❹ 其病四肢满：按"四"字衍。"肢"应作"支"。"支"与"榰"同。《广雅·释言》："榰，柱也。"肝气作胀，其胸胁间若有物支柱于中，而为之满，故曰支满。《甲乙》卷九《肝受病及卫气留积发胸胁满痛》第四云："胸胁榰满者十见，胁下支满者一见。"则其义可见。否则，四肢胀满与肝病何涉耶？

❺ 闭淋：《难经集注》"淋"作"癃"。丹波元胤曰："癃义与淋同。《本草经》《内经》皆用'癃'字。《素问·奇病论》王注：癃，小便不得也。溲，小便也。'此闭癃句，是言小便苦闭若淋涩。虞注：'癃溲，'小府涩也。便难，大府所注难也。'误。"

假令得心脉，其外证：面赤，口干，喜笑；其内证！脐上有动气，按之牢若痛；其病：烦心，心痛，掌中热而啘❶。有是者心也，无是者非也。

【本义】

掌中，手心主脉所过之处，盖真心不受邪，受邪者，手心主尔。啘，干呕也，心病则火盛，故哕。经曰：诸逆冲上，皆属于火，诸呕吐酸，皆属于热。

【集解】

❶哕：丹波元胤曰："哕即哕字。《说文》曰：'哕，气牾也。'《本义》以哕为干呕。非。"

假令得脾脉，其外证：面黄，善噫❶，善思，善味；其内证：当脐有动气，按之牢若痛；其病：腹胀满，食不消，体重节痛，怠堕嗜卧，四肢不收。有是者脾也，无是者非也。

【本义】

《灵枢·口问》曰：噫者，寒气客于胃，厥逆从下上散，复出于胃，故为噫。经曰：脾主四肢。

【集解】

❶噫：《说文·口部》："噫，饱食息也。"

假令得肺脉，其外证：面白，善嚏，悲愁不乐，欲哭；其内证：脐右有动气❶，按之牢若痛；其病：喘欬❷，洒淅寒热。有是者肺也，无是者非也。

【本义】

岐伯曰：阳气和利，满于心，出于鼻，故为嚏。洒淅寒热，肺主皮毛也。

【集解】

❶脐右有动气：徐大椿曰："《素问·刺禁论》：'肺藏于右。'脐右，肺之位也。肺主气，气逆则喘欬。"

❷其病喘欬：《难经集注》"欬"作"嗽"。按"嗽"字《内经》不见。丁注作"嗽"，虞注作"欬"，则自宋时，传刻已歧异。

假令得肾脉，其外证：面黑，善恐欠❶；其内证：脐下有动气，按之牢若痛；其病：逆气，小腹急痛，泄如下重，足胫寒而逆。有是者肾也，无是者非也。

【本义】

肾气不足则为恐，阴阳相引则为欠，泄而下重，少阴泄也。如读为而。

【集解】

❶ 善恐欠：按"欠"上脱"善"字。吕广曰："善欠者，其人善恶寒。"是吕所据本原有"善"字。《难经古义》补"善"字，是。

十七难曰：经言病或有死，或有不治自愈，或连年月不已，其死生存亡，可切脉而知之耶？然：可尽❶知也。

【本义】

此篇所问者三。答云：可尽知也，而止答病之死证，余无所见，当有阙漏。

【集解】

❶ 尽：《脉经》卷五第五"尽"作"其"。

诊❶病若闭目不欲见人者，脉当得肝脉强急而长❷，而反得肺脉浮短而涩者，死也。

【本义】

肝开窍于目。闭目不欲见人，肝病也。肝病见肺脉，金克木也。

【集解】

❶ 诊：《脉经》"诊"作"设"。

❷ 脉当得肝脉强急而长：按"得"字是衍文，涉下"反得"，致误。"强"字，应据《脉经》改作"弦"。

病若开目而渴，心下牢者，脉当得紧实而数❶，反得沉涩而微者❷，死也。

【本义】

病实而脉虚也。

【集解】

❶ 脉当得紧实而数：按"得"字是衍文，当据下"脉当沉细""脉当洪大""脉当微细而涩"之文例删之。虞庶曰："开目而渴、心下牢，阳病；紧实而数，阳脉，是病与脉不相反。若得阴脉，则相反矣，故曰死也。"

❷ 反得沉涩而微者：按"反得"上脱"而"字，应比照上"闭目"条"而反得"句补。"涩"字，《难经集注》作"濡"。丹波元胤以《脉经》作"滑"、《本义》作"涩"，并非。

病若吐血，复鼽衄血❶者，脉当沉细，而反浮大而牢者，死也。

【本义】

脱血脉实，相反也。

【集解】

❶ 复鼽衄血：《脉经》"衄"下无"血"字。袁崇毅曰："'复'字有'或'字之义，不可作再字、又字讲。"

病若谵言❶妄语，身当有热，脉当洪大，而反❷手足厥逆，脉沉细而微者，死也。

【本义】

阳病见阴脉，相反也。

【集解】

❶ 谵言：杨上善曰："谵语，多言也。"

❷ 而反《难经集注》"而"下无"反"字。

病若大腹而泄者，脉当微细而涩，反紧大而滑者，死也❶。

【本义】

泄而脉大，相反也。大腹，腹胀也。

❶ 病若大……死也：张寿颐曰："泄为虚证，更加腹大，脾肾皆惫，故脉以微细而涩为宜。若反紧大而滑，则非特证虚脉实，抑且有刚无柔，直是全无胃气之真脉矣，所以谓之死候。"

十八难曰：脉有三部 ❶，部有四经 ❷，手有太阴、阳明，足有太阳、少阴，为上下部 ❸，何谓也？

【本文】

此篇立问之意，谓人十二经脉，凡有三部，每部之中，有四经。今手有太阳、阳明，足有太阳、少阴，为上下部，何也？盖三部者，以寸关尺分上中下也。四经者，寸关尺两两相比，则每部各有四经矣。手之太阴、阳明，足之太阳、少阴，为上下部者，肺居右寸，肾居左尺，循环相资，肺高肾下，母子之相望也。经云：脏真高于肺，脏真下于肾是也。

【集解】

❶ 三部：任锡庚曰："三部者，不可直作寸关尺看也。《素问·脉要精微论》：云，'尺内两傍，则季胁也，尺外以候肾，尺里以候腹中，附以左、外以候肝，内以候膈；右、外以候胃，内以候脾。上附上右、外以候肺，内以候胸中；左、外以候心，内以候膻中。前以候前，后以候后。上竟上者，胸喉中事也；下竟下者，少腹腰股膝胫足中事也。'此乃明分上中下三部，隐寓寸关尺者也。寸主上焦，以候胸中；关主中焦，以候膈中；尺主下焦，以候腹中。心肺居上，候于寸；肝脾胃居中，候于关；肾居下，则候于两尺。府不及胆者，寄于肝，不及大小肠、膀胱者，统于腹中也。"

❷ 部有四经：马莳曰："部有四经，两手寸部共有四经，右寸手太阴肺，阳明大肠也；左寸手少阴心，太阳小肠也。两手关部共有四经，右关足太阴脾，阳明胃也；左关足厥阴肝，少阳胆也。两手尺部共有四经，右尺手厥阴心包络，少阳三焦也；左尺足少阴肾，太阳膀胱也。"

❸ 手有……上下部：任锡庚曰："太阴、阳明，一系由手至胸，一系由手至头，故在上部。足太阳、少阴，一系由足至头，一系由足至胸，故在下部。足厥阴、少阳，亦足之经，亦在下。手太阳、少阴，手之经，故在上。足太阴脾脉入腹，足阳明胃脉，挟脐入气街中，故在中部，何必以寸关尺为三部之分，以经背经哉。"

然：手太阴、阳明，金也；足少阴、太阳，水也；金生水，水流下行而不能上，故在下部也。足厥阴、少阳，木也；生手太阳、少阴火，火炎上行而不能下，故为❶上部。手心主、少阳火，生足太阴、阳明土，土主中宫，故在中部也。此皆五行子母更相生养者也。

【本义】

手太阴、阳明金，下生足太阳、少阴水，水性下，故居下部。足少阴、太阳水，生足厥阴、少阳木，木生手少阴、太阳火及手心主火，火炎上行，是为上部。火生足太阴、阳明土，土居中部，复生肺金。此五行子母更相生养者也。此盖因手太阴、阳明，足太阳、少阴，为上下部道，推广五行相生之大，而又演为三部之说，即《四难》所谓心肺俱浮、肾肝俱沉、脾者中州之意。但彼直以脏言，此以经言，而脏腑兼之。以上问答明经。此下二节，俱不相蒙，疑它经错简。

【集解】

❶ 为：按"为"是误字，当作"在"。应据下"在下部""在中部"改。

脉有三部九候❶，各何❷主之？然：三部者，寸关尺也。九候者，浮中沉❸也。上部法天，主胸以上至头之有疾也；中部法人，主膈以下至脐之有疾也；下部法地，主脐以下至足之有疾也。审而刺❹之者也。

【本义】

谢氏曰："此一节，当是《十六难》中答辞，错简在此，而剩出脉有三部九候，各何主之十字。"审而刺之，纪氏云："欲诊脉动而中病，不可不审，故曰'审而刺之'。"刺者，言其动而中也。陈万年《传》曰："刺候谓中其候。"与此义同。或曰刺，针刺也，谓审其部而针刺之。

【集解】

❶ 三部九候：任锡庚曰："此三部者，明指寸关尺，愈见第一节之三部，不必为寸关尺也。九候、浮中沉，乃三部各有浮中沉也。上部法天，主胸以上至

头之有疾。此节既如此言，上节之手太阳为上部，必非寸部也。中部主人，主膈以下至脐之有疾；下部法地，主脐以下至足之有疾。此节之三部九候，与《素问·三部九候论》篇所言者，名同事异，彼为古圣之成法，此为越人所创之新法。"

❷ 各何主之：《难经集注》"何"下有"所"字。

❸ 浮中沉：杨玄操曰："浮为阳，沉为阴，中者，胃气也。"按寸关尺，候身之上中下；浮中沉，候经络脏腑之表里。

❹ 审而刺之者也：丁德用曰："刺字当作次第之'次'。此是审三部各有内外，主从头至足之有疾，故知刺字传文误也。"

人病有沉滞❶、久❷积聚，可切脉而知之耶？

【本文】

此下问答，亦未详所属。或曰，当是《十七难》中，或连年月不已答辞。

【集解】

❶ 沉滞：孙鼎宜曰："沉滞即痼疾之谓，据下文，痼疾即积聚也，但有内外之分。"

❷ 久：孙鼎宜曰："久当作有，形误。《列子·天瑞》'进乎本不久。'注：'久当为有。'久，篆文与'有'字相近。"

然：诊在右胁有积气❶，得肺脉结，脉结甚则积甚，结微则气微。

【本义】

结为积聚之脉。肺脉见结，知右胁有积气。右胁，肺部也。积气有微甚，脉从而应之。

【集解】

❶ 诊在右胁有积气：《难经经释》"诊下有'病'字。积气、积聚之气也。"

诊不得肺脉，而右胁有积气者何也？然：肺脉虽不见，右手脉当沉伏❶。

【本义】

肺脉虽不见结，右手脉当见沉伏，沉伏亦积聚脉，右手所以候里也。

【集解】

❶ 沉伏：徐大椿曰："沉伏亦积气之脉。右手，统指三部言，则肺脉亦在其中。又右手气口，所以候里也。"孙鼎宜曰："沉伏亦为积聚定脉。"

其外痼疾❶同法耶？将异也？

【本义】

此承上文复问外之痼疾，与内之积聚，法将同异。

【集解】

❶ 痼疾：徐大椿曰："痼疾，凡肌肉筋骨间，久留不去之病皆是。以其不在脏腑，故曰外。"丹波元胤曰："痼，即痼俗字。《说文》：'痼，久病也。'"

然❶：结者，脉来去时一止❷，无常数❸，名曰结也。伏者❹，脉行筋下也。浮者，脉在肉上行也。左右表里，法皆如此。

【本义】

结为积聚。伏脉行筋下主里，浮脉行肉上主表所以异也，前举右胁为例，故此云左右同法。

【集解】

❶ 然：滕万卿曰："然下脱'内有积气，脉当结伏，外有痼疾，脉当浮结'十六字。今以后节律之，当补。近世浪华林见宜《难经或问》中已补入。"

❷ 脉来去时一止：张寿颐曰："以阅历所得言之，凡脉之仅仅一止而即来者，其止恒属无定；而歇止之稍久者，其止恒属有定。则古人以有定之止为代，无定之止为结，尚无不确。"

❸ 无常数：徐大椿曰："无常数，乃为结脉之象。若有常数者，或四十动一止，或三十动一止，乃代脉主死，不但有积矣。结伏则病在里，结浮则病在表，结在右，病亦在右；结在左，病亦在左。"

❹ 伏者：张寿颐曰："《素问》论脉，惟《脉要精微论》有'按之至骨'之文，而未见'伏'字。至《难经》始明言'伏者，脉行筋下'，是即沉脉之尤者。"

假令脉结伏者，内无积聚❶；脉浮结者，外无痼疾；有积聚❶脉不结伏，有痼疾脉不浮结。为脉不应病，病不应脉，是为死病也。

【本义】

有是脉，无是病；有是病，无是脉，脉病不相应，故为死病也。

【集解】

❶ 积聚：滕万卿曰："'聚'疑'气'字。下'有积聚，脉不结伏'句同。"

十九难曰：经言脉有逆顺，男女有恒❶。而反者，何谓也？

【本义】

恒、常也。脉有逆顺，据男女相比而言也。男脉在关上，女脉在关下，男子尺脉恒弱，女子尺脉恒盛，此男女之别也。逆顺云者，男子顺，女之逆也；女之顺，男不同也。虽然，在男女则各有常矣。反，谓反其常也。

【集解】

❶ 男女有恒：《难经集注》"恒"作"常"。按《音释》出"恒"字，是原本作"恒"。作"常"者，是后人以释文改正文。

然：男子生于寅❶，寅为木，阳也。女子生于申❶，申为金，阴也。故男脉在关上，女脉在关下，是以男子尺脉恒弱，女子尺脉恒盛❷，是其常也。

【本义】

此推本生物之初，而言男女阴阳也。纪氏曰：生物之初，其本原皆始于子。子者，万物之所以始也。自子推之；男左旋三十而至于巳，女右旋二十至于巳，是男女婚嫁之数也。自巳而怀娠，男左旋十月而生于寅，寅为木，阳也。女右旋十月而生于申，申为金，阴也。谢氏曰：寅为木，木生火，又火生于寅，而性炎上，故男脉在关上。申为金，金生水，又水生于申，而性流下，故女脉在关下。愚谓阳之体轻清而升，天道也，故男脉在关上；阴之体重浊而降，地道也，故女脉在关下，此男女之常也。

【集解】

❶ 男子生于寅 女子生于申：《难经笔记》引日本元氏曰："《淮南子·氾论训》曰：'礼三十而娶。'注：三十而娶者，阴阳未分时，俱生于子。男从子数左行，三十立于巳；女从于数右行，二十亦立于巳，合夫妇。故圣人因是制礼，使男三十而娶，女二十而嫁。其男子从巳数，左行十得寅，故十月而生于寅，故男子数从寅起。女自巳数，右行得申，亦十月而生于申，故女子数从申生也。"古林正祯曰："男子生于寅，女子生于申者，必非谓循行而生于寅之位，生于申之位也。惟使人知男子者属木，其脉杨发，寸盛尺微；女子者属金，其脉降缩，尺盛寸微也。男子生于寅者，得少阳之气而生也，寅为木，阳也者，是示为其少阴也。女子生于申者，得少阴之气而生也，申为金，阴也者，示为其少阴也。"草刈三越曰："寅，东木生，阳也。申，西金生，阴也。金木者，阴阳之终始也。男主子阳生，故男子生于寅，其脉在关上，寸部恒盛；女主于阴生，故女子生于申，其脉在关下，尺部恒盛也。《三难》所谓：'关之前者阳之动，关以后者阴之动也。'此男女阴阳之恒也。反之，而男得女脉者，此阳虚阴实者也，故病在内；女得男脉者，此阳有余阴不足也，此邪之变也，病在四肢者，言在外也。"

❷ 是以……恒盛：袁崇毅曰："男子阳气盛，气盛则上达，且肺为多气行气之脏，居于高原之上部，所以上部之寸脉恒盛矣。女子阴血盛，血性下注，且肾为行水生水之脏，居于极底之下部，所以下部之尺脉恒盛矣。"

反者，男得女脉，女得男脉也。

【本义】

男女异常，是之谓反。

其为病何如？

【本义】

问反之为病也。

然：男得女脉为不足❶，病在内；左得之病在左❷，右得之病在右，随脉言之也。女得男脉为太过❶，病在四肢；左得之病在左，右得之病在右，随脉言之，此之谓也。

【本义】

其反常，故太过不及，在内在外之病见焉。

【集解】

❶ 男得女脉为不足：任锡庚曰："男得女之寸弱脉，明见气之不足，气虚不得外达，病多在内。女得男之寸盛脉，明见气之有余，火气外炽，病多在四肢。"

❷ 左得之病在左：《难经集注》"病"下有"则"字，下"右得之"句同。

二十难曰：经言脉有伏匿❶。伏匿于何脏而言伏匿邪❷？然：谓阴阳更相乘、更相❸伏也。脉居❹阴部而反阳脉见者，为阳乘阴也，脉虽❺时沉涩而短，此谓❻阳中伏阴也；脉居阳部而反阴脉见者，为阴乘阳也，脉虽❼时浮滑而长，此谓❻阴中伏阳也。

【本义】

居，犹在也，当也。阴部，尺；阳部，寸也。乘，犹乘车之乘，出于其上也。伏，犹伏兵之伏，隐于其中也。匿，藏也。丁氏曰：此非特言寸为阳，尺为阴。以上下言，则肌肉之上为阳部，肌肉之下为阴部。亦通。

【集解】

❶ 经言脉有伏匿：《脉经》卷一《从横逆顺伏匿脉》第十一"伏匿"下有"者"字。徐大椿曰："伏匿，谓不见于本位，反藏匿于他部而见其脉也。"按"伏匿"叠韵之部，有隐藏之意。《楚辞·九辩》："骐骥伏匿而不见兮。"王注："仁贤幽处而隐藏也。"

❷ 伏匿于何脏而言伏匿邪：马莳曰："脉居阴部，宜有阴脉之见，如沉涩而短是也。而反阳脉见焉，乃为浮滑而长，夫是之谓阳脉来乘阴部也。虽时

于浮滑而长之中，复有沉涩而短之脉，此谓阳脉之中，而伏夫阴脉矣，所谓脉有伏匿于阴部者如此。脉居阳部，宜有阳脉之见，如浮滑而长是也，而反阴脉见焉，乃为沉涩而短，夫是之谓阴脉来乘阳部也，虽时于沉涩而短之中，复有浮滑而长之脉，此谓阴脉之中，而伏夫阳脉矣，所谓脉有伏匿于阳者如此？此则阴阳更相乘而又更相伏，各于阳部阴部见之也。奚必疑其为伏匿于何脏也哉！"

❸ 更相：按："更相"二字蒙上衍，应据《千金翼方》卷二十五《诊脉大意第二》删，"伏"字连上为句。

❹ 脉居：《千金翼方》"脉居"上有"若"字，应据补。

❺ 脉虽：《千金翼方》"脉虽"作"虽阳脉"。

❻ 谓：《千金翼方》两"谓"字并作"为"。

❼ 脉虽：《千金翼方》"脉虽"作"虽阴脉"。

重阳者狂，重阴者癫 ❶。脱阳者见鬼，脱阴者目盲 ❷。

【本义】

此《五十九难》之文，错简在此。

【集解】

❶ 重阳者狂重阴者癫：徐大椿曰："此又因阴阳之伏匿而极言之。重阳重阴，言不止伏匿，阴皆变为阳，阳皆变为阴也。"加藤宗博曰："重者，邪之盛也。重阳重阴，阴阳偏盛，为癫狂之病。"草刈三越曰："重读如重叠之重。此阴阳者，膈上膈下，以上下部言之，不脉状之谓。'重阳者狂'，气重叠上部而上逆，阳厥久不散，则发为狂病也。'重阴者癫'，气重叠下部而下陷，阴伏久不散，则发为癫疾也。故狂证主动，癫证主静。"

❷ 脱阳者见鬼脱阴者目盲：徐大椿曰："脱阳脱阴，此又因重阳重阴而及之。鬼属阴，阳既脱，则纯乎阴，故见鬼；目得血而能视，阴既脱，则血不营于目，故目盲。"加藤宗博曰："脱阳者，阳部脉脱，脱阴者，阴部脉脱。脱阳脱阴，阴阳败绝，其证既至如此，不死而何待也。"滕万卿曰："此篇滑注以为《五十九难》之错简。以予观之，弗然。彼所论则脏气偏实之所生，病从内也。此既伤寒热病阳证阴证等所见，病从外也，故见鬼、目盲乃死。彼所谓狂癫，正气自失，精神放散，不归本舍，历年之久，犹尚未已，岂有目盲见鬼之危急乎！学者察诸。"草刈三越曰："邪气积上部久，则元阳反虚脱而神气不守，故

其证多见鬼，鬼非常之状，仿佛而无定体者也。邪气积下部久，财真阴反虚脱而阴水不清，故其证发则必目盲，故僵仆直视，瞳子，真阴之所养也。"

二十 难曰：经言人形病、脉不病❶曰生，脉病形不病❷曰死，何谓也？然：人形病、脉不病，非有不病者也❸，谓息数不应脉数❹也，此大法❺。

【本义】

周仲立曰：形体之中觉见憔悴，精神昏愦，食不忺美，而脉得四时之从，无过不及之偏，是人病、脉不病也。形体安和，而脉息乍大乍小，或至或损，弦紧浮滑沉涩不一，残贼冲和之气，是皆脉息不与形相应，乃脉病、人不病也。仲景云：人病脉不病，名曰内虚，以无谷气，神虽困无苦；脉病人不病，名曰行尸，以无王气，卒眩仆不识人，短命则死。谢氏曰：按本经答文，词意不属，似有脱误。

【集解】

❶ 人形病脉不病：《脉经》卷五《扁鹊诊诸反逆死脉要诀》"人"下无"形"字。徐大椿曰："形病脉不病，乃邪之受伤犹浅，不能变乱气血，故生。"叶霖曰："人以脉为主，设其人形体羸瘦，精神困倦，不可谓之无病也。诊其脉，惟息数不应脉数，虽营卫有伤，而不见至损死绝之脉，虽病必生，必其脏腑无恙也。"滕万卿曰："外邪之为病，息气动形，屈伸颠沛。然脉动实强，犹有胃气，此形病而脉不病也。"

❷ 脉病形不病：《脉经》"形"作"人"。徐大椿曰："脉病人不病，则邪气已深，伏而未发，血气先乱，故死。"叶霖曰："人肌肉不减，饮食如常，不可谓之有病。惟诊其脉，则代革频见，虽不病亦死，以其脏腑已坏，不可救药也。"滕万卿曰："内伤之病，则其所发以渐，故所苦亦缓，而脉乃日恶一日，此脉病而人不病也。"

❸ 非有不病者也：张寿颐曰："'非有病者也'以下十七字，义不可通。此必传写有误，显然易知。"按《脉经》卷五有"经言形脉与病相反者死，奈何？然：病若头痛、目痛，脉反短涩者死"二十五字，似为本篇佚文，然其文次已不可考矣。

❹ 息数不应脉数：草刘三越曰："不见病脉之变，而以息数计脉数，呼吸定

从一难至二十二难论经脉

059

息之间，不应五动之平脉也。"

❺ 此大法：按"此大法"三字疑有误。本经言法之句，如《三难》"过者法曰太过，减者法曰不及"。《十八难》"法皆如此"。《五十四难》"与七传间藏同法"。《五十六难》"此五积之要法"。而'此大法'三字，文义不足，张寿颐所谓传写有误者，即此亦可征。

二十二难曰：经言脉有是动，有所生病。一脉❶变为二病者，何也？然：经言是动者，气也；所生病者，血也❷。邪在气，气为是动：邪在血，血为所生病❸，气主呴之❹，血主濡❺之。气留而不行者，为气先病也；血壅而不濡者。为血后病也。故先为是动，后所生❻也。

【本义】

呴，煦也。气主呴之，谓气煦嘘然来，熏蒸于皮肤分肉也。血主濡之，谓血濡润筋骨，滑利关节，荣养脏腑也。此脉字，非尺寸之脉，乃十二经隧之脉也。此谓十二经隧之脉，每脉中辄有二病者，盖以有在气在血之分也。邪在气，气为是而动；邪在血，血为所生病。气留而不行为气病，血壅而不濡为血病，故先为是动，后所生病也。先后云者，抑气在外，血在内，外先受邪，则内亦从之而病欤？然邪亦有只在气，亦有径在血者，又不可以先后拘也。详见《灵枢经》第十篇。

【集解】

❶ 一脉：《难经集注》"一脉"下有"辄"字。

❷ 经言是动者……血也：马莳曰："脉有是动，有所生病者，有气血之分，而皆由于邪以为之病也。动者，经脉之不安其常也，有所生病者，十二经各有其病也。脉有是动，经脉之不安其常也。有所生病，病之渐至于生也。夫以一经为一脉，而一脉之中，有有是动，则一病矣。有所生病，则一脉辄变为二病矣。是实有气血之分。盖各经中，皆有气血，有气多血少者，有气少血多者，有气血俱多者，有气血俱少者，但气血在人，必以气为主，而血则为气之所运者耳。邪在于气，气为是动，邪在于血，血为所生病。观此则气血之病，皆本于有邪也可知矣。" 莫文泉曰："《灵枢·经脉》十二经皆有'是动，所生病'。

《难经》以气血二字释之，后人不得其解，反以为非。泉谓荣行脉中，卫行脉外。此经以脉为主，自当兼荣卫言。是动者，卫也，卫主气，故以气释是动；所生病者，荣也，荣主血，故以血字释所生病，于义甚合。" 加藤宗博曰："按《灵枢》经意，是动者，表也，谓病在经而动也；所生病者，里也，谓病自内而生也。故凡所生病，在脏则言某脏所生病，在腑则言气、血、脉、筋骨、津液，是非里而何也？盖此篇为气先病者，表先病也；为血后病，传里也。但可以表里言，不应以气血别。岂以卫气在外，荣血在内，为之先后耶？" 草刘三越曰："气血者，人之阴阳也。天地之理，阳先阴后，阴必待于阳唱而和者也。抑所以其血壅者因何乎？壅不濡乎，气能运行，则岂血独壅不濡乎，当知所以其血壅者，亦先气之不顺而血后病也，此乃阴阳进退所以前后异，而天地之常也。故专先是动、后所生病者也，此先后二字阴阳气血之用自然分别，乃越人之妙处也。"

❸ 邪在气……所生病：贞竹玄节曰："《难经》以'动、生'二字，分为气血，且以气先血后为难。不知肺经则言肺所生病；大肠则言津液所生病；胃则言血所生病；脾则言脾所生病；心则言心所生病；小肠则言液所生病；膀胱则言筋所生病；肾则言肾所生病；心主则言脉所生病；三焦则言气所生病；胆则言骨所生病；肝则言肝所生病，何尝以所生之病皆定为气血也。"

❹ 气主呴之：按"气主呴之"四字，应在上文"气为是动"之下，今窜在"血为所生病"下，似误。如作"邪在气，气为是动，气主呴之；邪在血，血为所生病，血主濡之"。上下文正相对。《太素》卷八引"八十一难"："血为所生病"下，即连"血主濡之"为文，是犹存其真者。"呴"作"吹呴"讲。见《汉书·中山靖王胜传》颜注引应劭。

❺ 濡：按"濡"有"润"意，见《史记·刺客传》索隐。

❻ 后所生：《难经集注》"生"下有"病"字。马莳曰："此言气血有动静之异，故气必先病，而血因之以后病也。邪在气，气为是动，正以气之在人主动者也，故流布于经络之间，升降上下，出入表里，非气主呴之而何？邪在血，血为所生病，正以血之在人，主静者也，故浸淫于经络之间，上下灌溉，表里润泽，非血主濡之而何？是气主呴之者，常行而不留；则血主濡之者，常濡而不滞矣。苟或气之在人，留而不行，是所以为气者先病也；将见血之在人，亦滞而不濡，其所以为血者后病也。故经言有是动者，乃先为是动也；有所生病者，后所生也。知所先后，则知动之为义，而一脉之所以辄变为二病也。"

从二十三难至二十九难论经络

二十三难曰：手足三阴三阳，脉之度数，可晓以不❶？然：手三阳之脉，从手至头，长五尺，五六合三丈。手三阴之脉，从手至胸中，长三尺五寸，三六一丈八尺，五六三尺，合二丈一尺。足三阳之脉，从足至头❷，长八尺，六八四丈八尺。足三阴之脉，从足至胸，长六尺五寸，六六三丈六尺，五六三尺，合三丈九尺。人两足跷脉，从足至目，长七尺五寸，二七一丈四尺，二五一尺，合一丈五尺。督脉、任脉各长四尺五寸，二四八尺，二五一尺，合九尺。凡脉长一十六丈二尺，此所谓十二经脉长短之数也❸。

【本义】

此《灵枢》第十七篇全文。三阴三阳，《灵枢》皆作六阴六阳，义尤明白。按经脉之流注，则手之三阳，从手走至头，手之三阴，从腹走至手；足之三阳，从头下走至足，足之三阴，从足上走入腹。此举经脉之度数，故皆自手足言。人两足跷脉，指阴跷也。阴跷脉，起于跟中，自然骨之后，上内踝之上，直上循阴股入阴，循腹，上胸，里行缺盆，出人迎之前，入颃内廉，属目内眦，合太阳脉，为足少阴之别络也。足三阳之脉，从足至头，长八尺。《考工记》亦云：人身长八尺。盖以同身尺寸言之。

【集解】

❶ 可晓以不：按"以"语中助词。"不"读如"否"。

❷ 从足至头：《太素》卷十三《脉度》"头"作"顶"。《甲乙》卷二《脉度》、《类经图翼》卷三《经络周流解》并作"从头至足"。检滑注："足之三阳，从头下走至足。"其说与《甲乙》合。

❸ 此所谓十二经脉长短之数也：《太素》《甲乙》并作跷"此气之大经隧也。"按从上文看，手足经外，并及跷脉、督、任，已溢出十二之数，如以十二经脉总结上文，岂能合拍。此当从《太素》《甲乙》。

经脉十二，络脉十五，何始何穷❶也？然：经脉者，行血气，通阴阳，以荣于身者也。其始从中焦❷，注手太阴、阳明；阳明注足阳明、太阴；太阴注手少阴、太阳；太阳注足太阳、少阴；少阴注手心主、少阳；少阳注足少阳、厥阴；厥阴复还注手太阴。别络十五，皆因其原❸，如环无端，转相灌溉，朝于寸口、人迎，以处❹百病，而决死生也。

【本义】

因者，随也。原者，始也。朝，犹朝会之朝。以，用也。因上文经脉之尺度而推言经络之行度也。直行者谓之经，旁出者谓之络，十二经有十二络，兼阳络、阴络，脾之大络，为十五络也。谢氏曰：始从中焦者，盖谓饮食入口，藏于胃，其精微之化，注手太阴、阳明，以次相传，至足厥阴，厥阴复还注手太阴也。络脉十五，皆随十二经脉之所始，转相灌溉，如环之无端，朝于寸口、人迎，以之处百病而决死生也。寸口、人迎，古法以侠喉两旁动脉为人迎。至晋王叔和直以左手关前一分为人迎，右手关前一分为气口，后世宗之。愚谓昔人所以取人迎气口者，盖人迎为足阳明胃经，受谷气而养五脏者也；气口为手太阴肺经，朝百脉而平权衡者也。

【集解】

❶ 穷："穷"有"终"义，见《诗经·考槃》序笺。

❷ 中焦：贞竹玄节曰："中焦，中腑穴。《内经》有经脉之尺度，不言络脉之行度也。故今越人推言之。"

❸ 原：徐大椿曰："脉所注为原。《灵枢·九针十二原》云：'原者，五脏之

所以禀三百六十五节气味也。'盖谓五脏之气皆会于此，而别络之气，亦因乎此也。"

❹ 处：《后汉书·阳球传》贤注："处，断也。"广其义，可作"诊断"解。

经云：明知终始，阴阳定矣。何谓也？然：终始者❶，脉之纪也。寸口、人迎，阴阳之气，通于朝使❷，如环无端，故曰始也。终者，三阴三阳之脉绝，绝则死。死各有形，故曰终也。

【本义】

谢氏曰：《灵枢经》第九篇曰：凡刺之道，毕于终始，明知终始，五脏为纪，阴阳定矣。又曰：不病者，脉口、人迎应四耐也；少气者，脉口、人迎俱少，而不称尺寸也。此一节，因上文寸口、人迎，处百病，决死生而推言之。谓欲晓知终始，于阴阳为能定之。盖以阳经取决于人迎，阴经取决于气口也。朝使者，朝，谓气血如水潮，应时而灌溉；使，谓阴阳相为用也。始，如生物之始。终，如生物之穷。欲知生死，脉以候之。阴阳之气通于朝使，如环无端，则不病，一或不相朝使则病矣，况三阴三阳之脉绝乎，绝必死矣。其死之形状，具如下篇，尤宜参看。

【集解】

❶ 终如者：任锡庚曰："此节之义，以脉行为始，脉绝为终。其理因《灵枢·终始篇》而衍出。"按本节取《灵枢》两句，而以如环无端谓之始，阴阳脉绝谓之终，与上文全不相涉，何耶？

❷ 使：孙鼎宜曰："'使'当作'夕'，叠韵之讹，谓如潮汐然也。"

二十四难曰：手足三阴三阳，气已绝，何以为候？何知其吉凶不？然：足少阴气绝，即骨枯。少阴者，冬脉也，伏行而温于骨髓。故骨髓不温，即肉不着骨；骨肉不相亲，即肉濡而却；肉濡而却，故齿长而枯❶，发无润泽❷；无润泽❸者，骨先死。戊日笃，己日死。

【本义】

此下六节，与《灵枢》第十篇文，皆大同小异。濡，读为软。肾其华在发，其充在骨，肾绝则不能充于骨，荣于发。肉濡而却，谓骨肉不相着而肉濡缩也。戊己土也，土胜水，故以其所胜之日笃而死矣。

【集解】

❶ 故齿长而枯：《灵枢·经脉》《脉经》卷三第五"枯"并作"垢"。

❷ 发无润泽：《脉经》"发无"下无"润"字。

❸ 无润泽：《难经集注》无"无润泽"三字，"者"字连上为句。

足太阴气绝，则脉不营❶其口唇。口唇者，肌肉之本也。脉不营，则肌肉不滑泽；肌肉不滑泽，则肉❷满；肉满则唇反，唇反则肉先死。甲日笃，乙日死。

【本义】

脾，其华在唇四白，其充在肌。脾绝则肉满唇反也。肉满，谓肌肉不滑泽，而紧急膜脂也。

【集解】

❶ 则脉不营：《难经集注》"营"作"荣"。

❷ 肉：滕万卿曰："肉，指人中肉。"

足厥阴气绝，即筋缩引卵与舌卷❶。厥阴者，肝脉也。肝者，筋之合也。筋者，聚于阴器而络于舌本。故脉不营，则筋缩急；筋缩急即引卵与舌；故舌卷卵缩，此❷筋先死。庚日笃、辛日死。

【本义】

肝者，筋之合，其华在爪，其充在筋。筋者，聚于阴器而络于舌本。肝绝则筋缩引卵与舌也。王充《论衡》云："甲乙病者，生死之期，常之庚申。"

【集解】

❶ 引卵与舌卷：按"卷"字衍，以下文"筋缩急即引卵与舌"律之可证。此涉下"舌卷卵缩"致误。《灵枢·经脉》《脉经》卷三第一、《甲乙》卷二《十二经脉络脉支别》均无"卷"字。

❷ 此：《灵枢》"此"作"则"。

手太阴气绝，即皮毛焦。太阴者，肺也，行气温于皮毛者也。气弗营，则皮毛焦；皮毛焦，则津液去；津液去，即皮节伤❶；皮节伤，则皮❷枯毛折；毛折者，则毛❸先死。丙日笃，丁日死。

【本义】

肺者，气之本，其华在毛，其充在皮。肺绝则皮毛焦而津液去，皮节伤，以诸液皆会于节也。

【集解】

❶ 伤：《甲乙》卷二第一上"伤"作"著"。

❷ 皮：《脉经》卷三第五、《甲乙》"皮"并作"爪"。

❸ 毛：按《难经集注》"毛"作"气"是。《脉经》卷三第四即作"气"。

手少阴气绝，则脉不通；脉不通，则血不流；血不流，则色泽去。故面色黑如黧❶，此血先死。壬日笃，癸日死。

【本义】

心之合，脉也，其荣色也，其华在面，其充在血脉。心绝则脉不通，血不流，色泽去也。

【集解】

❶ 面色黑如黧：《难经集注》"面"下无"色"字，"黧"作"黎"。杨玄操曰："黎者，人所食之果，取其黄黑。"

三阴气俱绝者，则目眩转，目瞑❶；目瞑者，为失志；失志者，则志先死，死即目瞑也 ❷。

【本义】

三阴，通手足经而言也。《灵枢》十篇作五阴气俱绝，则以手厥阴与手少阴同心经也。目眩转目瞑者，即所谓脱阴者目盲，此又其甚者也，故云目瞑者失志，而志先死也。四明陈氏曰："五脏阴气俱绝，则其志衰于内，故精气不注于目，不见人而死。"

【集解】

❶ 目眩转目瞑：《灵枢·经脉》《甲乙》卷二第一上"目眩"并作"目系"，"目瞑"并作"目运"。

❷ 死即目瞑也：《灵枢》《甲乙》并作"则远一日半死矣"。

六阳气俱绝者 ❶，则阴与阳相离。阴阳相离，则腠理泄 ❷，绝汗乃出，大如贯珠 ❸，转出不流 ❹，即气先死。旦占 ❺ 夕死，夕占旦死。

【本义】

汗出而不流者，阳绝故也。陈氏曰："六腑阳气俱绝，则气败于外，故津液脱而死。"

【集解】

❶ 六阳气俱绝者：按篇首以三阴三阳设问，而答词止有阴绝，而无阳绝，似有脱文。应据《素问·诊要经终论》《甲乙》卷二《十二经脉络脉支别》补。玄医曰："阳主表，表气绝则卫气去。虽不如五脏绝而神去。然阳气去则阴无所著，神亦去而死。"

❷ 腠理泄：绝按《文选·魏都赋》"腠理则治"善注："腠理者，皮肤间也。"夫阳气卫外，则腠理密。今阴阳相离，则阳绝，阳绝则腠理泄，阴气不可独留，营气从腠理而外泄，绝汗乃出。

❸ 大如贯珠：《伤寒九十论》作"汗出如珠"。

❹ 转出不流：《伤寒九十论》"出"作"而"。

❺ 占：丹波元胤曰："占，诊候之义。"

二十五难曰：有十二经，五脏六腑十一耳，其一经者，何等经也？然：一经者，手少阴与心主别脉也❶，心主与三焦为表里❷，俱有名而无形❸，故言经有十二也❹。

【本义】

此篇问答，谓五脏六腑配手足之阴阳，但十一经耳。其一经者，则以手少阴与心主各别为一脉，心主与三焦为表里，俱有名而无形，以此一经并五脏六腑共十二经也。谢氏曰：《难经》言手少阴心主与三焦者，凡八篇：《三十一难》分豁经脉，所始所终。《三十六难》言肾之有两，左曰肾，右曰命门。初不以左右肾分两手尺脉。《三十八难》言三焦者，原气之别，主持诸气，复申言其有名无形。《三十九难》言命门者精神之所舍，男子藏精，女子系胞，其气与肾通。又云：六腑正有五腑，三焦亦是一腑。《八难》、《六十二》《六十六》三篇，言肾间动气者，人之生命，十二经之根本也，其名曰原，三焦则原气之别使也。通此篇参互观之，可见三焦列为六腑之义。唯其有名无形，故得与手心主合心主为手厥阴，其经始于起胸中，终于循小指次指出其端。若手少阴则始于心中，终于循小指之内出其端。此手少阴与心主各别为一脉也。或问手厥阴经，曰心主，又曰心包络，何也？曰君火以名，相火以位。手厥阴代君火行事，以用而言，故曰手心主；以经而言，则曰心包络，一经而二名，实相火也。虞庶云：诸家言命门为相火，与三焦相表里。按《难经》止言手心主与三焦为表里，无命门三焦表里之说。夫左寸火，右寸金。左关木，右关土。左尺水，右尺火。职之部位，其义灼然。乌乎！如虞氏此说，则手心主与三焦相为表里，而摄行君火明矣。"三十六难"谓命门其气与肾通，则亦不离乎肾也，其习坎之谓欤？手心主为火之闰位，命门则水之同气欤？命门不得为相火，三焦不与命门配亦明矣。虞氏之说，良有旨哉。诸家所以纷纷不决者，盖有惑于"金匮真言"篇王注引《正理论》谓：三焦者，有名无形，上合手心主，下合右肾。遂有命门三焦表里之说。夫人之脏腑，一阴一阳，自有定耦，岂有一经两配之理哉。夫所谓上合手心主者，正言其为表里，下合右肾者，则以三焦为原气之别使而言之尔。知此，则知命门与肾通，三焦无两配，而诸家之言可不辨而自明矣。若夫诊脉部位，则手厥阴相火居右尺之分而三焦同之。命门既与肾通，只当居左尺。而谢氏据《脉经》谓手厥阴即手少阴心脉同部。三焦脉上见寸口，中见于关，下焦与肾同也。前既云：初不以左右肾分两手尺脉矣。今如《脉经》所云，则右尺当何所候耶？

【集解】

❶ 手少阴与心主别脉也：孙鼎宜曰："'少阴'当作'厥阴'，'与'字疑衍。别脉，犹言别有一脉也。"

❷ 心主与三焦为表里：滕万卿曰："心包者何？包络心脏如内郭，所以温养真心之阳也；三焦者何？包罗熏陶诸脏之气。历络上下，如外郭然，故取俱无形者，以为脏腑表里。花溪虞氏之说，殊有理致，宜以参看。"

❸ 俱有名而无形：玄医曰："心主包络于外，三焦包罗于周身，俱有质而无形。凡物之貌，长短方圆椭角之类，谓之形也。然则心主形者，心形是也；三焦形者，身形是也，此有名无形之谓也。然诸说者，认形为质，而反以《难经》为误，纷纷不分，是非浑淆，盖人身以阴阳为本，阴阳、水火是也。心主、主心之事，为火官。三焦、原气之别使，为水官。又命门之元阳，潜行于腄（凡骨肉脏腑之会，总谓之腄）间，俱相火之职分。故此二经为表里，充十二经数，应十二月，不期然而然者，学者宜详审。"

❹ 经有十二也：孙鼎宜曰："言五脏六腑止十一。其云十二经者，则取手厥阴心包络以实之。"

二十六难曰：经有十二，络有十五❶，余三络者，是何等络也？然，有阳络，有阴络，有脾之大络。阳络者，阳跷之络也。阴络者，阴跷之络也。故终有十五焉。

【本义】

直行者谓之经，傍出者谓之络，经犹江汉之正流，络则沱潜之支派，每经皆有络，十二经有十二络，如手太阴属肺，络大肠，手阳明属大肠，络肺之类。今云络有十五者，以其有阳跷之络，阴跷之络，及脾之大络也。阳跷、阴跷，见《二十八难》。谓之络者，盖奇经既不拘于十二经，直谓之络亦可也。脾之大终，名曰大包，出渊液三寸，布胸胁，其动应衣，宗气也。四明陈氏曰：阳跷之络，统诸阳络；阴跷之络，统诸阴络；脾之大终，又总统阴阳诸络，由脾之能溉养五脏也。

【集解】

❶络有十五：《古今医统》卷六《十五络脉穴辨》云："十五络脉者，十二经之别络，而相通焉者也。其三络者，为任督二脉之络，脾之大络，总统阴阳诸络，灌溉于脏腑者也。《难经》谓三络为阳跷、阴跷二络，愚尝考之，无穴可指。且二跷、亦非十四经之正也。《针灸节要》以为任络曰屏翳，督络曰长强，加以脾之大络曰大包，此合十五络也。"

二十七难曰：脉有奇经八脉者❶，不拘于十二经❷，何❸也？然：有阳维，有阴维，有阳跷，有阴跷，有冲，有督，有任，有带之脉❹。凡此八脉❺者，皆不拘于经，故曰奇经八脉也。

【本义】

脉有奇常，十二经者，常脉也。奇经八脉，则不拘于十二经，故曰奇经。奇，对正而言，犹兵家之云奇正也。虞氏曰：奇者，奇零之奇，不偶之义。谓此八脉不系正经，阴阳无表里配合，别道奇行，故曰奇经也。此八脉者，督脉督于后，任脉任于前，冲脉为诸阳之海，阴阳维则维络于身，带脉束之如带，阳跷得之太阳之别，阴跷本诸少阴之别云。

【集解】

❶脉有奇经八脉者：虞庶曰："奇，音基。奇，斜也、零也，不偶之义。谓此八脉，不系正经阴阳，无表里配合，别道奇行，故曰奇经也。所以经言八脉不拘于经，以此验矣。杨氏言奇异之义，非也。"

❷不拘于十二经：《脉经》卷二第四无"不拘"六字。

❸何：《脉经》"何"下有"谓"字。

❹有任有带之脉：孙鼎宜曰："'之脉'二字可删。"

❺凡此八脉：《史记·仓公列传》正义引"八"下无"脉"字。

经有十二，络有十五，凡二十七气，相随上下，何独不拘于经也❶？然：圣人图设沟渠，通利水道，以备不然❷。天雨降下，沟渠溢满，当此之时❸，霶霈妄作❹，圣人不能复图也。此络脉满❺溢，诸经不能复拘也。

【本义】

经络之行，有常度矣。奇经八脉，则不能相从也。故以圣人图设沟渠为譬，以见络脉满溢，诸经不能复拘，而为此奇经也。然则奇经，盖络脉之满溢而为之者欤？或曰：此络脉三字，越人正指奇经而言也，既不拘于经，直谓之络脉亦可也。此篇两节，举八脉之名，及所以为奇经之义。

【集解】

❶ 经有十二……不拘于经：汪机曰："凡八脉（指奇经）不拘制于十二正经，无表里配合，故谓之奇。盖正经犹夫沟渠，奇经犹夫湖泽。正经之脉隆盛，则溢于奇经，故秦越人比之天雨降下，沟渠溢满，霶霈妄行，流于湖泽，此发《灵》《素》未发之秘者也。"

❷ 以备不然：《脉经》卷一第四"然"作"虞"。按"虞"有预料之意。《诗·云汉》郑笺："虞、度也。"

❸ 当此之时：按"当此"句，与下"霶霈"句误倒，应据《脉经》卷二第四乙正。

❹ 霶霈妄作：《难经集注》"作"作"行"。按"霶霈"双声。《广韵·十一唐》："霶霈，大雨。"或谓当作"滂沛"，其实"滂沛"水流貌，非大雨义，见希麟《续音义》九。

❺ 满：《脉经》"满"作"流"。

二十八难曰：其奇经八脉者，既不拘于十二经，皆何起何继❶也？然：督脉❷者，起于下极❸之俞，并于脊里，上至风府❹，入属于脑❺。任脉者，起于中极之下❻，以上毛际，循腹里，上关元，至喉咽。冲脉者❼，起于气冲❽，并足阳明❾之经，夹脐上行，至胸中而散也。带脉者，起于季胁❿，回身一周⓫。阳跷脉者，起于跟中，循外踝⓬上行，入风池。阴跷脉者，亦起于跟中，循内踝上行，至咽喉❸，交贯❹冲脉。阳维阴维者❺，维络于身，溢畜不能环流灌溉诸经者也❻。故阳维起于诸阳会也，阴维起于诸阴交也❼。比于圣人图设沟渠，沟渠满溢，流于深湖，故圣人不能拘通也❽。而人❾脉隆盛，入于八脉而不环周❿，故十二经亦不能拘之，其受邪气，蓄则肿热，砭射之也❶。

【本义】

"继"，《脉经》作"系"。督之为言都也，为阳脉之海，所以都纲乎阳脉也。其脉起于下极之俞，由会阴历长强，循脊中行，至大椎穴，与手足三阳脉之交会；上至喑门，与阳维会；至百会，与太阳交会，下至鼻柱人中，与阳明交会。任脉起于中极之下曲骨穴。任者，妊也，为人生养之本。冲脉起于气冲穴，至胸中而散，为阴脉之海。《内经》作并足少阴之经。按冲脉行乎幽门、通谷而上，皆少阴也。当从《内经》。此督、任、冲三脉，皆起于会阴，盖一源而分三歧也。带脉起季胁下一寸八分，回身一周，犹束带然。阳跷脉，起于足跟中申脉穴，循外踝而行。阴跷脉亦起于跟中照海穴，循内踝而行。跷者，捷也，以二脉皆起于足，故取跷捷、超越之义。阳维阴维，维络于身，为阴阳之纲维也。阳维所发，别于金门，以阳交为郄，与手足太阳及跷脉会于臑俞；与手足少阳会于天髎及会肩井；与足少阳会于阳白，上本神、临泣、正营、脑空；下至风池，与督脉会于风府、哑门，此阳维之起于诸阳之会也。阴维之郄曰、筑宾，与足太阴会于腹哀、大横；又与足太阴、厥阴会于府舍、期门；又与任脉会于天突、廉泉，此阴维起于诸阴之交也。"溢畜不能环流灌溉诸经者也"十二字，当在"十二经亦不能拘之"之下，则于此无所问，而于彼得相从矣。共受邪气畜云云十二字，谢氏则以为于本，又上下当有缺文。然《脉经》无此，疑衍文也。或云：当在《三十七难》"关格不得尽其命而死矣"之下，因邪在六腑而言也。

【集解】

❶ 何起何继：《脉经》卷二第四"继"作系。孙鼎宜曰："'继'疑当作

‘止’。"

❷ 督脉：玄医曰："督，中也，其脉中行于脊里，故名督脉。"

❸ 下极：按"下极"盖指脊骶骨端之长强穴。

❹ 并于脊里上至风府：《太素》卷十"督脉"杨注引作"并脊上行，至于风府"，下并有"为阳脉之聚"五字。

❺ 入属于脑：《脉经》卷二第四无"入属于脑"四字。《太素》卷十杨注引同。

❻ 起于中极之下：丁德用曰："中极者、穴名也。在脐下四寸。其中极之下者，曲骨穴也，是任脉所起。"

❼ 冲脉：杨玄操曰："冲脉者，十二经之海也。冲者，通也。言此脉下至于足，上至于头，通头受十二经之气血，故曰冲焉。"

❽ 起于气冲：《素问·骨空论》，《太素》卷十《冲脉》"冲"并作"街。"按《甲乙》卷二第二作"冲"，与《难经》同。虞庶谓"冲""街"之义俱通。冲脉自气冲起，在阳明少阴二经之内。（少阴之经，侠脐左右各五分；阳明之经，侠脐左右各二寸。）其说较允。

❾ 足阳明：按《素问·骨空论》"阳明"作"少阴"。徐大椿谓："阳明、少阴两经，不甚相远，皆冲脉所过。"但《甲乙》卷三第二十"横骨"以上，至"幽门"十一穴，皆言冲脉足少阴之会，故仍以作少阴为是。

❿ 起于季胁：《脉经》卷二第四"胁"作"肋"。

⓫ 回身一周：《太素》卷十《带脉》杨注引"回身"上有"为"字。杨上善曰："一周、亦周腰脊也。故带脉当十四椎束带腰腹，故曰带脉也。"

⓬ 外踝：《脉经》卷二第四"外踝"下有"而"字。下"循内踝"句同。

⓭ 至咽喉：《甲乙》卷二第二引《难经》作"入喉咙"。

⓮ 交贯：《太素》卷十《阴阳跻脉》)杨注引"贯"作"灌"。

⓯ 阳维阴维者：《卢经裒腋》引王冰鉴云："阳维者，维络诸阳经；阴维者，维络诸阴经；为上下左右一身阴阳经之纲维也。而其脉溢满畜聚，无周流一定通路，不比他经能环流灌溉诸经也。"

⓰ 溢畜不能环流灌溉诸经者也：《甲乙》卷二第二引《难经》"灌溉"下无"诸经者"三字。滕万卿曰："溢畜十二字，旧本误出‘故阳维’云云前。滑氏移‘不能拘之’之下，文理不正。今移于‘阴维起于诸阴交’下。"按"溢畜"十二字，滑氏谓当在"十二经亦不能拘之"之下。张寿颐以为如此，于义仍不联系，当以衍文之例删之。其实"溢畜"十二字并非衍文，只系传抄误窜。检《太素》卷十《阴阳维脉》杨注引"溢畜不能还流溉灌诸经"十字，是在"人

（人系误字，应作血。）脉隆盛"句上。现在既移"溢畜"十字（原"者也"二字，是后人妄增）于"故阳维、阴维"两句之前，又衍"比于圣人，图设沟渠，沟渠满溢，流于深湖，故圣人不能拘通也"二十四字于后，而"溢畜"十字于上下文义，遂不联属，应参照《太素》改正。

⓱ 故阳维……诸阴交也：《太素》卷十《阴阳维脉》杨注引作"阳维起于诸脉之会，则诸阳脉会也；阴维起于诸阴之交，则三阴交也"。

⓲ 比于圣人……不能拘通也：按"比于"二十四字是衍文，虽《脉经》亦有其文。然与《二十七难》稍加细勘，则其误显然。如本难之"比于圣人图设沟渠"八字，与《二十七难》"然圣人图设沟渠"何异？本难之"沟渠满溢"与《二十七难》"沟渠溢满"又何异？本难之"故圣人不能拘通"显然是《二十七难》"圣人不能复图，诸经不能复拘"之简括。此"比于"二十四字横亘文内，遂致文义隔阂，应参照《太素》卷十《阴阳维脉》杨注引文删正。

⓳ 而人：《太素·阴阳维脉》杨注引"而人"作"血"字。

⓴ 入于八脉而不环周：《太素·阴阳维脉》杨注引"入于"作"滥入"，"环周"作"还也"。按"不还"谓不复归于十二经也。

㉑ 畜则肿热砭射之也：《圣济总录》卷一百十三《钩割针镰》作"肿热宜砭射之"。孙鼎宜曰："'射'疑为'石'或为'刺'，声误。'也'当作'已'，形误，谓疾愈也。"

二十九难曰：奇经之为病何如？然：阳维维于阳❶，阴维维于阴❷，阴阳不能自相维❸，则怅❹然失志，溶溶不能自收持❺。阳维为病苦寒热，阴维为病苦心痛。阴跷为病，阳缓而阴急❻，阴跷为病，阴缓而阳急❻。冲之为病，逆气而里急。督之为病，脊强而厥。任之为病，其内苦结，男子为七疝❼，女子为瘕聚。带之为病，腹❽满，腰溶溶，若坐水中❽。此奇经八脉之为病也。

【本义】

此言奇经之病也。阴不能维于阴，则怅然失志。阳不能维于阳，则溶溶不能自收持。阳维行诸阳而主卫，卫为气，气居表，故苦寒热；阴维行诸阴而主荣，荣为血，血属心，故苦心痛。两跷脉，病在阳，则阳结急，在阴则阴结急，受病者急，不病者自和缓也。冲脉从关元，至咽喉，故逆气里急。督脉行背，故脊强而厥。任脉起胞门，行腹，故病苦内结，男为七疝，女为瘕聚也。带脉回身一周，故病状如是。溶溶，无力貌。此各以其经脉所过而言之。自《二十七难》至此，义寔相因，最宜通玩。

【集解】

❶ 阳维维于阳：《太素》卷十《阴阳维脉》杨注引"维于阳"下有"纲维诸阳之脉也"七字。

❷ 阴维维于阴：《太素》卷十《阴阳维脉》杨注引"维于阴"刀下有"纲维诸阴之脉也"七字。

❸ 阴阳不能自相维：《脉经》卷二第四、《太素》卷十《阴阳维脉》杨注引"不能"下并无"自"字。

❹ 怅：《太素》卷十《阴阳维脉》"怅"作"伥"。按作"伥"是。《荀子·修身》杨注："伥伥，无所适貌，言不知所措履。"与"失志"义贯。

❺ 溶溶不能自收持：《太素·阴阳维脉》杨注引作"不能自持"。《甲乙》卷二《奇经八脉》引《难经》"则怅然"十二字作"为病腰腹纵容，如囊水之状"。

❻ 阳缓而阴急：古林正祯曰："缓对急而言。缓者，和缓无病之义。急者，急缩拘挛之义。"玄医曰："病势轻重，脉气虚实，筋膜弛缩，身体快痛冷热，皆可以缓急。"

❼ 七疝：孙鼎宜曰："七疝者，一厥、二盘、三寒、四症、五附、六脉、七气。或云寒、水、筋、血、气、狐、癫也。"

❽ 腹满：按"腹满"上脱"苦"字，应据《脉经》卷二第四补。

❾ 腰溶溶若坐水中：《脉经》卷二第四"水中"下有"状"字。古林正祯曰："溶溶，缓慢貌。溶溶者，是谓腰缓慢无力，若坐水中而不便利也。"

从三十难至四十七难论脏腑

三十难曰：荣气之行，常与卫气相随不？然：经言人受气于谷❶，谷入于胃，乃传与五脏六腑，五脏六腑皆受于气❶。其清者为荣，浊者为卫❷，荣行脉中，卫行脉外❸，营周不息❹，五十而复大会。阴阳相贯，如环之❺无端，故知荣卫相随也。

【本义】

此篇与《灵枢》第十八篇，岐伯之言同。但"谷入于胃，乃传与五脏六腑，五脏六腑皆受于气"，《灵枢》作"谷入于胃，以传与肺，五脏六腑皆以受气"，为少殊尔。"皆受于气"之"气"，指水谷之气。而言五十而复大会，说见《一难》中。四明陈氏曰：荣，阴也，其行本迟；卫，阳也，其行本速。然而清者滑利，浊者慓悍，皆非涩滞之体。故凡卫行于外，荣即从行于中，是知其行，常得相随，共周其度。濂南王氏曰：清者，体之上也，阳也，火也，离中之一阴降，故午后一阴生，即心之生血也，故曰清气为荣。浊者，体之下也，阴也，水也，坎中之一阳升，故子后一阳生，即肾之生气也，故曰浊气为卫。经云："地气上为云，天气下为雨，雨出地气，云出天气。"此之谓也。愚谓以用而言，则清气为荣者，浊中之清者也；浊气为卫者，清中之浊者也。以体而言，则清之用不离乎浊之体，浊之用不离乎清之体，故谓清气为荣，浊气为卫亦可也。谓荣浊卫清亦可也。纪氏亦云：《素问》曰：荣者，水谷之精气则清；卫者，水谷之悍气则浊。精气入于脉中则浊，悍气行于脉外则清。或问"三十二难"云：血为荣，气为卫。此则荣卫皆以气言者何也？曰：经云？荣者水谷之精气，卫者水谷之悍气。又云：清气为荣，浊气为卫。盖统而言之，则荣卫皆水谷之气所为，故悉以气言可也；析而言之，则荣为血，而卫为气，固自有分矣。是故荣行脉中，卫行脉外，犹水泽之于川浍，风云之于太虚也。

【集解】

❶ 人受气于谷：草刈三越曰："愚按'人受气于谷'之'气'，当指荣卫之气也。五脏六腑皆受于'气'，指水谷胃气言也。"

❷ 清者为荣浊者为卫：按"清"与"浊"二字误倒。气是轻清，安得反谓之浊？虞庶曰："详此清浊之义，倒言之为正。恐传写误也。《阴阳应象大论》曰：'清阳实四支，浊阴归六腑，即其义也。'"当据以订正。

❸ 荣行脉中卫行脉外：袁崇毅曰："气血并行，乃名曰脉。其与血相并之气，谓之荣气，故曰营行脉中；其不与血相并独行之气，谓之卫气，故曰卫行脉外。《韵会》：'周回为营。'是周回流转者为营，卫护一身者为卫。"

❹ 营周不息：丹波元胤曰："荣，营同，环周之义也。营，古读如环。"

❺ 之：按"之"字是衍文，应据《灵枢·营卫生会》删。

三十一难曰：三焦者，何禀、何生❶？何始、何终❷？其治常在何许？可晓以不？然：三焦者，水谷之道路，气之所终始也❸。上焦者❹，在心下，下膈、在胃上口，主内❺而不出。其治在膻中，玉堂下一寸六分，直两乳间陷者是❻。中焦者，在胃中脘。不上不下，主腐熟水谷。其治在脐旁。下焦者❼，当膀胱上口，主分别清浊，主出而不内，以传道也。其治在脐下一寸，故名曰三焦，其腑在气街❽。

【本义】

人身之腑脏，有形有状，有禀有生。如肝禀气于木，生于水。心禀气于火，生于木之类，莫不皆然。唯三焦既无形状，而所禀所生，则元气与胃气而已。故云水谷之道路，气之所终始也。上焦其治在膻中，中焦其治在脐傍天枢穴，下焦其治在脐下一寸阴交穴。治，犹司也。犹郡县治之治，谓三焦处所也。或云，治作平声读，谓三焦有病，当各治其处，盖刺法也。三焦，相火也。火能腐熟万物，焦从火，亦腐物之气，命名取义，或有在于此欤。《灵枢》第十八篇曰：上焦出于胃上口，并咽以上，贯膈而布胸中，走腋，循太阴之分而行，还至阳明，上至舌下。足阳明常与营卫俱行于阳二十五度，行于阴亦二十五度，一周也。故五十度而复大会于手太阴矣。中焦亦傍胃口，出上焦之后，此所受气者，泌糟粕，蒸津液，化其精微，上注于肺脉，乃化而为血，以养生身，莫贵于此，故独得行于经隧，命曰营气。下焦者，别回肠，注于膀胱，而渗入焉。故水谷者，常并居于胃中，成糟粕而俱下于大小肠而成下焦，渗而俱下，济泌别汁，循下焦而渗入膀胱焉。谢氏曰：详《灵枢》本文，则三焦有名无形，尤可见矣。古益袁氏曰：所谓三焦者，于膈膜脂膏之内，五脏五腑之隙，水谷流行之关，其气融会于其间，熏蒸膈膜，发达皮肤分肉，运行四旁，曰上中下，各随所属部分而名之，寔元气之别使也。是故虽无其行，倚内外之形而得名；虽无其实，合内外之实而为位者也。愚按其腑在气街一句，疑错简，或衍。三焦自属诸腑，其经为手少阳与手心主配，且各有治所，不应又有腑也。

【集解】

❶ 何生：按"生"字误，当作"主"。"生""主"形近致误。下文"上焦主内而不出""下焦主而不出内"是证。

❷ 何始何终：纪天锡曰："三焦者，禀原气以资始，合胃气以资生，上达胸中而为用，往来通贯，宣布无穷，造化出内，作水谷之道路，为气之终始也。上焦者，其气自下而上散于胸中，分布熏蒸于皮肤腠理，在纳物而不令出。中焦者，其治在脐旁，其用在胃中脘。中脘者，乃十二经所起会，阴阳□完之处，故曰脘也。三焦者，焦字从火从隹，火之性自下而上。今三焦始于原气，用于中脘，散于膻中，亦如火自下而上也。三焦为原气之别使，主发用气街之气，合水谷之气，而达于四旁，通十二经络。"

❸ 三焦者……所终始也：袁崇毅曰："此详言三焦之功用，因知不可谓其无形也。当于《三十八难》《三十九难》《六十二难》《六十六难》参观，自得三焦之真象。"

❹ 上焦者：加藤宗博曰："上焦卫气，与营气俱内外相贯，周行一身如此，乃上篇谓营卫相随者是也。诸家指上焦为宗气者误。"

⑤内：按"内"通"纳"。《荀子·富国》杨注："内读曰纳。"

⑥玉堂下一寸六分直两乳间陷者是：滕万卿曰："玉堂下十四字，疑是古来注语，误入正文中者。"

⑦下焦者：《史记·仓公传》正义引"下焦者"下有"在脐下"三字。

⑧其腑在气街：徐大椿曰："府，犹舍也，藏聚之义，言其气藏聚于此也。滑氏《本义》以此为错简，非。"　草刘三越曰："滑氏谓其腑在气街一句，疑错简或衍，三焦自属诸腑，不应又有其腑。此以府字为六腑之腑故云尔。盖府，聚也，藏也。三焦府与府库之府同。　《周礼·天官·疾医》疏曰：'以其受盛，故谓之府。'肠胃者，受盛于水谷糟粕，故谓之府。三焦者，受盛于五脏六腑膏膜脂肉而聚无不藏，故亦命之曰府，犹官府无不纳也。气街者，非气冲一名气街也。　《卫气篇》曰：'请言气街，胸气有街，腹气有街，头气有街，胫气有街。'故杨玄操曰：气街者，气之道路也。三焦既是行气之主，故曰府在气街。街，衢也，街，四达之路也。"

三十二难曰：五脏俱等，而心肺独在膈上者何也？然：心者❶血，肺者❶气。血为荣，气为卫❷；相随上下，谓之荣卫。通行经络，营周于外，故令心肺在膈上也。

【本义】

心荣肺卫，通行经络，营周于外，犹天道之运于上也。膈者，隔也。凡人心下有膈膜与脊胁周回相著，所以遮隔浊气，不使上熏心肺也。四明陈氏曰：此特言其位之高下耳。若以五脏德化论之。则尤有说焉。心肺既能以血气生育人身，则此身之父母也，以父母之尊，亦自然居于上矣。《内经》曰：膈肓之上，中有父母。此之谓也。

【集解】

❶者：《五行大义》卷三引《八十一问》"者"并作"主"。

❷血为荣气为卫：《五行大义》引《八十一问》作"血行脉中，气行脉外"。

❸通行经络营周于外：《五行大义》引《八十一问》无"通行"以下八字。孙鼎宜曰："外，古文作身"。

三十三难曰：肝青象木，肺白象金❶。肝得水而沉❷，木得水而浮；肺得水而浮，金得水而沉。其意何也？然：肝者，非为纯木也，乙角也，庚之柔。大言阴与阳，小言夫与妇。释❸其微阳，而吸其微阴之气，其意乐金。又行阴道多，故令肝得水而沉也。肺者，非为纯金也，辛商也，丙文柔。大言阴与阳，小言夫与妇。释其微阴，婚而就火，其意乐火，又行阳道多，故令肺得水而浮也。肺熟而复沉，肝熟而复浮❹者，何也？故知辛当归庚，乙当归甲也。

【本义】

四明陈氏曰：肝属甲乙木，应角音而重浊。析而言之，则甲为木之阳，乙为木之阴；合而言之，则皆阳也。以其属少阳，而位于人身之阴分，故为阴中之阳。夫阳者，必合阴。甲乙之阴阳，本自为配合，而乙与庚通，刚柔之道，乙乃□甲之微阳，而反乐金，故吸受庚金微阴之气，为之夫妇。木之性本浮，以其受金之气，而居阴道，故得水而沉也。及熟之，则所受金之气，去乙复归之甲，而木之本体，自然还浮也。肺属庚辛金，应商音而轻清。析而言之，则庚为金之阳，辛为金之阴；合而言之，则皆阴也。以其属太阴，而位于人身之阳分，故为阳中之阴。夫阴者必合阳，庚辛之阴阳，本自为配合，而辛与丙通，刚柔之道，辛乃合庚之微阴，而反乐夫火，故就丙火之阳，为之夫妇。金之性本沉，以其受火之气，炎上而居阳道，故得水而浮也。及熟之，则所受火之气，乃去辛复归之庚，而金之本体，自然还沉也。古益袁氏曰：肝为阴木，乙也。肺为阴金，辛也。角商各其音也。乙与庚合，丙与辛合，犹夫妇也。故皆暂舍其本性而随夫之气习，以见阴阳相感之义焉。况肝位膈下，肺居膈上。上阳下阴，所行之道，性随而分，故木浮而反肖金之沉，金沉而反肖火之上行而浮也。凡物极则反，及其经制化变革，则归根复命焉。是以肝肺熟，而各肖其木金之本性矣。纪氏曰：肝为阴中之阳，阴性尚多，不随于木，故得水而沉也。肺为阳中之阴，阳性尚多，不随于金，故得水而浮也。此乃言其大者耳。若言其小，则乙庚丙辛，夫妇之道也。及其熟而沉浮反者，各归所属，见其本性故也。周氏曰：肝畜血。血，阴也，多血少气，体凝中室。虽有脉络内经，非玲珑空虚之比，故得水而沉也。及其熟也，濡而润者，转为干燥。凝而窒者，变为通虚，宜其浮也。肺主气。气，阳也，多气少血，体四垂而轻泛，孔窍玲珑，脉络旁达，故得水而浮也。熟则体皆揪敛，孔窍窒寔，轻舒者变而紧缩，宜其沉也。斯物理之当然，与五行造化默相符合耳。谢氏曰：此因物之性而推其理也。愚谓肝为阳，阴中之阳也。阴性尚多，故曰微阳。其居在下，行阴道也。肺为阴，阳中之阴也。阳性尚多，故曰微阴。其居在上，行阳道也。熟则无所乐而反其本矣，何也？物熟而相交之气散也。

【集解】

❶肺白象金：孙一奎曰："肺虽属金，而位处膈上，行阳道多，且其经为手太阴，主乎气。以体而言，金也，以用而言，气也，而又属手经，故浮。肺热，则手经之气去，而金之体独存，故热则沉也。肝虽属木，而位处膈下，行阴道多，且其经为足厥阴，主乎血，以体而言，木也，以用而言，血也，而又属足经，故沉。肝热，则足经之血去，而木之体独存，故热则浮也，返本之义也。"

❷肝得水而沉：袁崇毅曰："肺家多气故浮，肝家多血故沉。其所谓得水者，内景之津液也。"张寿颐曰："此言肝于五行，比德于木，则木之气疏达，理当浮而在上，何以肝之部位，反沉而在下？肺于五行，比德于金，则金之性肃静，理当沉而在下，何以肺之部位，反浮而在上？此以五行之本质而言，固一疑窦，发问之理，颇为新颖。然谓肝得水而沉，肺得水而浮，则得水二字，反觉无谓。答问则以肝肺之情性为解，体用各有至理，不专在金木二字上着想。肝之体用，不仅在合德于木一层，故曰：'非为纯木。'即以木而言，于五音为角，角之音重以浊，已有沉而在下之义；又木旺于春，由阴而初出于阳，阴气尚盛，阳气犹微，为阴中之少阳，故曰：'微阳。'又曰'阴道多'是为沉而在下之真旨，况肝之为脏，体本沉重，此其所以沉而居下者也。肝之体用，不仅在于合德于金之一层，即以金而言，于五音为商，商之音轻以清，已有浮而在上之义；又金旺于秋，由阳而初入于阴，阳气尚盛，阴气犹微，为阳中之少阴，故曰：'微阴。'又曰：'阳道多'是为浮而在上之真旨，况肺之为脏，体本轻清，此其所以浮而居上者也。

❸释：孙鼎宜曰："释读曰绎。《汉书·黄霸传》注：'绎谓抽引而出也。'"

❹肺熟而复沉肝熟而复浮：《难经集注》"熟"作"热"。徐大椿曰："肺气热则清气下坠，肝气热则相火上升。"张寿颐曰："肺有热，则清肃之令不行，故失其轻扬之本性而为沉重。肝有热，则木火之焰上灼，故失其沉潜之本性而反升浮。"

三十四难曰：五脏各有声色臭味❶，皆❷可晓知以不？然：十变❸言，肝色青，其臭臊，其味酸，其声呼，其液泣❹；心色赤，其臭焦，其味苦，其声言❺，其液汗；脾色黄，其臭香，其味甘，其声歌，其液涎；肺色白，其臭腥，其味辛，其声哭，其液涕❻；肾色黑，其臭腐，其味咸，其声呻，其液唾。是五脏声色臭味也。

【本义】

此五脏之用也。声色臭味下，欠液字。肝色青，臭臊，木化也；呼，出木也；味酸，曲直作酸也；液泣，通乎目也。心色赤，臭焦，火化也；言，扬火也；味苦，炎上作苦也；液汗，心主血，汗为血之属也。脾色黄，臭香，土化也；歌，缓土也；一云脾神好乐，故其声主歌；味甘，稼穑作甘也；液涎，通乎口也。肺色白，臭腥，金化也；哭，惨金也；味辛，从革作辛也；液涕，通乎鼻也。肾色黑，臭腐，水化也；呻，吟诵也，象水之声；味咸，润下作咸也。液唾，水之属也。四明陈氏曰：肾位远，非呻之，则气不得及于息，故声之呻者，自肾出也。然肺主声，肝主色，心主臭，脾主味，肾主液，五脏错综，互相有之，故云十变也。

【集解】

❶ 五脏各有声色臭味：马氏《难经正义》引王三旸云："前后声色臭味下皆当有液字。"按据下文肝之"其液泣"、心之"其液汗"、脾之"其液涎"、肺之"其液涕"、肾之"其液唾"则液字当补。滕万卿曰："按以声色臭味液，配当五脏，其义有二焉。如第《四十九难》所言五邪病，谓肺主五声，肝主五色，心主五臭，脾主五味，肾主五液，综合言之。如此篇，则五物分配于各脏，交错言之。凡脏有五，病或一脏独病，或二三脏并病，各缘其所主五物，以知病从何脏传来，古之义也。盖审其治病之旨，则五色皆治其经本行，五臭治其母行，五味治其所不胜行，五声治其所胜行，五液治其子行。"

❷ 皆：《难经集注》无"皆"字。按"皆知"二字衍。以《二十三难》《三十一难》《三十七难》"可晓以不"句律之可证。

❸ 十变：滕万卿曰："十变，古书篇目。"按本经引十变者凡三见，即

《三十四难》《六十三难》《六十四难》。

❹ 其液泣：《素问·宣明五气》"泣"作"泪"。

❺ 其声言：按"言"应作"笑"。言则寻常之语言，与肝之"呼"、脾之"歌"、肺之"哭"、肾之"呻"字义不类。《素问·阴阳应象大论》"心在声为笑"应据改。

❻ 其液涕：按《列子·汤问》释文："涕，目汁液。"与肺无涉。"涕"应作"洟"。汉隶从弟从夷文字，往往无别。《礼记·内则》："不敢唾洟。"释文："洟本作洟"可证。《一切经音义二》引《三苍》："洟，鼻液液。"

五脏有七神❶，各何所藏耶？然：脏者，人之神气所舍藏也。故肝藏魂❷，肺藏魄❸，心藏神，脾藏意与智，肾藏精与志也。

【本义】

脏者，藏也，人之神气藏于内焉。魂者，神明之辅弼也，随神往来谓之魂。魄者，精气之匡佐也，并精而出入者谓之魄。神者，精气之化成也，两精相薄谓之神。脾主思，故藏意与智。肾者作强之官，伎巧出焉，故藏精与志也。此因五脏之用，而言五脏之神，是故五用著于外，七神蕴于内也。

【集解】

❶ 五脏有七神：草刘三越曰："按《内经》五脏之所藏唯五神。今云七神者，脾者，阴中之至阴，肾者，阴中之太阴，阴数偶，脾肾各藏二神，故曰七神。"

❷ 肝藏魂：丹被元胤曰："魂既属天，天为阳，阳主善，尚左，故居肝，在东方本位。"

❸ 肺藏魄：丹被元胤曰："魄既属地，地为阴，阴主恶，尚右，故居肺，在西方本位。"

三十五难曰：五脏各有所，腑皆相近，而心肺独去大肠、小肠远者❶，何也？然：经言心荣肺卫，通行肠气❷，故居在上；大肠小肠传阴气❸而下，故居在下。所以相去而远也。

【本义】

心荣肺卫，行阳气而居上；大肠小肠传阴气而居下，不得不相远也。

【集解】

❶ 而心肺独去大肠、小肠远者：玄医曰："心主荣，肺主卫，荣卫运身表而如天道，故在上；大小肠主传导而如地道，故居下，不得不相远也。" 滕万卿曰："心肺主血气，以行十二经络，不居至高之位，则何缘致令于一身哉！大小肠虽为其腑，然其所职者，传送糟粕，泌别水液，不居至下之地，则何能导气于二阴哉！所谓阴阳二气，即指血气与二便，非气为阳、血为阴之谓也。"

❷ 心荣肺卫通行肠气：加藤宗博曰："按阳气言水谷精微，化为荣卫。"

❸ 大肠小肠传阴气：加藤宗博曰："阴气言水谷糟粕，传于下焦者也。"

又诸腑者，皆阳也，清净之处。今大肠、小肠、胃与膀胱，皆受不净，其意何也？

【本义】

又问，诸腑既皆阳也，则当为清净之处。何故大肠、小肠、胃与膀胱皆受不净耶？

然：诸腑者，谓是。非也❶。经言小肠者，受盛之腑也；大肠者，传泻❷行道之腑也；胆者，清净之腑也；胃者，水谷之腑也；膀胱者，津液之腑也。一腑犹无两名，故知非也❸。小肠者，心之腑；大肠者，肺之腑；胆者，肝之腑；胃者，脾之腑；膀胱者，肾之腑。

【本义】

谓诸腑为清净之处者，其说非也。今大肠、小肠、胃与膀胱，各有受任，则非阳之清净矣。各为五脏之腑，固不得而两名也。盖诸腑体为阳，而用则阴，经所谓浊阴归六腑是也。云诸腑皆阳，清净之处，唯胆足以当之。

【集解】

❶ 诸腑者……非也：山田広业引刘绍翁曰："言清净之处，谓诸腑为皆是，

则非也,唯胆之一腑为尔耳。"

❷ 传泻:《周礼·天宫·疾医》贾疏引无"传泻"二字。《素问·灵兰秘典论》作"传道"近是。

❸ 一腑犹无两名故知非也:张寿颐曰:"一腑犹无两名,故知非也两句,不成文字,不知其命意何在?"

小肠谓赤肠❶,大肠谓白肠❶,胆者谓青肠❶,胃者谓黄肠❶,膀胱者谓黑肠❶,下焦之所治也❷。

【本义】

此以五脏之色,分别五腑,而皆以肠名之也。下焦所治一句,属膀胱,谓膀胱当下焦所治,主分别清浊也。

【集解】

❶ 赤肠 白肠 青肠 黄肠 黑肠:《难经章句》"肠"作"府"。孙鼎宜曰:"五'府'字通误作'肠'。"

❷ 下焦之所治也:草刘三越曰:"下焦之所治也一句,前因于'三十一难':'下焦者,当膀胱上口,主分别清浊。'故滑氏曰:'下焦所治一句属膀胱也。'又《营卫生会》篇因于下焦之所出考之,胃下口以下,大小膀胱六腑,皆下焦之所治也,然理并行不悖者也。"刘绍翁曰:"《本义》下焦所治一句,属膀胱。此说不可从。"

三十六难曰:脏各❶有一耳,肾独有两者❷,何也? 然:肾两者,非皆肾也,其左者为肾,右者为命门❸。命门者,诸神精之所舍❹,原气之所系也,男子以藏精,女子以系胞。故知肾有一也❺。

【本义】

肾之有两者,以左者为肾,右者为命门也。男子于此而藏精,受五脏六腑之精而藏之也。女子于此而系胞,是得精而能施化,胞,则受胎之所也。原气,谓脐下肾间动气,人之生命,十二经之根本也。此篇言非皆肾也。《三十九难》亦言左为贤,右为命门。而又云其气与肾通,是肾之两者，其实则一尔。故项氏《家说》引沙随程可久曰：北方常配二物，故惟坎加习，于物为龟为蛇，于方为朔为北，于大玄为罔为冥。《难经》曰：脏有一，而肾独两。此之谓也。此通《三十八》《三十九难》诸篇。前后参考，其义乃尽。

【集解】

❶ 脏各:《圣济经》卷二第四吴注引"脏各"作"各脏"。

❷ 肾独有两者:《五行大义》卷三引《八十一难》"独"下无"有"字。马莳曰："肾之为两者，非皆曰肾，其左者为肾而属水，其右者为命门而属火。此命门者，诸脏神精之所舍，原气之所系也。原气者、即肾间动气也，十二经之根本也。男子得此命门而精有所藏，女子得此命门而胞有所系，则此命门者，殆与左肾为相对矣，故知肾之所以有二也。"

❸ 命门: 袁崇毅曰："肾具阴精之性，生水行水之外，别无热性，所以能蒸化精经髓脑者，俱命门之火所为也。上古统指为肾，中古以其外通命门穴，故别其名，亦曰命门。谓命门为相火，系对心脏君火而言。然而实居两肾之间，并非右肾。此以右肾言者，盖古时尚阴阳，越人创左肾右命之说，即寓左水右火之意。"

❹ 诸神精之所舍: 按"诸"是误字，应作"谓"。"神精"应据《三十九难》乙作"精神"。《五行大义》卷三引《八十一问》"舍"作"会"。

❺ 故知肾有一也: 滕万卿曰："肾一脏中，寓阴阳二气，虽有两枚，然其气相通，固一水脏，唯使后人知阴中有命门之阳也。"

三十七难曰：五脏之气，于何❶发起❷，通于何许，可晓以不❸？然：五脏者，当上关于九窍❹也。故肺气通于鼻，鼻和则知香臭矣❺；肝气通于目，目和则知黑白矣❻；脾气通于口，口和则知谷味矣❼；心气通于舌，舌和中五味矣；肾气通于耳，耳和则知五音矣❽。

【本义】

谢氏曰：本篇问五脏之气于何发起，通于何许，答文止言五脏通九窍之义，而不及五脏之发起，恐有缺文。愚按五脏发起，当如《二十三难》流注之说。上关九窍，《灵枢》作七窍者是，下同。

【集解】

❶ 于何：按"于何"犹言"从何"。"于"训"从"，见《助字辨略》。

❷ 发起：徐大椿曰："发起，言其本之所出。通，言其气之所注。"

❸ 可晓以不：孙鼎宜曰："当作'可以晓不'。"

❹ 当上关十九窍：按"当"应作"常"。"九"应作"七"。可据《灵枢·脉度》改。张寿颐曰："此节本《甲乙经》一卷《五脏六腑篇》之文。但今本《甲乙》文同《难经》而无'五脏常上关于七窍'一句，不如《灵枢》为长。"

❺ 鼻和则知香臭矣：徐大椿曰："鼻和、目和五项，经作肺和肝和，盖脏气和则七窍应，以见上关之故。若云鼻和和目和，则七窍岂能自和，此又与发问之意不相顾矣。"

❻ 目和则知黑白矣：按"知"字蒙上误。《灵枢·脉度》"知"作"能辨"。《甲乙》卷一"知黑白"作"视五色"。

❼ 口和则知谷味矣：《甲乙》"知"作"别"。草刈三越曰："按谷味与五味有辨。知谷味者甘其食，知五味者，能分其味也。"

❽ 耳和则知五音矣：《灵枢》《甲乙》"知"并作"闻"。

五脏不和，则九窍不通；六腑不和，则留结为痈❶。

【本义】

此二句，结上起下之辞。五脏阴也，阴不和则病于内；六腑阳也，阳不和则病于外。

【集解】

❶ 五脏不和……留结为痈：滕万卿曰："五脏者，内藏神气而外阅九窍，故多无形之病；六腑者，传谷物而外养肌肉，故多有形之病，谓在脏九窍不通，在腑留结为痈，可见形之与神，病各有则焉。"

邪在六腑，则阳脉不和；阳脉不和，则气留之；气留之则阳脉❶盛矣。邪在五脏，则阴脉不和；阴脉不和，则血留之；血留之则阴脉❶盛矣。阴气太盛，则阳气不得相营也，故曰格❷。阳气太盛，则阴气不得相营也，故曰关❷。阴阳俱盛不得相营也，故曰关格❸，关格者，不得尽其命而死矣。

【本义】

此与《灵枢》十七篇文大同小异。或云："二十八难""其受邪气，畜则肿热，砭射之也"十二字，当为此章之结语。盖阴阳之气，太盛而至于关格者必死。若但受邪气畜，则宜砭射之。其者，指物之辞，因上文六腑不和，及邪在六腑而言之也。

【集解】

❶ 阳脉　阴脉：《灵枢·脉度》《甲乙》卷一"阳脉"并作"阳气"。下"血留之"之"阴脉"并作"阴气"。

❷ 格　关：按"格""关"二字误倒，应据《灵枢·脉度》乙正。丁锦谓："关向误格字、格向误关字。"其实并非误字，只是误倒耳。

❸ 关格：滕万卿曰："脏皆属阴，而其精上达为常；腑俱属阳，而其气下行为常。若有所不和，则气血分，偏虚偏实，至其太盛，则遂为关格之变。格，是腑将失常而反上逆，使所受水谷，格拒噎塞；关，是脏既废职，精气下坠，故二便闭而不通。则所谓关格者，孤阴独阳之病，殊无回旋之生意者必矣。"

经言，气独行于五脏❶，不营于六腑者，何也？然：夫❷气之所行也，如水之流，不得息也。故阴脉营于五脏，阳脉营于六腑，如环无端，莫知其纪，终而复始，其不覆溢❸，人气内温❹于脏腑，外濡于腠理。

【本义】

此因上章营字之意，而推及之也。亦与《灵枢》十七篇文，大同小异。所谓气独行于五脏，不营于六腑者，非不营于六腑也。谓在阴经，则营于五脏；在阳经则营于六腑。脉气周流、如环无端，则无关格覆溢之患，而人之气，内得以温于脏腑，外得以濡于腠理矣。四明陈氏曰：腑有邪，则阳脉盛；脏有邪，则阴脉盛。阴脉盛者，阴气关于下；阳脉盛者，阳气格于上，然而未至于死。阴阳俱盛，则既关且格，格则吐而食不下，关则二阴闭，不得大小便而死矣。脏腑气和而相营，阴不覆，阳不溢，又何关格之有。

【集解】

❶ 气独行于五脏：徐大椿曰："营卫通行脏腑，并无行脏不行腑之说，此段问答，盖引《灵枢·脉度》篇文，而误解其义。所谓气者，指跷脉之气，所谓行脏不营腑者，以岐伯专明阴跷之起止，而不及阳跷，故疑而发问。今除去跷脉一段，则所谓气者何气？所谓行五脏不营六腑，又何所指？"邹汉璜曰："血由冲布，以渗于孙络，而注于大经。故《脉度篇》黄帝有气行于五脏之问。然腑亦受中焦之营，而流注周身，不止冲脉之为也。"

❷ 夫：《难经集注》无"夫"字。

❸ 其不覆溢：《古本难经阐注》"其"作"而"。丁锦曰："阴脉者，三阴脉也；阳脉者，三阳脉也，循环不已，行于五脏六腑而不覆溢者，谓不倾而不满也。'覆溢'二字，并非寸口之覆溢。旧注指《十八难》之覆溢脉，大误。"

❹ 温：《灵枢·脉度》"温"作"溉"。

三十八难曰：脏唯有五，腑独有六者**❶**，何也？然：所以腑有六者，谓三焦也。有原气之别**❷**焉，主持诸气，有名而无形，其经属手少阳。此外府也**❸**，故言腑有六焉。

【本义】

三焦主持诸气，为原气别使者，以原气赖其导引，潜行默运于一身之中，无或间断也。外府，指其经为手少阳而言。盖三焦外有经而内无形，故云。详见《六十六难》。

【集解】

❶ 马莳曰："三焦为外府，所以得名为六腑。盖人有肾间动气，即原气也，三焦合于右肾，为原气之别使焉，另文为义，对正而言，肾为原气文正，三焦为原气之别，以见其均为重也。自其分而言，主持吾身之诸气；自其体而言，则有名而无形；自其经而言，则属手之少阳，而为心包络之府，唯其外有经而内无形，此所以不为内府而为外府也。"

❷ 有原气之别焉：按"别"下似脱"使"字，应据"六十六难"补。

❸ 纪天锡曰："一经应一腑，岂有内腑外腑之名。今本经言其经属手少阳，此外腑也者，是言五脏与腑配合之外，则有此一腑，其经名曰手少阳，此配合之外一府耳，故曰此外腑也。"滕万卿曰："三焦者，虽非正腑。然诸腑非藉其气，则不能以为出纳运化之用焉。惟其非正腑，故董蒸肓膜之内，游行腑脏之

间，宛如外郭然，故谓外府。《灵枢》谓之孤府，亦与此义同。滑注'三焦外有经而内无形，故曰外府'。非是。"

三十九难曰：经言腑有五，脏有六者，何也？然：六腑者，正❶有五腑也。五脏亦有六脏者❷，谓肾有两脏也。其左为肾，右为命门。命门者，精神❸之所舍也；男子以藏精，女子以系胞，其气与肾通。故言脏有六❹也。腑有五者，何也？然：五脏各一腑，三焦亦是一腑，然不属于五脏，故言腑有五焉。

【本义】

前篇言脏有五，腑有六。此言腑有五，脏有六者，以肾之有两也。肾之两，虽有左右命门之分，其气相通，实皆肾而已。腑有五者，以三焦配合手心主也。合诸篇观之，谓五脏五腑可也，六脏六腑亦可也。

【集解】

❶ 正：按丁锦本"正"作"止"。"止"误"正"，古书时有此例，《庄子·应帝王》："萌乎不震不正。"释文"正本作止"。《荀子·儒效》："有所正矣。"杨注："正当为止。"并其例。"止"有"仅"义。

❷ 五脏亦有六脏者：按："六脏"之"脏"字衍。《太素》卷十一"本输"杨注引无"脏"字。又按"亦有"犹云"又谓"。《文选》曹植《箜篌引》"知命亦何忧。"《曹集》作"复何忧"，"复"与"又"同义。"有"作"谓"解，见《古书虚字集释》卷二。

❸ 精神：《难经集注》本、《难经经释》本"精神"上并有"谓"字。

❹ 脏有六：徐大椿曰："言命门气虽通于肾而实则非肾，故不与肾同为一脏也。"

四十难曰：经言，肝主色❶，心主臭❷，脾主味❸，肺主声❹，肾主液❺。鼻者，肺之候，而反知香臭；耳者，肾之候，而反闻声。其意何也？然：肺者，西方金也，金生于巳，巳者南方火，火者心，心主臭，故令鼻知香臭；肾者，北方水也，水生于申，申者西方金，金者肺，肺主声，故令耳闻声❻。

【本义】

四明陈氏曰：臭者心所主，鼻者肺之窍，心之脉上肺，故令鼻能知香臭也。耳者肾之窍，声者肺所主，肾之脉上肺，故令耳能闻声也。愚按越人此说，盖以五行相生之理而言，且见其相因而为用也。

【集解】

❶ 肝主色：莫文泉曰："阳气者升于东，升者阳之始也，尚被阴蒙，不得遽出，蕴藉于中而征于外，则为色。东位肝，故肝主色。"

❷ 心主臭：莫文泉曰："阳气者极于南，极者，阳之泄也。盛阳充满，发越于上而为臭，南位心，故心主臭。"

❸ 脾主味：莫文泉曰："阳气者，利于中央，利者，阴阳平。阳主气，阴主质，气与质合而味生焉，中央位脾，故脾主味。"

❹ 肺主声：莫文泉曰："阳气衰于西，阳消则阴长，阳不胜阴，反受其烁，则震荡而不靖，于是乎有声，西位肺，故肺主声。"

❺ 肾主液：莫文泉曰："阳气者伏于北，伏者团聚而不散，则酿之蒸之而液生焉。北位肾，故肾主液。"

❻ 肺者……故令耳闻声：叶霖曰："此以五行生长之法推之，木长生于亥，火长生于寅，金长生于巳，水长生于申。心主臭，火也，肺开窍于鼻而有巳火，故能知臭；肺主声，金也，肾开窍于耳而有申金，故能闻声。"

四十一难曰：肝独有两叶，以何应也❶？然：肝者，东方木也。木者，春也。万物始生，其尚幼小❷，意无所亲，去太阴尚近，离太阳不远❸，犹有两心❹，故有两叶，亦应木叶也❺。

【本义】

四明陈氏曰：五脏之相生，母子之道也。故肾为肝之母，属阴中之太阴；心为肝之子，属阳中之太阳。肝之位，切近乎肾，亦不远乎心也。愚谓肝有两叶，应东方之木，木者，春也，为物始生，草木甲坼，两叶之义也。越人偶有见于此，而立为论说，不必然，不必不然也。其曰太阴，太阳，固不必指脏气及月令而言。但隆冬为阴之极，首夏为阳之盛，谓之太阴、太阳，无不可也。凡读书要须融活，不可滞泥。先儒所谓以意逆志，是谓得之，信矣。后篇谓肝左三叶，右四叶。此云两叶，总其大者尔。

【集解】

❶ 以何应也：按"以"有"此"义。《尔雅·释诂》训"已"为"此"。"以""已"古同，故"以"可训"此"。徐大椿曰："何应，谓其义何所应也。"

❷ 万物始生其尚幼小：徐大椿曰："言物皆生于春，其体皆幼。肝应乎其时，得万物初生之本，非谓春时肝始生也。"

❸ 去太阴尚近离太阳不远：滕万卿曰："肝比诸他脏，犹有幼稚之象。太阴者湿土，即谓脾；太阳者寒水，即谓肾。脾气健则肝血能收，肾精固则木气舒达，譬犹木藉培育于土，资滋润于水焉。何者？肝已为幼小，则谓太阴太阳者，父母之谓也。越人视治肝病，特有深意者如此。"

❹ 犹有两心：丁德用曰："犹有两心者，为离太阳，恋太阴，有此离恋，故言两心也。"

❺ 故有两叶，亦应木叶也：张寿颐曰："肝应乎木，如谓象草木甲坼之初，萌生两叶，想象之词。"

四十二难曰：人肠胃长短，受水谷多少，各几何？然：胃大一尺五寸，径五寸，长二尺六寸，横屈❶受水谷三斗五升，其中常❷留谷二斗，水一斗五升。小肠大二寸半，径八分分之少半，长三丈❸二尺，受谷二斗四升，水六升三合合之大半。回肠大四寸，径一寸半❹，长二丈一尺，受谷一斗，水七升半。广肠大八寸，径二寸半❺，长二尺八寸，受谷九升三合八分合之一。故肠胃凡长五丈八尺四寸，合受水谷八斗七升六合八分合之一❻，此肠胃长短，受水合之数也。

【本义】

回肠，即大肠。广肠，肛门之总称也。

【集解】

❶ 横屈：按《史记·仓公传》正义引"横屈"作"横尺"是。以同身寸之法量之，两乳之间，以八寸计，则胃在膈下，其横处之受盛部位，正合尺许。

❷ 常:《千金》卷十六《胃腑脉论》"常"作"当"。

❸ 三丈:《千金》卷十四《小肠腑脉论》"三丈"作"二丈"。

❹ 径一寸半:《甲乙》卷二第七作"径一寸寸之少半",与《千金》卷十八《大肠腑脉论》校正引《难经》合。《史记·项羽本纪》韦注:"凡数三分有二为大半,一为少半。"

❺ 径二寸半:按"二寸"下脱"寸之少"三字,应据《甲乙》卷二第七补。

❻ 合受水谷八斗七升六合八分合之一:《甲乙》卷二第七作"受水谷九斗二升一合合之大半"。

肝重二斤❶四两,左三叶,右四叶,凡七叶,主藏魂。心重十二两,中有七孔三毛,盛精汁三合,主藏神。脾重二斤三两,扁广❷三寸,长五寸,有散膏半斤,主裹血,温五脏,主藏意❸。肺重三斤三两,六叶两耳,凡八叶,主藏魄。肾有两枚,重一斤一两,主藏志❹。胆在肝之短叶间❺,重三两三铢,盛精汁三合。胃重二斤二两❻,纡曲屈伸❼,长二尺六寸,大一尺五寸,径五寸,盛谷二斗,水一斗五升。小肠重二斤十四两,长三丈二尺,广二寸半,径八分分之少半,左回叠积❽十六曲,盛谷二斗四升,水六升三合合之大半。大肠重二斤十二两,长二丈一尺,广四寸,径一寸,当脐右回❾十六曲,盛谷一斗,水七升半。膀胱重九两二铢,纵广九寸,盛溺九升九合。口广二寸半,唇至齿,长九分。齿以后至会厌,深三寸半,大容五合。舌重十两,长七寸,广二寸半。咽门重十二❿两,广二寸半,至胃长一尺六寸。喉咙重十二两,广二寸,长一尺二寸,九节。肛门重十二两,大八寸,径二寸大半,长二尺八寸,受谷九升三⓫合八分合之一。

【本义】

此篇之义,《灵枢》三十一、三十二篇皆有之,越人并为一篇,而后段增入五脏轻重，所盛所藏。虽觉前后重复，不害其为丁宁也。但其间受盛之数各不相同，然非大义之所关，姑阙之以候知者。

【集解】

❶ 肝重二斤：《千金》卷十一《肝脏脉论第一》"二"作"四"。

❷ 扁广：孙鼎宜曰："扁广，谓椭圆也。"

❸ 主藏意：《千金》卷十五"脾脏脉论""意"作"营"。《史记·仓公传》正义引作"荣"。"营""荣"古通。

❹ 主藏志：《千金》卷十九《肾脏脉论》"志"作"精"是。肾藏精，精舍志。

❺ 胆在肝之短叶间：《素问·痿论》王注引"间"下有"下"字。

❻ 胃重二斤二两：《千金》卷十六《胃腑脉论》"二两"作"十四两"。

❼ 纡曲屈伸：纪天锡曰："纡曲屈伸者，言其使物往而复有也。虽能屈留其物，而不得久停，复伸去之，故曰纡曲屈伸也。"

❽ 左回叠积：《史记·仓公传》正义引"左回"四字作"回积"。

❾ 当脐右回：按"右回"下似脱"叠积"二字，应据《千金》卷十八《大肠腑脉论》补。

❿ 咽门重十二：《史记·仓公传》正义引"十二"作"十"。

⓫ 九升三合：《难经集注》"三"作"二"。

四十三难曰：人不食饮❶，七日而死者，何也？然：人胃中当有留谷二斗❷，水一斗五升❸。故平人日再至圊，一行二升半，日中五升，七日五七三斗五升，而水谷尽矣❹。故平人不食饮七日而死者，水谷❺津液俱尽，即死矣❻。

【本义】

此篇与《灵枢》三十篇文，大同小异。平人胃满则肠虚，肠满则胃虚，更虚更满，故气得上下。五脏安定，血脉和利，精神乃居。故神者，水谷之精气也。平人不食饮七日而死者，水谷津液皆尽也。故曰：水去则荣散，谷消则卫亡，荣散卫亡，神无所依，此之谓也。

【集解】

❶ 人不食饮：《太平御览》卷八百四十九《饮食部》引《八十一问》"食"

下无"饮"字。

❷ 人胃中当有留谷二斗：《甲乙》卷二《骨度肠度肠胃所受》"胃"上有"肠"字。《太平御览》引"当"作"常"，"二斗"作"三斗五升"。

❸ 水一斗五升：《太平御览》引作"水三升"。

❹ 而水谷尽矣：《甲乙》《千金》卷十六《胃腑脉论》"而"下并有"留"字。

❺ 水谷：《甲乙》《千金》"水谷"下并有"精气"二字。

❻ 即死矣：《太平御览》"即死"三字作"故也"，连上读。

四十四难曰：七冲门❶何在？然：唇为飞门❷，齿为户门❸，会厌为吸门❹，胃为贲门❺，太仓下口为幽门❻，大肠、小肠会为阑门❼，下极为魄门❽，故曰七冲门也。

【本义】

冲，冲要之冲。会厌，咽嗌会合也。厌，犹掩也，谓当咽物时，合掩喉咙，不使食物误入，以阻其气之嘘吸出入也。贲，与奔同，言物之所奔向也。太仓下口、胃之下口也，在脐下二寸下脘之分。大肠、小肠会在脐上一寸水分穴。下极、肛门也，云魄门，亦取幽阴之义。

【集解】

❶ 七冲门：按"冲门"谓水谷通行之门。杨氏以"冲为通"是也。

❷ 唇为飞门：孙鼎宜曰："飞读曰匪，见《考工记·梓人》司农庄注。《说文》：匪，器似竹筐口以容物，故曰匪门。"

❸ 唇为飞门：丁德用曰："齿为户门者，为关键开合，五谷由此摧废出入也。"孙鼎宜曰："户读曰哺，声误。《说文》：'哺，哺咀也。'齿以啮物，故曰哺门。"

❹ 会厌为吸门：张寿颐曰："会厌，以喉间气管上之自能开阖者而言。吸门，以此止通呼吸。"

❺ 胃为贲门：张寿颐曰："贲读如焚。贲有大义。《书·盘庚》：'用宏兹贲。'传：'宏，贲皆大也。'盖此是胃之上口，食物可以直入，比于幽门、阑门之渐渐输化者不同，则其门较大，故谓之贲。近人皆读贲为奔，义不可知。"

❻ 太仓下口为幽门：孙鼎宜曰："'太仓'二字疑衍。"杨玄操曰："胃之下口，在脐上三寸，即幽隐之处，故曰幽门。"

❼ 阑门：丁德用曰："大肠小肠合会之处，分阑水谷精血，各有所归，故曰阑门。"

张寿颐曰："阑门之阑，固取遮阑之义。此为小肠大肠承接之处，中固有口。"

❽ 魄门：按"魄门"即肛门。丹波元胤曰："魄，古与粕通。谓糟粕之所出也。"

四十五难曰：经言八会❶者，何也？然：腑会大仓，脏会季胁，筋会阳陵泉，髓会绝骨，血会膈俞，骨会大杼❷，脉会太渊，气会三焦❸，外一筋直两乳内也❹。热病在内者，取其会之气穴也。

【本义】

太仓，一名中脘，在脐上四寸，六腑取禀于胃，故为腑会。季胁、章门穴也，在大横外，直脐季胁端，为脾之募，五脏取禀于脾，故为脏会。足少阳之筋，结于膝外廉，阳陵泉也，在膝下一寸外廉陷中，又胆与肝为配，肝者筋之合，故为筋会。绝骨，一名阳辅，在足外踝上四寸辅骨前，绝骨端，如前三分，诸髓皆属于骨，故为髓会。膈俞，在背第七椎下，去脊两旁各一寸半，足太阳脉气所发也。太阳多血，又血乃水之象，故为血会。大杼，在项后第一椎下，去脊两旁各一寸半。太渊，在掌后陷中动脉，即所谓寸口者，脉之大会也。气会三焦，外一筋直两乳内，即膻中，为气海者也，在玉堂下一寸六分。热病在内者，各视其所属而取之会也。谢氏曰：三焦，当作上焦。四明陈氏曰：髓会绝骨，髓属于肾，肾主骨，于足少阳无所关。脑为髓海，脑有枕骨穴，则当会枕骨，绝骨误也。血会膈俞，血者心所统，肝所藏。膈俞，在七椎下两旁，上则心俞，下则肝俞，故为血会。骨会大杼，骨者、髓所养，髓自脑下，注于大杼，大杼渗入脊心，下贯尾骶，渗诸骨节，故骨之气，皆会于此，亦通。古益袁氏曰：人能健步，以髓会绝骨也。肩能任重，以骨会大杼也。

【集解】

❶ 八会：按人身脏腑骨血气脉髓八者，俱有交会之穴，故曰八会。

❷ 大杼：实指大椎言。竹之内诊佐夫曰："骨会大杼，是大椎穴别名的大杼。"

❸ 气会三焦：《史记·扁鹊传》正义引"三焦"下有"此谓八会"四字。丹波元胤曰："三焦直指上焦而言。若《内经》专称下焦为三焦。"

❹ 外一筋直两乳内也：按"外一"八字是衍文。此是"气会三焦"之旁注。盖"太仓""季胁""阳陵泉""绝骨""膈俞""大杼""太渊"，均易明了，而三焦比较含混。后人旁注"外一筋直两乳内"以指明三焦气会之处为膻中，而非其他。《史记·扁鹊传》正义引无"外一"八字，应据删正。

四十六难曰：老人卧而不寐，少壮寐而不寤者❶，何也？

然：经言少壮者，血气盛，肌肉滑，气道通❷，荣卫之行不失于❸常，故昼日精❹，夜不寤也。老人血气衰，肌肉不滑，荣卫之道涩❺，故昼日不能精，夜不得寐也，故知老人不得寐也。

【本义】

老人之寤而不寐，少壮之寐而不寤，系乎荣卫血气之有余不足也，与《灵枢》十八篇同。

【集解】

❶ 老人卧而不寐少壮寐而不寤：《甲乙》卷一《荣卫三焦》作"老人夜不瞑，少壮不夜寤"。慧琳《音义》五引《考声》云："寐，睡也。"《诗·泽陂》郑笺："寤，觉也。"

❷ 气道通：《甲乙》"通"作"利"。

❸ 于：《灵枢·营卫生会》《甲乙》"于"并作"其"。

❹ 精：谓目明。见《荀子·解蔽》杨注。

❺ 荣卫之道涩：《灵枢》《甲乙》并作"气道涩"。下有"五脏之气相搏，其营气衰少，而卫气内伐"十六字。徐大椿曰："营气衰少，则血不充而神不能藏；卫气内伐，则气不盛而力易倦，故昼不精，夜不寐。"

四十七难曰：人面独能耐寒者❶，何也？然：人❷头者，诸阳之会也❸。诸阴脉皆至颈❹、胸中而还❺，独诸阳脉皆上至头耳，故令面耐寒也。

【本义】

《灵枢》第四篇曰：首面与身形也，属骨连筋同血，合于气耳。天寒则裂地凌冰，其卒寒，或手足懈惰，然而其面不衣，何也？岐伯曰：十二经脉，三百六十五络，其血气皆上于面，而走空窍。其精阳气上走于目而为睛；其别气走于耳而为听；其宗气上出于鼻而为臭；其浊气出于胃，走唇口而为味，其气之津液，皆上熏于面，而皮又厚，其肉坚，故大热甚寒，不能胜之也。愚按手之三阳，从手上走至头；足之三阳，从头下走至足。手之三阴，从腹走至手；足之三阴，从足走入腹。此所以诸阴脉皆至颈胸中而还，独诸阳脉皆上至头耳也。

【集解】

❶ 人面独能耐寒者：《太平御览》卷三百六十五《人事部·面》引"能"下无"耐"字。按"耐"字是"能"字旁注，传写混入正文。"能之为言耐也"，见《春秋元命苞》。

❷ 人：《太平御览》引无"人"字。

❸ 诸阳之会也：《太平御览》引"之"下有"脉"字。

❹ 诸阴脉皆至颈：《太平御览》引"颈"下有"项"字。滕万卿曰："诸阴脉皆至颈胸而还，则独主经脉正行者言之。盖头面者，手足六阳之脉所会，而其六阴脉之正者，皆终于胸中，其支别仅有贯颈系目，上至巅。然其阴之微，包含诸阳中，则虽有而犹无焉。"

❺ 胸中而还：《太平御览》引作"不还上"。

从四十八难至六十一难论疾病

四十八难曰：人有三虚三实，何谓也？然：有脉之虚实，有病之虚实，有诊之虚实❶也。脉之虚实者，濡者为虚❷，紧牢者为实❸。病之虚实者，出❹者为虚，入❺者为实；言❻者为虚，不言❼者为实；缓者为虚，急者为实。诊之虚实者，濡者为虚，牢者为实❽；痒者为虚，痛者为实；外痛内快，为外实内虚；内痛外快，为内实外虚，故曰虚实也。

【本义】

濡者为虚，紧牢者为实，此脉之虚实也。出者为虚，是五脏自病，由内而之外，东垣家所谓内伤是也。入者为实，是五邪所伤，由外而之内，东垣家所谓外伤是也。言者为虚，以五脏自病，不由外邪，故惺惺而不妨于言也。不言者为实，以人之邪气内郁，故昏乱而不言也。缓者为虚。缓，不急也，言内之出者，徐徐而迟，非一朝一夕之病也。急者为实，言外邪所中，风寒温热等病，死生在五六日之间也。此病之虚实也。诊，按也，候也，按其内外而知之，非诊脉之诊也。濡者为虚，牢者为实。《脉经》无此二句，谢氏以为衍文。杨氏谓按之皮肉柔濡者为虚，牢强者为实。然则亦无害。夫按病者之处所，知痛者为实，则知不痛而痒者非实矣。又知外痛内快为邪盛之在外，内痛外快为邪盛之在内矣。大抵邪气盛则实，精气夺则虚，此诊之虚实也。

【集解】

❶ 诊之虚实：张寿颐曰："此'诊'字即详审精密之意。《说文》：'诊，视

也。'引申其义，即为细查明辨。《通俗文》曰;'诊，验也。'医家四诊，皆必审慎明察，固不仅辨脉一事，名之曰诊。此节先以脉言，继以病言，又以诊言。而所谓诊之虚实者，则曰痛、曰痒、曰快，两两相形，皆其审明辨之义，是为诊察之事实，与脉无涉。"

❷濡者为虚：按《伤寒论》云："诸濡亡血。"又云："濡则卫气散。"可见濡为气穴两虚之候。

❸紧牢者为实：《脉经》卷一第十无紧字。按"紧"即"牢"，"牢"即"坚"，"坚"即"革"隋人避讳，以此数字代。《脉经》无"紧"字，是。《伤寒论》云："趺阳脉紧者脾气强。"又云："寒则坚牢。"可见紧牢为邪气实之候。

❹出：徐大椿曰："出，谓精气外耗，如汗吐泻之类，凡从内出者皆是。"

❺入：徐大椿曰："入，谓邪气内结，如能食便闭，感受风寒之类，凡从外入者皆是。"

❻言：徐大椿曰："言，多言也，病气内乏，神气自清，故惺惺能言也。"

❼不言：徐大椿曰："不言，不能言也。邪气外攻，昏乱神志也。"

❽濡者为虚牢者为实：《脉经》无"濡者"八字。徐大椿曰："疑因上文重出。"

四十九难曰：有正经自病❶，有五邪所伤，何以别之？然：忧愁思虑则伤心❷；形寒饮冷则伤肺❸；恚怒气逆上而不下则伤肝❹；饮食劳倦则伤脾❺；久坐湿地，强力入水❻则伤肾。是正经之自病也❼。

【本义】

心主思虑，君主之官也，故忧愁思虑则伤心。肺主皮毛而在上，是为嫩脏，故形寒饮冷则伤肺。肝主怒，怒则伤肝。脾主饮食及四肢，故饮食劳倦则伤脾。肾主骨而属水，故用力作强，坐湿入水则伤肾。凡此，盖忧思恚怒、饮食动作之过，而致然也。夫忧思恚怒、饮食动作，人之所不能无者，发而中节，乌能为害，过则伤人必矣。故善能养生者，去泰去甚，适其中而已。昧者拘焉，乃欲一切拒绝之，岂理也哉。此与《灵枢》第四篇大同小异。但伤脾一节，作若醉入房，汗出当风。则伤脾不同尔。谢氏曰：饮食劳倦，自是二事。饮食得者，饥饱失时。劳倦者，劳形力而致倦怠也。此本经自病者，病由内作，非外邪之干，所谓内伤者也。或曰坐湿入水，亦从外得之也。何为正经自病？曰，此非天之六淫也。

【集解】

❶ 正经自病：邹汉潢曰："五脏各有所主，各有所部，脏又出气。折其气，过用其气，亦伤脏。气既伤，则脏气不复能布于经，而正经自病也。"

❷ 忧愁思虑则伤心：《难经集注》"忧愁"上有"经言"二字。吕广曰："心为神，五脏之君，聪明才智，皆由心出，忧劳之甚，则伤其心，心伤神弱也。"草刘三越曰："心者，性神之舍也，故七情太过者必伤心。七情分虽属五脏，心者君主之官，神明所出焉，七情统性神之用也。"

❸ 形寒饮冷则伤肺：吕广曰："肺主皮毛。形寒者，皮毛寒也。饮冷者，伤肺也，肺主受水浆，水浆不可冷饮，肺又恶寒，故曰伤也。" 草刘三越曰："肺者，五脏之华盖而主诸气，应皮毛，气得温而行，寒则凝滞，故内外寒冷过则伤肺气也。"

❹ 恚怒气逆上而不下则伤肝：吕广曰："肝与胆为脏腑，其气勇，故主怒，怒则伤也。"

❺ 饮食劳倦则伤脾：吕广曰："饮食饱，胃气满，脾络恒急，或走马跳跃，或以房劳脉络裂，故伤脾也。"

❻ 强力入水：孙鼎宜曰："水，古文作房。"滕万卿曰："久坐湿地者，是亦似外邪，实非天时之湿。居处失宜，下体不温，加之强力入房，汗出入水等事，以渐发病，亦非一时之水湿也。"

❼ 是正经之自病也：虞庶曰："正经虚则腠理开，腠理开则外感于内，故曰正经自病也。"

何谓五邪❶？然：有中风❷，有伤暑，有饮食劳倦❸，有伤寒，有中湿。此之谓五邪。

【本义】

风，木也，喜伤肝。暑，火也，喜伤心。土爱稼穑，脾主四肢，故饮食劳倦，喜伤脾。寒，金气也，喜伤肺。《左氏传》狐突云"金寒"是也。湿，水也，喜伤肾，雾雨蒸汽之类也。此五者，邪由外至，所谓外伤者也。谢氏曰：脾胃正经之病，得之劳倦。五邪之伤，得之饮食。

【集解】

❶ 五邪：吕广曰："肝主风，心主暑，脾主劳倦，肺主寒，肾主湿，此五病从外来也。"

❷ 中风：袁崇毅曰："中风者，风邪伤于经络也，并非直中之风，以别于肺热伤风，故曰中风。"

❸ 饮食劳倦：吕广曰："脾主劳倦也。"虞庶曰："正经自病，亦言饮食劳倦伤脾。今五邪亦言饮食劳倦。正经病，谓正经虚，又伤饮食；五邪病，谓饮食伤于脾而致病也。"

假令心病，何以知中风得之？然：其色当赤。何以言之？肝主色，自入为青，入心为赤，入脾为黄，入肺为白，入肾为黑。肝为心邪，故知当赤色。其病身热、胁下满痛。其脉浮大而弦。

【本义】

此以心经一部设假令而发其例也。肝主色，肝为心邪，故色赤，身热。脉浮大，心也。胁痛、脉弦，肝也。

何以知伤暑得之？然：当恶臭❶。何以言之？心主臭❷，自入为焦臭，入脾为香臭，入肝为臊臭，入肾为腐臭，入肺为腥臭。故知心病伤暑得之，当恶臭❸，其病身热而烦，心痛。其脉浮大而散。

【本义】

心主臭。心伤暑而自病，故恶臭。而证状脉诊，皆属乎心也。

【集解】

❶ 当恶臭：孙鼎宜曰："臭当作焦，字误。"

❷ 心主臭：孙鼎宜曰："《书·盘庚中》疏：'臭是气之别名。'古者香气、秽气，皆名曰臭。"

❸ 当恶臭：孙鼎宜曰："依下文例，'臭'上当有焦字。"

何以知饮食劳倦得之？然：当喜苦味也。虚为不欲食，实为欲食。何以言之？脾主味，入肝为酸，入心为苦，入肺为辛，入肾为咸，自入为甘。故知脾邪入心，为喜苦味也。其病身热而体重嗜卧，四肢不收 ❶。其脉浮大而缓。

【本义】

脾主味。脾为心邪，故喜苦味。身热，脉浮大，心也。体重嗜卧，四肢不收，脉缓，脾也。虚为不欲食，实为欲食二句，于上下文无所发，疑错简衍文也。

【集解】

❶ 收：袁崇毅曰："收，振也。《中庸》：'振河海而不泄。'朱注：'振，收也。'"

何以知伤寒得之？然：当谵言妄语。何以言之？肺主声，入肝为呼，入心为言，入脾为歌，入肾为呻 ❶，自入为哭，故知肺邪入心，为谵言妄语也。其病身热，洒洒恶寒，甚则喘咳。其脉浮大而涩。

【本义】

肺主声。肺为心邪，故谵言妄语。身热，脉浮大，心也。恶寒喘咳，脉涩，肺也。

【集解】

❶ 呻：按"呻"，痛苦声。慧琳《音义》卷六十二引《礼记》郑注："呻，亦吟也。"卷七十九引《考声》："呻吟，痛苦声。"

何以知中湿得之？然：当喜汗出不可止。何以言之？肾主湿 ❶，入肝为泣，入心为汗，入脾为涎，入肺为涕，自入为唾。故知肾邪入心，为汗出不可止也。其病身热而小腹痛，足胫寒而逆。其脉沉濡而大。此五邪之法也。

【本义】

肾主湿，湿化五液。肾为心邪，故汗出不可止。身热，脉大，心也。小腹痛，足胫寒，脉沉濡，肾也。凡阴阳脏腑经络之气，虚实相等，正也。偏虚偏实，失其正也，失其正，则为邪矣。此篇越人盖言阴阳脏腑经络之偏虚偏实者也。由偏实也，故内邪得而生；由偏虚也，故外邪得而入。

【集解】

❶ 湿：按"湿"是误字。周与权本"湿"作"液"。以《四十难》律之可信。徐大椿以液亦湿类，此模棱之论。

五十难曰：病有虚邪，有实邪，有贼邪，有微邪，有正邪，何以别之？然：从后来者为虚邪❶，从前来者为实邪❷，从所不胜来者为贼邪❸，从所胜来者为微邪❹，自病者为正邪❺。

【本义】

五行之道，生我者体，其气虚也，居吾之后而来为邪，故曰虚邪。我生者相，气方实也，居吾之前而来为邪，故曰实邪。正邪，则本经自病者也。

【集解】

❶ 从后来者为虚邪：徐大椿曰："后，谓生我者也，邪挟生气而来，则虽进而易退，故为虚邪。"

❷ 从前来者为实邪：徐大椿曰："前，我生者也，受我之气者，其力方壮，还而相克，其势必甚，故为实邪。"

❸ 从所不胜来者为贼邪：徐大椿曰："所不胜，克我者也，脏气本已相制，而邪气挟其力而来，残削必甚，故为贼邪。"

❹ 从所胜来者为微邪：徐大椿曰："所胜，我所克也，脏气既受制于我，则邪气亦不能深入，故为微邪。"

❺ 自病者为正邪：按《太素》卷二十六《寒热相移》杨注："邪从自起，名曰正邪。"杨氏虽未标明此系引《难经》之文，但以虚实贼微各邪核之，则与《难经》之文大同。审如此，则杨注所云"邪从自起"者，似较今本"自病者"为合。

何以言之？假令心病，中风得之为虚邪，伤暑得之为正邪，饮食劳倦得之为实邪，伤寒得之为微邪，中湿得之为贼邪。

【本义】

假心为例，以发明上文之义。中风为虚邪，从后而来，火前水后也。伤暑为正邪，火自病也。饮食劳倦为实邪，从前而来，土前火后也。伤寒为微邪，从所胜而来，火胜金也。中湿为贼邪，从所不胜而来，水克火也。与上篇互相发，宜通考之。

五十一难曰：病有欲得温者，有欲得寒者❶，有欲得❷见人者，有不欲得❷见人者，而各不同，病在何脏腑也？然：病欲得寒，而欲见人者，病在腑也；病欲得温，而不欲见人者，病在脏也。何以言之？腑者阳也，阳病欲得寒，又欲见人；脏者阴也，阴病欲得温，又欲闭户独处，恶闻人声。故以别知脏腑之病也。

【本义】

纪氏曰：腑为阳，阳病则热有余，而寒不足，故饮食衣服居处，皆欲就寒也。阳主动而应乎外，故欲得见人。脏为阴，阴病则寒有余，而热不足，故饮食衣服居处，皆欲就温也。阴主静而应乎内，故欲闭户独处，而恶闻人声也。

【集解】

❶ 病有欲得温者有欲得寒者：玄医曰："五脏之阴虚，则阴虚亦欲得寒；六腑之阳虚，则阳病亦欲得温者有之。《难经》就一偏论之，学者当反复得其理也。" 滕万卿曰："冬则阳伏而阴旺，故人身外少气而内有余，所谓阳虚则外寒，阳盛则内寒，内外皆寒，故欲饮汤就温；夏则阴沉而阳浮，故外充而内空，所谓阳盛则外热，阴虚则内热，内外皆热，故欲饮水受冷。至其变化，则知脏病热炽，便当欲寒；腑病寒甚，便当欲温。"

❷ 欲得 不欲得：按"欲得""不欲得"两"得"字衍，蒙上"得温""得寒"致误。应据下文"欲见""不欲见"删。邹汉璜曰："寒温异嗜者，脏腑之气；欲见人、不欲见人者，脏腑之性。其气病浅，其性改者其病深。"

五十二难曰：脏腑发病❶，根本等不？然：不等也。其不等奈何？然：脏病者，止而不移，其病不离其处；腑病者，仿佛贲向❷，上下行流，居处无常。故以此知脏腑根本不同也。

【本义】

丁氏曰：脏为阴，阴主静，故止而不移。腑为阳，阳主动，故上下流行，居处无常也。与《五十五难》文义互相发。

【集解】

❶ 腑脏发病：孙鼎宜曰："腑脏二字，当作积聚，涉下文误。不然，答词仅就积聚言，与问词挂漏。"

❷ 仿佛贲向：丹波元胤曰："仿佛与仿佛通。仿佛，言腑病之游移，不审其处也。"《太素·邪传》杨注："贲向，虚起貌。"任锡庚曰："仿佛贲向，似有形而无形，鼓胀而鸣耳。"

五十三难曰：经言七❶传者死，间脏者生，何谓也？然：七❷传者，传其所胜也。间脏者，传其子也。何以言之？假令心病传❸肺，肺传肝，肝传脾，脾传肾，肾传心❸，一脏不再伤❹，故言七传者死也❺。

【本义】

纪氏曰：心火传肺金，肺金传肝木，肝木传脾土，脾土传肾水，肾水传心火。心火受水之传一也。肺金复受火之传再也，自心而始，以次相传，至肺之再，是七传也。故七传者，一脏不受再伤也。

【集解】

❶ 七：吕广曰："'七'当为'次'字之误。此下有间字，即知上当为次。"莫文泉曰："'七''观'声之误也。《素问·玉机真脏》及《标本病传》两篇，于传其所胜者，皆谓之次传，无言七传者。且《标本病传篇》末，明云：'诸病以次是相传，如是者，皆有死期，不可刺。'然则传其所胜者之为次传，经有明文，乃病传之定例，《难经》原文必不误，后人传写之误耳。"

❷ 七：《类说》卷三十七引无"七"字。

❸ 假令心病传肺:《类说》引"传"下有"于"字。下有"传肝""传脾""传肾""传心"句同。袁崇毅曰:"心病传肺者,心热上炎也,如心急肺热之症是;肺病传肝者,气病及于血也,如表虚盗汗之病是;肝病传脾者,肝气猖獗,侵犯中和之脾,如肝旺脾虚食少之症是;脾病传肾者,脾失健运,津液不行,下累于津多行水之肾也,如阴虚水肿之症是;肾病传心者,肾虚则命门相火猖盛,上并心火其势炎炎也,如久咳骨蒸之症是。"

❹ 一藏不再伤:《类说》引"伤"作"传"。

❺ 故言七传者死也:《类说》引"故下"无"言"字,"死"下有"间脏者,得其所生也"七字。《难经集注》《难经经释》《难经疏证》并有"间脏者,传其所生也"八字。叶霖曰:"间脏者,间一脏传其所生也。如心欲传肺,而脾者肺之母,心之子,中间间此一脏,不传所克也。假令心病传脾,是间肺所胜之脏,为火生土也。脾病传肺,是间肾所胜之脏,为土生金也。肺病传肾,是间肝所胜之脏,为金生水也。肾病传肝,是间心所胜之脏,为水生木也。肝病传心,是间脾所胜之脏,为木生火也。"

假令心病传脾,脾传肺,肺传肾,肾传肝,肝传心,是子母❶相传,竟❷而复始,如环无端,故曰生也。

【本义】

吕氏传:间脏者,间其所所胜之脏而相传也。心胜肺,脾间之;脾胜肾,肺间之;肺胜肝,肾间之;肾胜心,肝间之;肝胜脾,心间之,此谓传其所生也。按《素问·标本病传论》曰:谨察间甚,以意调之,间者并行,甚者独行。盖并者并也,相并而传,传其所间,如吕氏之说是也。独者特也,特传其所胜,如纪氏之说是也。越人之义,盖本诸此。详见本篇及《灵枢》四十二篇。但二经之义,则以五脏与胃、膀胱七者相传,发其例,而其篇题皆以病传为名。今越人则以七传、间脏之目推明二经,假心为例,以见病之相传,若传所胜,至一脏再伤则死;若间其所胜,是子母相传则生也。尤简而明。

【集解】

❶ 是子母相传:《类说》引"子母"下有"自"字。
❷ 竟:按"竟"有"终"义。《诗·瞻仰》郑笺:"竟,犹终也。"

五十四难曰：脏病难治，腑病易治❶，何谓也？然：脏病所以难治者，传其所胜也❷；腑病❸易治者，传其子也。与七传，间脏同法也。

【本义】

四明陈氏曰：五脏者，七神内守，则邪之微者不易传。若大气之入，则神亦失守而病深，故病难治，亦或至于死矣。六腑为传输传化者，其气常通。况胆又清净之处，虽邪入之，终难深留，故腑病易治也。愚按以越人之意推之，则脏病难治者，以传其所胜也，腑病易治者，以传其所生也。虽然，此特各举其一偏而言尔。若脏病传其所生亦易治，腑病传其所胜，亦难治也。故庞安常云：世之医书，唯扁鹊之言为深，所谓《难经》者也。越人寓术于其书，而言之有不详者，使后人自求之欤！今以此篇详之。庞氏可谓得越人之心者矣。

【集解】

❶脏病难治腑病易治：吕广曰："诸阴证病常在一处，牢强有头足，止不移者，脏气所作，死不治，古言脏病难治；证病上下左右无常处者，此所谓阳证，虽困可治，本不死也，故当经岁月，故言腑病易治。"玄医曰："五脏者，七神内守，则邪之微者不易传。若大邪之入，则神亦守而病深，故病难治，此所以疾势暴专而传所胜也。腑病者，但卫气守之，为传输传化者，内无神，虽微邪易感，故病易治。"

❷传其所胜也：《卢经哀腑》引王冰鉴云："病深则传所胜，病浅则传所生。脏病已深，故传其所胜；腑病尚浅，故传其所生也。"

❸腑病："腑病"下脱"所以"二字，应依上文"脏病所以难治"补。

五十五难曰：病有积、有聚❶，何以别之？然：积者，阴气也；聚者，阳气也。故阴沉而伏，阳浮而动。气❷之所积名曰积，气之所聚名曰聚。故积者，五脏所生；聚者，六腑所成也。积者，阴气也，其始发有常处，其痛不离其部，上下有所终始❸，左右有所穷处❹；聚者，阳气也，其始发无根本，上下无所留止，其痛无常处❺，谓之聚。故以是别知积聚也。

【本义】

积者，五脏所生，五脏属阴，阴主静，故其病沉伏而不离其处。聚者，六腑所成，六腑属阳，阳主动，故其病浮动而无所留止也。杨氏曰：积，蓄也，言血脉不行，畜积而成病也。周仲立曰：阴沉而伏，初亦未觉，渐以滋长，日积月累是也。聚者，病之所在，与血气偶然邂逅，故无常处也。与《五十二难》意同。

【集解】

❶ 病有积有聚：滕万卿曰："积聚有脏腑之分。盖积者其所从来，以渐而深，积累荏苒成块，原于脏也。聚者所受犹浅，聚散倏忽，居处无常，本于腑也。"

❷ 气：张寿颐曰："气之所积，'气'字当作'血'字。虽本节阴气阳气皆以气言。其实积聚为病，轻者但在气分，重者必及血分，若以气血分属阴阳，则病情深浅，尤为明了。"

❸ 上下有所终始：《病源》卷十九《积聚候》"上下"以下十二字作"故上下有所穷已"。

❹ 左右有所穷处：按"穷处"下似脱"谓之积"三字。本难积聚对言，如曰："积者阴气也，聚者阳气也。"则曰"谓之聚"者，当有"谓之积"者以相偶，此揆之上下文义可得而知也。

❺ 其痛无常处：《圣积总录》卷九十四《寒疝积聚》"常"作"定"。

五十六难曰：五脏之积，各有名乎？以何月何日得之？然：肝之积名曰肥气❶，在左胁下❷，如覆杯❸，有头足❹。久❺不愈，令人发咳逆，痎疟❻，连岁❼不已。以季夏戊己日得之❽。何以言之？肺病传于肝，肝当传脾，脾季夏适王❾。王者不受邪，肝复欲还肺，肺不肯受，故❿留结为积。故知肥气以季夏戊己日得之。

【本义】

肥之言盛也。有头足者，有大小本末也。咳逆者，足厥阴之别，贯膈，上注肺，肝病故胸中咳而逆也。二日一发为痎疟，《内经》五脏皆有疟，此在肝为风疟也。抑以疟为寒热病，多属少阳，肝与之为表里，故云左胁肝之部也。

【集解】

❶ 肥气：张子和曰："夫肥气者，不独气有余也，其中亦有血，盖肝藏血故也。" 袁崇毅曰："肥气，今时之癖疾。"

❷ 左胁下：张寿颐曰："肝气行于左。两胁，则足厥阴经脉循行之部，故曰肝之积在左胁下。"

❸ 如覆杯：按"杯"是误字。《医心方》卷十《治积聚方》第一引《医门方》作"坏"，可据改。"坏"是瓦未烧者，见《一切经音义》卷十五引《字林》。

❹ 有头足：《脉经》卷六第一、《甲乙》卷八第一下、《千金》卷十一《肝脏脉论》"头足"下并有"如龟鳖伏"四字。

❺ 久：《脉经》"久"下叠"久"字。

❻ 令人发咳逆痎疟：《病源》卷十九《积聚候》"发"下无"咳逆"二字。按"瘖"与"痎"同，《说文·广部》："痎，二日一发疟。""疟，寒热休作。"

❼ 连岁：《脉经》《甲乙》《病源》《千金》"岁"下并有"月"字。

❽ 以季夏戊己日得之：滕万卿曰："五积名与病形，义无容疑。至五积之所由生，固执时日，岂有如是拘拘哉！盖积之为病，脏气怫郁之所致也。夫人之情，每有好恶。至其有感，则脏气为之动，动而中节，何害之有。一或有偏，则脏气为之倾移，而运化失常，故因有偏虚，邪气凑焉。所谓肺病传肝者，肺邪乘肝经，经云：虚者受邪是也。肝又欲传脾，是其道也。然其时脾无虚，则邪无入也，而不能传焉。经云：实者不受邪是也。肝复欲还肺，然其不受者，横且有所不胜也，故跋胡疐尾，进退维谷，故留结为积，是以相克之病，假令金克而土旺，则木邪何往，所以留结于本部也。余脏可以类推。滑注情感之说，以性理言，迂远而阔于事情，不可从。"

❾ 脾季夏适王：《脉经》作"脾适以季夏王"。按："王"读如旺，有"盛"义，见《华严经音义》上引《易》韩注。

❿ 故：《脉经》"故"作"因"。按此"故"字，与下"故知"之"故"字文同义异。此"故"有"则"义。"故""则"古通用。《大戴记·劝学》"故知明"、《荀子·劝学》作"则知明"是可证。

心之积，名曰伏梁，起脐上，大如臂，上至心下❶。久不愈，令人病烦心❷。以秋庚辛日得之。何以言之？肾病传心，心当传肺，肺以秋适王❸，王者不受邪，心欲复❹还肾，肾不肯受，故留结为积。故知伏梁以秋庚辛日得之。

【本义】

伏梁，伏而不动，如梁木然。

【集解】

❶ 大如臂上至心下：《病源》卷十九《积聚候》、《太素》卷十三《经脉》杨注并无"大"字。按"大如臂"与"至心下"两句误倒。应据《脉经》卷六《心手少阴经病证》第三、《甲乙》卷八第二引文乙正。

❷ 令人病烦心：《脉经》《甲乙》《千金》卷十三《心脏脉论》"烦心"下并有"心痛"二字。

❸ 肺以秋适王：《脉经》作"肺适以秋王"。

❹ 心欲复：按"欲复"二字误倒，应据肝、脾、肺、肾各条句例乙正。《集注》本不误。

脾之积，名曰痞气，在胃脘，覆❶大如盘。久不愈，令人四肢不收，发❷黄疸，饮食不为肌肤。以冬壬癸日得之。何以言之？肝病传脾，脾当传肾，肾以冬适王❸，王者不受邪，脾复欲还肝，肝不肯受，故留结为积，。故知痞气以冬壬癸日得之。

【本义】

痞气，痞塞而不通也。疸、病发黄也，湿热为疸。

【集解】

❶ 覆：《医心方》卷十引"覆"下重"覆"字。

❷ 发：《圣济总录》卷七十一《痞气》"发"下有"为"字。

❸ 肾以冬适王：《脉经》作"肾适以冬王"。

肺之积，名曰息贲❶，在右胁下，覆大如杯。久不已，令人洒淅寒热❷，喘❸咳，发肺壅❹。以春甲乙日得之。何以言之？心病传肺，肺当传肝，肝以春适王❺，王者不受邪，肺复欲还心，心不肯受，故留结为积。故知息贲以春甲乙日得之。

【本义】

息贲，或息或贲也。右胁，肺之部。肺主皮毛，故洒淅寒热。或谓脏病，止而不移。今肺积，或息或贲，何也？然：或息或贲，非居处无常，如腑病也。特以肺主气，故其病有时而动息尔。肾亦主气，故贲豚亦然。

【集解】

❶ 贲：孙鼎宜曰："贲，古通奔。"

❷ 令人洒淅寒热：《甲乙》卷八第二引《难经》"洒淅寒热"作"洒洒恶寒"。

❸ 喘：《甲乙》《千金》卷十七第一"喘咳"上并有"气逆"二字。

❹ 发肺壅：《甲乙》"壅"作"痈"。

❺ 肝以春适王：《脉经》作"肝适以春王"。

肾之积，名曰贲豚，发于少腹❶，上至心下，若豚状❷，或上或下❸无时。久不已，令人喘逆，骨痿，少气。以下丙丁日得之。何以言之？脾病传肾，肾当传心，心以夏适王❹，王者不受邪，肾复欲还脾，脾不肯受，故留结为积。故知贲豚以夏丙丁日得之。此五积之要法也。

【本义】

贲豚，言若豚之贲突，不常定也，豚性躁，故以名之。令人喘逆者，足少阴之支，从肺出络，心注胸中故也。此难，但言脏病，而不言腑病者，纪氏谓以其发无常处也、杨氏谓六腑亦相传，行如五脏之传也。或问天下之物理，有感斯传，感者情也，传者气也，有情斯有感，有气斯有传。今夫五脏之积，特以气之所胜，传所不胜云尔。至于王者不受邪，是固然也。若不胜者反欲还所胜，所胜不纳而留结为积，则是有情而为感矣。且五脏在人身中，各为一物，犹耳司听，目司视，各有所职，而不能思非。若人之感物，则心为之主，而乘气机者也。然则五脏果各能有情而感乎。曰：越人之意，盖以五行之道，推其理势之所有者，演而成文耳。初不必论其情感，亦不必论其还不还，与其必然否也。读者但以所胜传不胜及王者不受邪，遂留结为积观之，则不以辞害志，而思过半矣。或又问，子言情感气传。先儒之言，则曰形交气感，是又气能感矣。于吾子之言何如？曰：先儒之说，虽曰气感，由形交也。形，指人身而言，所以感之生也。

【集解】

❶ 发于少腹：按"少腹"似"小腹"之误，应据《太平圣惠方》卷四十八《治肾积气诸方》改。盖脐下谓小腹，脐左右谓少腹，肾主脐下，故其积发，自以小腹为是。

❷ 若豚状：《病源》卷十九《积聚候》、《千金》卷十九《肾脏脉论》"豚状"并作"豚奔走之状"。

❸ 或上或下：《脉经》卷六第九"上、下"两字之上无"或"字。

❹ 心以夏适王：《脉经》作"心适以夏王"。

五十七难曰：泄凡有几，皆有名不？然：泄凡有五❶，其名不同❷。有胃泄，有脾泄，有大肠泄，有小肠泄，有大瘕泄，名曰后重❸。

【本义】

此五泄之目，下文详之。

【集解】

❶ 泄凡有五：滕万卿曰："《内经》谓泄痢居多。扁鹊去繁就简，故脾胃大肠三焉者，此谓泄泻；小肠、大瘕二泄，此谓痢疾。轩岐谓之肠澼，仲景谓之滞下，其义一也。总言之，则为五泄，泄一变至于后重则为痢，然则泄与痢，固一源而二歧。泄多属寒，痢多属热。"

❷ 其名不同：孙鼎宜曰："'其名'四字衍。"

❸ 名曰后重：徐大椿曰："后重一句，专指大瘕泄而言。"按"后重"盖五泄兼有之证。"名曰后重"四字，为五泄总结之语。滕万卿谓以"后重"蒙大瘕

泄为非，是也。

胃泄❶者，饮食不化，色黄。

【本义】

胃受病，故食不化。胃不化，故色黄。

【集解】

❶ 泄：张寿颐曰："泄，指大便不正常而言。"

脾泄❶者，腹胀满，泄注，食即呕吐逆❷。

【本义】

有声无物为呕，有声有物为吐，脾受病，故腹胀泄注，食即呕吐而上逆也。

【集解】

❶ 脾泄：徐大椿曰："脾主磨化，饮食不能化，则胀满泄注。"

❷ 吐逆：徐大椿曰："吐逆者，脾弱不能消谷而反出也。"

大肠泄者，食已窘迫❶。大便色白，肠鸣切痛❷。

【本义】

食方已，即窘迫欲利也。白者，金之色。谢氏曰：此肠寒之证也。

【集解】

❶ 窘迫：杨氏曰："窘迫，急也，食讫即欲利，迫急不可止也。"

❷ 切痛：杨氏曰："切者，言痛如刀切其肠状也。"

小肠泄者，溲而便脓血，少腹痛。

【本义】

溲，小便也。便，指大便而言。溲而便脓血，谓小便不闷，大便不里急后重也。

大瘕泄❶者，里急后重，数至圊而不能便，茎中通❷，此五泄之要法也。

【本义】

瘕，结也，谓因有凝结而成者。里急，谓腹内急迫。后重，谓肛门下坠。唯其里急后重，故数至圊而不能便。茎中痛，小便亦不利也。谢氏谓小肠、大瘕二泄，今所谓痢疾也。《内经》曰：肠澼。故下利赤白者，灸小肠俞是也。穴在第十六椎下，两傍各一寸五分，累验。四明陈氏曰：胃泄，即飧泄也。脾泄，即濡泄也。大肠泄，即涸泄也。小肠泄，谓凡泄则小便先下，而便血即血泄也。大瘕泄，即肠澼也。

【集解】

❶泄：草刈三越曰："瘕，结也，因有凝结而泄。仲景谓之滞下者，亦因有凝滞而下也。后世谓之痢疾，以证名之，痢而不利之谓也。"

❷茎中痛：按"茎"疑系误字。张寿颐谓："里急后重之滞下，安见茎之必痛。"验之证，张说诚确。白云阁本《难经》"茎"作"腹"，似可取。　袁崇毅曰："二阴同居下部，气下注，则茎中亦因之而痛。"

五十八难曰：伤寒有几？其脉有变不？然：伤寒有五❶，有中风，有伤寒，有湿温❷，有热病，有温病，其所苦各不同。

【本义】

变，当作辨，谓分别其脉也。纪氏曰：汗出恶风者，谓之伤风。无汗恶寒者，谓之伤寒。一身尽疼，不可转侧者，谓之湿温。冬伤于寒，至夏而发者，谓之热病。非其时而有其气，一岁之中，病多相似者，谓之温病。

【集解】

❶伤寒有五：杨氏曰："自霜降至春分，伤于风冷即病者，谓之伤寒；其冬时受得寒气，至春又中春风而病者，谓之温病；其至夏发者，多热病；病而多汗者，谓之湿温；其伤于八节之虚邪者，谓之中风。"按《类说》卷三十七引此混入正文，志疑。玄医曰："凡人之卫气，阳气也，有少侵寒气则病，其名有五：曰伤寒、曰中风、曰湿温、曰热病、曰温病，其脉亦各不同。四时俱有风寒

气，皆有所中也。谓风者，冷风之吹身者也。人之卫气虚而脾气不运者，有所中，肌肉疏，汗出恶风，谓之中风。谓寒者，或冷冰雪霜气，衣服居处器物寒冷，总谓之寒也。人之荣气虚而血少者，有所中寒冷，伤荣血，无汗恶寒，谓之伤寒。然则曰寒、曰风，皆寒冷气也，故冬病者多。然非独冬病，四时俱有病。若夫当春温温气相击者，谓之温病。当夏暑暑气相击者，谓之热病。或湿气相击者，谓之湿温。故湿温多于春秋二时有之，盖春秋日光不甚，湿是以盛也。其温热病也，湿温也，虽病于时异，苟非与风冷气相击而阳气衰，何以为病耶？虽温暑气，因阳气衰有侵焉。阳气衰则阴气亦衰，故有所中矣。不知此理，皆以为冬寒，到春者为温病，到夏为热病者皆非也。大抵此五者，因感风冷而病者也，故浑谓之伤寒也。"

❷ 有湿温：孙鼎宜曰："文字疑衍。"

中风之脉，阳❶浮而滑，阴❶濡而弱，湿温❷之脉，阳浮而弱，阴小而急；伤寒之脉，阴阳俱盛而紧涩；热病之脉，阴阳俱浮，浮之而滑❸，沉之散涩❹；温病之脉，行在诸经❺，不知何经之动也，各随其经所在而取之。

【本义】

上文言伤寒之目，此言其脉之辨也。阴阳字，皆指尺寸而言。杨氏曰：温病乃是疫疠之气，非冬感于寒，至春变为温病者。散行诸经，故不可预知。临病人而诊之，知在何经之动，乃随而治之。谢氏曰：仲景《伤寒例》云冬时严寒，万类收藏，君子周密，则不伤于寒，触冒者，乃名伤寒耳。其伤于四时之气，皆能为病，以伤寒为毒者，以其最成杀厉之气也。中而即病者，名曰伤寒。不即病者，寒毒藏于肌肤，至春变为温病，至夏变为暑病，暑病者，热极而重于温也。又曰：阳脉浮滑，阴脉濡弱，更遇于风，变为风温。今按仲景例，风温与《难经》中风脉同，而无湿温之说。又曰：《难经》言温病，即仲景《伤寒例》中所言温疟、风温、温毒、温疫四温病也。越人言其概而未详，仲景则发其秘而条脉，可谓详矣。庞安常《伤寒总病论》云，《难经》载五种伤寒，言温病之脉，行在诸经，不知何经之动，随其经所在而取之。据《难经》温病又是四种。伤寒感异气而变成者也。所以王叔和云，阳脉浮滑，阴脉濡弱，更遇于风，变成风温。阳脉洪数，阴脉实大，更遇湿热，变为温毒。温毒为病最重也。阳脉濡弱，阴脉弦紧，更遇湿气，变为湿温。脉阴阳俱盛，重感于寒，变为温疟。斯乃同病异名，同脉异经者也，所谓随其经所在而取之者此也。庞氏此说，虽不与《难经》同，然亦自一义例。但《伤寒例》言温疫而无湿温，叔和言湿温而无温疫，此亦异耳。

【集解】

❶ 阳阴：玄医曰："阴阳，皆指尺寸而言。"

❷ 湿温：孙鼎宜曰："湿温当作病湿，字误。"

❸ 浮之而滑：徐大椿曰："浮之，谓浮取之，滑则阳盛于外。"

❹ 沉之散涩：徐大椿曰："沉之，谓沉取之也，散涩则阴衰于内。"丹波元胤曰："'涩'字恐衍。盖热病之脉，重按则散大，轻按则滑利，滑涩相反，无并见之理。"

❺ 行在诸经：玄医曰："伤在上部及卫分，则其脉见寸；或伤在下部及荣分，则其脉见尺，故言行在诸经，不知何经之动，各随其经所在而取之也。"

伤寒有汗出而愈，下之而死者；有汗出而死，下之而愈者，何也？然：阳虚阴盛❶，汗出而愈，下之即死；阳盛阴虚❶，汗出而死，下之而愈。

【本义】

受病为虚，不受病者为盛。唯其虚也，是以邪凑之；唯其盛也，是以邪不入。即《外台》所谓表病里和，里病表和之谓，指伤寒传变者而言之也。表病里和，汗之可也，而反下之，表邪不除，里气复夺矣。里病表和，下之可也，而反汗之，里邪不退，表气复夺矣。故云死。所以然者，汗能亡阳，下能损阴也。此阴阳字，指表里言之。经曰：诛伐无过，命曰大惑。此之谓欤。

【集解】

❶ 阳虚阴盛　阳盛阴虚：任锡庚曰："阴阳虚盛四字，必有所指。盖邪居于表者，用表药必兼血药，桂枝汤之类是也。如邪居于里者，用里药必兼气药，承气汤之类是也。表实者，阴血为邪所束；里热者，阳气不得畅行。如此言之，当以阳为气之里，阴为血之表。盛衰者，相对之词也，而究以盛字为邪盛，乃

得要领。"张寿颐曰："此节虚盛二字，犹言虚实。以无病为虚，有病为实，非言人体之壮盛与虚弱。所谓阴盛者，谓阴寒之邪，盛实在表；而此时其人清阳之气，尚未为邪所侵，是为阳虚，则汗直可以祛除阴霾，其病可愈，若误下之，岂不助长阴霾，重其遏抑，则其人又奚有幸理！所谓阳盛者，谓阳热之邪，盛实于里，而此时其人真阴之气，尚未为邪所耗，是为阴虚，则下之可以荡涤实热，而其病可愈，若误发汗，岂不煽动阳焰，速其燎原，则其祸又胡胜言！"

寒热❶之病，候之如何也？然：皮寒热者，皮不可近席，毛发焦，鼻槁❷，不得汗；肌寒热者，皮肤❸痛，唇舌槁，无汗；骨寒热者，病无所安，汗注不休，齿本槁痛。

【本义】

《灵枢》二十一篇曰：皮寒热者，不可附席，毛发焦，鼻槁腊，不得汗，取三阳之络，以补手太阴。肌寒热者，肌痛，毛发焦而唇槁腊，不得汗，取三阳于下，以去其血者，补足太阴以出其汗。骨寒热者，病无所安，汗注不休，齿未槁，取其少阴股之络；齿已槁，死不治。愚按此盖内伤之病，因以类附之。东垣内外伤辨，其兆于此乎。

【集解】

❶寒热：徐大椿曰："此段不得与伤寒同列一章。盖寒热之疾，自是杂病不传经之证，故《灵枢》另立《寒热病》为篇目，其非上文伤寒之类可知。若即以为伤寒之寒热，则大误也。"任锡庚曰："古之寒热，今之虚劳也。或谓五脏六腑皆有寒热，言其因也。本经唯出三状，言其证也。不拘何因，只见皮肤骨三证，盖以深浅别之，即寒热虚劳二称，亦今名其因、古名名其证。"

❷槁：按"槁"有"干"义。槁与槁同。《国语·鲁语》韦注："槁，干也。"

❸皮肤：《灵枢·寒热》"皮肤"作"肌"。

五十九难曰：狂癫之病，何以别之？然：狂疾❶之始发，少卧而不饥❷，自高贤也，自辨智也，自倨贵也❸，妄笑好歌❹乐，妄行不休是也。癫疾始发，意不乐，僵仆直视，其脉三部阴阳俱盛是也❺。

【本义】

狂疾发于阳，故其状皆自有余而主动。癫疾发于阴，故其状皆自不足而主静。其脉三部，阴阳俱盛者，谓发于阳为狂，则阳脉俱盛；发于阴为癫，则阴脉俱盛也。按"二十难"中，"重阳者狂，重阴者癫。脱阳者见鬼，脱阴者目盲"四句，当属之。此下重读如再重之重，重阳重阴，于以再明上文阴阳俱盛之意，又推其极至，脱阳脱阴，则不止重阳重阴矣。盖阴盛而极，阳之脱也，鬼为幽阴之物，故见之。阳盛而极，阴之脱也，一水不能胜五火，故目盲。四明陈氏曰：气并于阳，则为重阳，血并于阴，则为重阴。脱阳见鬼，气不守也，脱阴目盲，血不荣也。狂癫之病，《灵枢》二十一篇，其论详矣。越人特举其概，正庞氏所谓引而不发，使后人自求之欤。

【集解】

❶ 狂疾：《难经集注》"狂"下无"疾"字。

❷ 而不饥：《太平御览》卷七百三十九《疾病部》引《八十一问》作"少饥"。

❸ 自高贤也……自倨贵也：《太平御览》引作"自贤自贵"。

❹ 妄笑好歌：《太平御览》《圣济总录》卷十四《风狂》引"好"下并无"歌"字。

❺ 其脉三部阴阳俱盛是也：按"是也"二字应属上文"直视"句尾，今本窜移"其脉"句下误。"其脉三部阴阳俱盛"是总括狂、癫两病之脉，狂脉则阳盛，癫脉则阴盛。是与《二十难》"重阳者狂，重阴者癫"相合。如"是也"二字移于"其脉"文下，则癫病之脉，阴阳俱盛，不仅狂病之脉无着，而癫病阳脉偏盛，其理亦不可解。邹汉潢曰："三部阴阳俱盛者，重阴重阳，尺阴寸亦阴，尺阳寸亦阳也。阴盛者，谓迟大或弦大也。阳盛者，谓滑大或浮洪也。"任锡庚曰："所谓脉三部阴阳俱盛者，当以尺为阴，寸为阳。尺脉牢伏者癫，寸脉洪数者狂，方与《二十难》重阴者癫，重阳者狂符合也。"

六十难曰：头心之病，有厥❶痛，有真❶痛，何谓也？然：手❷三阳之脉，受风寒，伏留而不去者❸，则名厥头痛。

【本义】

详见《灵枢》二十四篇。厥，逆也。

【集解】

❶ 厥真：滕万卿曰："厥者，谓邪从是至彼而为痛；真者，谓邪直居其处而痛甚。凡头心厥痛，多与他病兼见，如其真痛，则单发之病，命悬旦夕，固难为治。"

❷ 手：《类说》引"手"作"守"。古林正祯曰："厥头痛，独举手三阳而不言足三阳，是举其为病之尤多者，略其为病之少者，不必言足阳经无厥痛。"

❸ 伏留而不去者：《类说》引无"伏留而不去"五字，"者"字属上读。

入连在脑者，名真头痛。

【本义】

真头痛，其病甚，脑尽痛，手足青至节，死不治。盖脑为髓海，真气之所聚，卒不受邪，受邪则死。

其五脏气相干❶，名厥心痛。

【本义】

《灵枢》载厥心痛凡五，胃心痛、肾心痛、脾心痛、肝心痛、肺心痛，皆五脏邪气相干也。

【集解】

❶ 其五脏气相干：按"相干"下脱"者"字，应据《类说》补。杨玄操曰："诸经络皆属于心。若一经有病，其脉逆行，逆则乘心则心痛，故曰厥心痛。是五脏气冲逆致痛，非心家自痛也。"

其痛甚，但在心，手足青者❶即名真心痛。其真心痛者❷，旦发夕死，夕发旦死。

【本义】

《灵枢》曰：真心痛，手足青至节，心痛甚，为真心痛。又七十一篇曰：少阴者，心脉也。心者，五脏六腑之大主也。心为帝王，精神之所舍，其脏坚固，邪不能客，客之则伤心，心伤则神去，神去则死矣。其真心痛者，真字下，当欠一头字，盖阙文也。手足青之青，当作清冷也。

【集解】

❶ 手足青者：杨玄操曰："心痛手足冷者为真心痛，手足温者为厥心痛。头痛亦然。"

❷ 其真心痛者：《类说》引"真"下有"头"字。

六十一难曰：经言望而知之谓之神❶，闻而知之谓之圣❷，问而知之谓之工，切脉而知之谓之巧，何谓也？然：望而知之者，望见其五色以知其病❸。

【本义】

《素问·五脏生成》曰：色见青如草滋者死，黄如枳实者死，黑如焙者死，赤如衃血者死，白如枯骨者死，此五色之见死者也。青如翠羽者生，赤如鸡冠者生。黄如蟹腹者生，白如豕膏者生，黑如乌羽者生，此五色之见生也。生于心，欲如以缟裹朱；生于肺，欲如以缟裹红；生于肝，欲如以缟裹绀；生于脾，欲如以缟裹栝蒌实；生于肾，欲如以缟裹紫。此五脏生色之外荣也。《灵枢》四十九篇曰：青黑为痛，黄赤为热，白为寒。又曰：赤色出于两颧，大如拇指者，病虽小愈，必卒死。黑色出于庭，大如拇指，必不病而卒。又七十四篇曰：诊血脉者多赤，多热，多青，多痛，多黑，为久痹。多黑，多赤，多青，皆见者，为寒热。身痛，面色微黄，齿垢黄，爪甲上黄，黄疸也。又如验产妇，面赤舌青，母活子死；面青舌赤沫出，母死子活；唇口俱青，子母俱死之类也。袁氏曰：五脏之色，见于面者，各有部分，以应相生相克之候，察之以知其病也。

【集解】

❶ 望而知之谓之神：任锡庚曰："望色者，如《十三难》一节；《十六难》之面青善怒，面赤口干，面黄善噫，面白善嚏，面黑善恐；《二十四难》面黑如黧；《三十四难》一节；《四十九难》三节；皆望色之征。"丹波元胤曰："望闻与问，

121

以医之视听，测病之情态，故曰神、曰圣、曰工；唯诊脉一事，在于手技，故曰巧也。"

❷闻而知之谓之圣：任锡庚曰："呼言歌哭呻，俱以闻而得，亦详见《三十四难》。

❸望见其五色以知其病：杨玄操曰："望色者，假令肝部见青色者，肝自病；见赤色者，心乘肝，肝自病，故见五色知五病也。"

闻而知之者，闻其五音以别其病❶。

【本义】

四明陈氏曰：五脏有声，而声有音。肝生呼，音应角，调而直，音声相应则无病，角乱则病在肝。心声笑，音应征，和而长，音声相应则无病，征乱则病在心。脾声歌，音应宫，大而和，音声相应则无病，宫乱则病在脾。肺声哭，音应商，轻而劲，音声相应则无病，商乱则病在肺。肾声呻，音应羽，沉而深，音声相应则无病，羽乱则病在肾。袁氏曰：闻五脏五声以应五音之清浊，或互相胜负，或其音嘶嗄之类，别其病也。此一节，当于《素问·阴阳应象论》《素问·金匮真言》诸篇，言五脏声音，及《三十四难》云云求之，则闻其声，足以别其病也。

【集解】

❶闻其五音以别其病：杨玄操曰："五音者，谓宫商角征羽也，以配五脏。假令病人好哭者，肺病也；好歌者，脾病也，故云闻其音知其病也。"

问而知之者，问其所欲五味，以知其病所起所在也❶。

【本义】

《灵枢》六十三篇曰：五味入口，各有所走，各有所病。酸走筋，多食之，令人癃。咸走血，多食之，令人渴。辛走气，多食之，令人洞心。辛与气俱行，故辛入心而与汗俱出。苦走骨，多食之，令人变呕。甘走肉，多食之，令人悗心。推此则知，问其所欲五味，以知其病之所起所在也。袁氏曰：问其所欲五味中偏嗜偏多食之物，则知脏气有偏胜偏绝之候也。

❶ 问而知之……所在也：杨玄操曰："问病人，云好辛味者，则知肺病也；好食冷者，则知内热，故知所起所在。"任锡庚曰："好食咸者，胃盛也，胃盛则液足而涎多。咸能消水，故停饮者亦好咸。否则，水溢为呕矣。好食甘者，胃弱也，胃弱则液微而涎少，甘味和缓以济之。胃气不申，则饮食少而味喜酸。胃气泥滞，欲其宣达而喜辣，唯苦味最伤胃气，胃盛而热少者耐之，胃盛热多者得之则呕，胃弱者，食之虽多，则大伤中气。"

切脉而知之者，诊其寸口❶，视其虚实❷，以知❸其病，病❹在何脏腑也。

【本义】

诊寸口，即第《一难》之义；视虚实，见《六难》并《四十八难》。王氏脉法赞曰：脉有三部，尺寸及关，荣卫流行，不失衡铨。肾沉心洪，肺浮肝弦，此自常经，不失铢分。出入升降，漏刻周旋，水下二刻，脉一周身，旋复寸口，虚实见焉，此之谓也。

【集解】

❶ 切脉而知之者诊其寸口：杨玄操曰："切，按也。谓按寸口之脉者，若弦多者，肝病也；洪多者，心病也；浮数则病在腑；沉细则病在脏，故云在何脏也。"

❷ 视其虚实：丁德用曰："'视'当作'持'字，为以手循持其寸口也。"

❸ 以知：孙鼎宜曰："知一作别。"

❹ 病：丹波元胤曰："'在何'上'病'字衍。"

经言以外知之曰圣，以内知曰神，此之谓也。

【本义】

以外知之望闻，以内知之问切也。神微妙，圣通明也。又总结之，言圣神则工巧在内矣。

从六十二难至六十八难论穴道

六十二难曰：脏井有荣有五❶，腑独有六者，何谓也？然：腑者阳也，三焦行于诸阳❷，故置一俞名曰原。腑有六者，亦与三焦共一气也。

【本义】

脏之井荣有五，谓井荣俞经合也。腑之井荣有六，以三焦行于诸阳，故又置一俞而名曰原，所以腑有六者，与三焦共一气也。虞氏曰：此篇疑有缺误，当与《六十六难》参考。

【集解】

❶脏井荣有五：按"荣"是误字。丹波元胤《难经疏证》据《灵枢》改作荥。

❷三焦行于诸阳：张寿颐曰："三焦行于诸阳者乃指人身上、中、下三部之阳气而言，非手少阳之三焦一经，故曰行于诸阳。否则，三焦经亦诸阳之一，何可浑漠言之，竟谓三焦能行于诸阳。"

六十三难曰:《十变》言，五脏六腑荥合❶，皆以井为始❷者，何也？然：井者，东方春也，万物之始生。诸蚑行❸喘息，蜎飞蠕动，当生之物，莫不以春❹生。故岁数始于春，日数始于甲，故以井为始也。

【本义】

十二经所出之穴，皆谓之井。而以为荥俞之始者，以井主东方木，木者，春也。万物发生之始，诸蚑者行，喘者息，息，谓嘘吸气也。《公孙弘传》作蚑行、喙息，义尤明白。蜎者飞，蠕者动，皆虫豸之属。凡当生之物，皆以春而生，是以岁之数则始于春，日之数则始于甲，人之荥合则始于井也。冯氏曰：井，谷井之井，泉源之所出也。四明陈氏曰：经穴之气所生，则自井始，而溜荥注俞，过经入合，故以万物及岁数日数之始为譬也。

【集解】

❶ 荥合：孙鼎宜曰："荥合，言由荥而至合也。"

❷ 以井为始：杨玄操曰："脏腑皆以井为始。井者，谓谷井尔，非谓掘作之井。山谷之中，泉水初出之处，名之曰井。井者，主出之义也。泉水既生，留停于近，荥迂未成大流，故名曰荥。荥，小水之状也。留停既深，有注射轮文之处，故名曰俞。俞者，委积逐流行，经历而成渠径，径者，经也，亦经营之义也。（丹波元胤曰：既输泻为波陇势，故谓之经，经与径通。杨注经字改径，又为经营之义，未确。）经行既达，合会于海，故名曰合。合者，会也，此是水行流转之义。人之经脉。亦法于此，故取名焉。"

❸ 诸蚑行：《脉经》卷三引《四时经》"行"作"蠷"。注："喘息，有血脉之类。""蚑蠷"，虫属。

❹ 莫不以春：《难经集注》"春"下有"而"字。

六十四难曰：《十变》又言，阴井木，阳井金❶；阴荥火，阳荥水；阴俞土，阳俞木；阴经金，阳经火；阴合水，阳合土。阴阳皆不同❶，其意何也？

【本义】

十二经起于井穴。阴井为木，故阴井木生阴荥火，阴荥火生阴俞土，阴俞土生阴经金，阴经金生阴合水。阳井为金，故阳井金生阳荥水，阳荥水生阳俞木，阳俞木生阳经火，阳经火生阳合土。

【集解】

❶ 阴井木……阴阳皆不同：丁锦曰："井荥俞经合，俱以五行阴阳为配偶，但有一阴一阳俱相克，是何意也？言阳与阴配合，取刚柔之义耳。如阴井木，阳井金，是乙与庚合也，乙为阴木，合庚之阳金，故曰庚乃乙之刚，乙乃庚之

柔也。又阴荥火，阳荥水，是丁与壬合也，丁为阴火，壬为阳水。阳俞木，阴俞土，是甲与己合也，甲为阳木，己为阴土，阴经金，阳经火，是丙与辛合也，辛为阴金，丙为阳火。阴合水，阳合土，是戊与癸合也，癸为阴水，戊为阳土也。如此配合，则刚柔相济，然后气血流通而不息。"

　　然：是刚柔之事也❶。阴井乙木，阳井庚金。阳井庚，庚者，乙之刚也；阴井乙，乙者，庚之柔也。乙为木，故言阴井木也；庚为金，故言阳井金也，余皆仿此❷。

【本义】

　　刚柔者，即乙庚之相配也。十干所以自乙庚而言者，盖诸脏腑穴，皆始于井。而阴脉之井，始于乙木；阳脉之井，始于庚金。故自乙庚而言刚柔之配，而其余五行之配，皆仿此也。丁氏曰：刚柔者，谓阴井木，阳井金，庚金为刚，乙木为柔。阴荥火，阳荥水，壬水为刚，丁火为柔。阴俞土，阳俞木，甲木为刚，己土为柔。阴经金，阳经火，丙火为刚，辛金为柔。阴合水，阳合土，戊土为刚，癸水为柔。盖五行之道，相生者，母子之义，相克相制者，夫妇之类。故夫道皆刚，妇道皆柔，自然之理也。《易》曰：分阴分阳，迭用柔刚，其是之谓欤。

【集解】

　　❶ 是刚柔之事也：玄医曰："此以脏腑之阴阳为夫妇之道，而言刚柔者，即乙庚相配之谓也。盖脏阴也，腑阳也，阴为妻，阳为夫，刚井荥亦有夫妻之理如此，凡夫妻之道，不胜者为妇，所胜者为夫也。而井木，木有刚柔之二，刚木为阳，柔木为阴，阴木为阳金之妻，阳木为阴土之夫也。五者互相为夫妻之道也。"

　　❷ 余皆仿此：按"余皆"四字，全书仅此句例。疑此乃旁记字，传抄误入正文。

　　六十五难曰：经言所出为井，所入为合，其法奈何❶？然：所出为井，井者，东方春也，万物之始生，故言所出为井也。所入为合，合者，北方冬也，阳气入藏，故言所入为合也。

此以经穴流注之始终言也。

【集解】

❶ 其法奈何：杨玄操曰："奈何，犹如何也？" 按 "法" 指刺法。

六十六难曰："经言：肺之原，出于太渊，心之原，出于大陵；肝之原，出于太冲；脾之原，出于太白；肾之原，出于太豀；少阴之原，出于兑骨；胆之原，出于丘墟；胃之原，出于冲阳；三焦之原，出于阳池；膀胱之原，出于京骨；大肠之原，出于合谷；小肠之原，出于腕骨。十二经皆以输为原者❶，何也？

【本义】

肺之原太渊，至肾之原太溪，见《灵枢》第一篇。其第二篇曰：肺之输太渊，心之输大陵，肝之输太冲，脾之输太白，肾之输太溪。膀胱之输束骨，过于京骨为原；胆之输临泣，过于丘墟为原；胃之输陷谷，过于冲阳为原；三焦之输中渚，过于阳池为原；小肠之输后溪，过于腕骨为原；大肠之输三间，过于合谷为原。盖五脏阴经，止以输为原。六腑阳经，既有输，仍别有原。或曰：《灵枢》以大陵为心之原，《难经》亦然。而又别以兑骨为少阴之原。诸家针灸书，并以大陵为手厥阴心主之输，以神门在掌后兑骨之端者，为心经所注之俞，似此不同者，何也？按《灵枢》七十一篇曰：少阴无输，心不病乎？岐伯曰：其外经病而脏不病，故独取其经于掌后兑骨之端也。其余脉出入屈折，其行之疾徐，皆如手少阴心主之脉行也。又第二篇曰：心出于中冲，溜于劳宫，注于大陵，行于间使，入于曲泽，手少阴也。又《素问·缪刺》曰：刺手心主之少阴兑骨之端，各一有痏立已。又《气穴篇》曰：脏俞五十穴。王氏注：五脏输，唯有心包经井输之穴，而亦无心经井输穴。又《七十九难》曰：假令心病，泻手心主输，补后心主井。详此前后各经文义，则知手少阴与心主同治也。十二经皆以输为原者，以十二经之输，皆系三焦所行气所留止之处也。

【集解】

❶ 十二经皆以输为原者：徐大椿曰："按此又错中之错，《灵枢·本输》篇五脏止有井荥输经合，六腑则另有一原穴。然则五脏以输为原，六腑则自输而原自原，'皆'字何著。至以输为原之说，则本《灵枢·九针十二原》篇云：'五脏有疾，当取之十二原。凡此十二原者，主治五脏六腑之有疾者也。'则十二原之名，指脏不指腑，共一十二穴，非谓十二经之原也。但其所指太渊至太溪十穴，则即《灵枢》所谓输穴。盖五脏有输无原，故曰以输为原，岂可概之六腑。"

然：五脏输者，三焦之所❶行，气之所留止也。三焦所行之输为原者❷，何也？然：脐下肾间❸动气者，人之生命也，十二经之根本也，故名曰原。三焦者，原气之别使❹也，主通行三气❺，经历于❻五脏六腑。原者，三焦之尊号❼也，故所止辄为原。五脏六腑之有病者，皆❽取其原也。

【本义】

三焦所行之输为原者，以脐下肾间动气，乃人之生命，十二经之根本。三焦则为原气之别使，主通行上中下之三气，经历于五脏六腑也。通行三气，即纪氏所谓下焦，禀真元之气，即原气也，上达至于中焦，中焦受水谷精悍之气，化为荣卫，荣卫之气与真元之气通行，达于上焦也。所以原为三焦之尊号，而所之辄为原，犹警跸所至称行在所也。五脏六腑之有病者，皆于是而取之，宜哉。

【集解】

❶ 三焦之所：按"之所"二字涉下误衍。《太素》卷十一《本输》杨注引《八十一难》"三焦"下无"之所"二字。

❷ 三焦所行之输为原者：张寿颐曰："三焦所行，盖言人上中下三部脉气之流行，非手少阳之三焦经络，故曰脐下动气，人之生命，十二经之根本。又谓三焦为原气之别使，主通行三气，岂非指上中下三部运行之气而何？此必不可误以为三焦之手少阳经者。伯仁《本义》颇能悟得此旨。"

❸ 脐下肾间：《太素·本输》杨注"脐下"无"肾间"二字。

❹ 原气之别使：徐大椿曰："根本原气，分行诸经，故曰别使。"

❺ 主通行三气：《太素》杨注"主"下无"通"字。丹波元胤曰："'三'当是'生'字。《八难》'生气之原'吕注作'三气之原'可证。《礼·乐记》郑注：'生气，阴阳气也。'"

❻ 经历于：《太素》杨注"历于"作"营"。

❼ 三焦之尊号：《太素》杨注"号"作"称"。

❽ 皆：《难经集注》无"皆"字。按据虞注，有"皆"字是。

六十七难曰：五脏募皆在阴❶，而俞在阳者❷，何谓也？
然：阴病行阳，阳病行阴，故令募在阴，俞在阳❸。

【本义】

募与俞，五脏空穴之总名也。在腹为阴，则谓之募。在背为阳，则谓之俞。募，犹募结之募，言经气之聚于此也。俞，《史·扁鹊传》作"输"，犹委输之输，言经气由此而输于彼也。五脏募在腹；肺之募中府二穴在胸部，云门下一寸，乳上三肋间，动脉陷中；心之募巨阙一穴，在鸠尾下一寸；脾之募章门二穴，在季胁下直脐；肝之募期门二穴，在不容两傍各一寸五分；肾之募京门二穴，在腰中季胁本。五脏俞在背行足太阳之经；肺俞在第三椎下，心俞在五椎下，肝俞在九椎下，脾俞在十一椎下，肾俞在十四椎下，皆夹脊两旁，各一寸五分。阴病行阳，阳病行阴者，阴阳经络，气相交贯，脏腑腹背，气相通应，所以阴病有时而行阳，阳病有时而行阴也。《针法》曰：从阳引阴，从阴引阳。

【集解】

❶ 五脏募皆在阴：孙鼎宜曰："五当作腑，声误。"徐大椿曰："疑'五脏'下当有'六腑'二字。"又曰："肺募中府，属本经。心主募巨阙，属任脉。脾募章门，属本经。肝募期门，属本经。肾募京门，属胆经。胃募中脘，属任脉。大肠募天枢，属胃经。小肠募关元，属任脉。胆募日月，属本经。膀胱募中极，属任脉。三焦募石门，属任脉，诸穴皆在腹也。"杨玄操："腹为阴，五脏之募皆在腹，故云募皆在阴；背为阳，五脏之俞皆在背，故云俞皆在阳。内脏有病，则出行于阳，阳俞在外也；外体有病，则入行于阴，阴募在腹也。故《针法》云：从阳引阴，从阴引阳，此之谓也。"丹波元胤曰：募，无干人身之义。募

者，幕之讹也。幕，旧从肉作膜。募、幕形相近易讹。膜者内在各脏各腑之间，而外连于躯壳矣。脏腑之位于人身，背部则其气从脊骨间而输出，腹部则其幕连著于皮肉，故孔穴之直；其次者，在背谓之俞，在腹谓之幕。"

❷而俞在阳者：按"俞"下脱"皆"字。募皆在阴，俞皆在阳，上下对文。应据杨、丁两注补。徐大椿曰："阳，背也。《灵枢·背输》云：'肺俞在三焦（焦即椎字）之间，心俞在五焦之间，膈俞在七焦之间，肝俞在九焦之间，脾俞在十一焦之间，肾俞在十四焦之间，皆侠脊相去三寸所。'其心包俞在四框下，大肠俞在十六椎下，小肠俞在十八椎下，胆俞在十椎下，骨俞在十二椎下，三焦俞在十三椎下，膀胱俞在十九椎下，诸穴亦侠脊相去三寸，俱属足太阳脉，皆在背也。"

❸俞在阳：徐大椿曰："言阴经本皆在腹，而其余则俱在背，阳经本皆在背，而其幕则皆在腹，盖以病气互相流传，由经络本互相通贯。"张寿颐曰："曰募曰俞，皆经穴之一种名称。唯此所谓'募在阴，俞在阳'，则指脏腑诸募诸俞而言，实有专指。伯仁《本义》乃谓'募与俞，五脏空穴之总名'非是。且伯仁亦历举诸募诸俞之名，而各详其穴之所在，又何得以孔穴之总名。"

六十八难曰：五脏六腑❶，皆有井荥输经合❷，皆何所主？然：经言所出❸为井，所流❸为荥，所注❸为输，所行❸为经，所入❸为合。井，主心下满，荥，主身热，输，主体重节痛，经，主喘咳寒热，合，主逆气而泄，此五脏六腑❹井荥俞经合所主病也。

【本义】

主，主治也。井，谷井之井，水源之所出也。荥，绝小水也，井之源本微，故所流尚小而为荥。输，注也，自荥而注，乃为输也。由输而经过于此，乃谓之经。由经而入于所合，谓之合，合者，会也。《灵枢》第一篇曰：五脏五俞，五五二十五俞；六腑六俞，六六三十六俞；经脉十二，络脉十五，凡二十七气所行。皆井荥俞经合之所系，而所主病各不同。井，主心下满，肝木病也，足厥阴之支，从肝别贯膈，上注肺，故井主心下满。荥，主身热，心火病也。输，主体重节痛，脾土病也。经，主喘咳寒热，肺金病也。合，主逆气而泄，肾水病也。谢氏曰：此举五脏之病，各一端为例，余病可以类推而互取也。不言六腑者，举脏足以该之。

【集解】

❶ 五脏六腑：孙鼎宜曰："答词止言五脏，则此六腑二字可删，下义同。"

❷ 皆有井荥输经合:《难经集注》"皆"作"各"。吕广曰："井者木，木者肝，肝主满也。荥者火，火者心，心主身热也。俞者土，土者脾，脾主体重也。经者金，金者肺，肺主寒热也。合者水，水者肾，肾主泄也。"　滕万卿曰："凡诸井荥，皆属春夏，故行针之道，专主发泄；经合皆系秋冬，则其施治，亦主收藏；输原在其中间，共为三焦之所过，则使诸经气无过不及之差。"

❸ 出流注行：徐大椿曰："出，始发源也。流，渐盛能流动也。注，流所向注也。行，通达条贯也。入，藏纳归宿也。"

❹ 此五脏六腑:《难经集注》"六腑"下有"其"，"其"字，连下读。

从六十九难至八十一难论针法

　　六十九难曰：经言虚者补之，实者泻之，不虚不实，以经取之，何谓也？然：虚者补其母，实者泻其子❶，当先补之，然后泻之。不虚不实以经取之者，是正经自生❷病，不中他邪也，当自取其经，故言以经取之。

【本义】

　　《灵枢》第十篇，载十二经皆有盛则泻之，虚则补之，不盛不虚，以经取之。虚者补其母，实者泻其子，子能令母实，母能令子虚也。假令肝病虚，即补厥阴之合，曲泉是也，实则泻厥阴之荥，行间是也。先补后泻，即后篇阳气不足，阴气有余，当先补其阳，而后泻其阴之意。然于此义不属，非阙误，即衍文也。不实不虚，以经取之者，即《四十九难》，忧愁思虑则伤心，形寒饮冷则伤肺云云者，盖正经之自病者也。杨氏曰：不实不虚，是谓脏不相乘也，故云自取其经。

【集解】

　　❶实者泻其子：滕万卿曰："谓母能令子虚，则补母者，治其本也。其病从母及子也；谓子能令母实，则泻子者，治其末也，其病从子加母也。是皆他邪所为者尔。"

　　❷是正经自生：按"生"字衍。应据《四十九难》"是正经之自病"句例删。

　　七十难曰：春夏❶刺浅，秋冬刺深者，何谓也？然：春夏者，阳气❷在上，人气❷亦在上❷，故当浅取之；秋冬者，阳气在下，人气亦在下❷，故当深取之。

【本义】

春夏之时，阳气浮而上，人之气亦然，故刺之当浅，欲其无太过也。秋冬之时，阳气沉而下，人气亦然，故刺之当深，欲其无不及也。经曰：必先岁气，无伐天和，此之谓也。四明陈氏曰：春气在毛，夏气在皮，秋气在分肉，冬气在骨髓，是浅深之应也。

【集解】

❶ 春夏：《难经集注》"春夏"上有"经言"二字。

❷ 阳气在下人气亦在下：徐大椿曰："阳气，谓天地之气。人气，谓营卫之气。上，谓皮肉之上。下，谓筋骨之中。"

春夏各致一阴❶，秋冬各致一阳❶者，何谓也？然春夏温，必致一阴者，初下针，沉之至肾肝之部❷，得气，引持❸之阴也。秋冬寒，必致一阳者，初内针，浅而浮之至心肺部❹，得气，推内之阳也。是谓春夏必致一阴，秋冬必致一阳。

【本义】

致，取也。春夏气温，必致一阴者，春夏养阳之义也。初下针，即沉之至肾肝之部，俟其得气，乃引针而提之，以至于心肺之分，所谓致一阴也。秋冬气寒，必致一阳者，秋冬养阴之义也。初内针，浅而浮之当心肺之部，俟其得气，推针而内之，以达于肾肝之分，所谓致一阳也。此篇致阴阳之说，越人特推其理，有如是者尔。凡用针补泻，自有所宜，初不必以是相拘也。

【集解】

❶ 各致一阴 各致一阳：按："各"应作"必"，探下文可证。徐大椿曰："致，取也，谓用针以取其气也。"

❷ 沉之肾肝之部：按"沉之"上脱"深而"二字。致一阴，初下针，深而沉之；致一阳，初内针，浅而浮之，上下文义相对。此应据《难经古义》补。滕万卿曰："方刺之初，先深下之在筋骨之部，窥针下所动之气，乃引浮之，留在浅处，而后行针久之，此所谓春夏致一阴之法，而其治专在浅处。盖春夏阳

气升浮之时，故人气亦提举以从其道焉。"

❸引持：按"引持"谓引其气而守之，《释名·释姿容》："持，跱也，跱之于手中也。"由此义引申"持"有"守"义。《国语·越语》韦注："持，守也。"滑氏训"持"为"提"，徐氏训"持"为"出"，均非是。

❹浅而浮之至心肺部：滕万卿曰："其刺之初，先浅内之在皮肤之分，针下得气，渐推下之，留在深处，而后行针久之，此所谓秋冬致一阳之法，而其治专在深处。盖秋冬阳气降沉之时，故人气亦重坠以从之耳。两'初'字勿轻看过，此盖下针初一手法，而非谓至其经犹且如是矣。"

七十一难曰：经言刺荣无伤卫❶，刺卫无伤荣❶，何谓也？然：针阳者，卧针而刺之；刺❷阴者，先以左手摄按❸所针荣俞之处，气散❹乃内针是谓刺荣无伤卫，刺卫无伤荣也。

【本义】

荣为阴，卫为阳，荣行脉中，卫行脉外，各有所浅深也。用针之道亦然。针阳，必卧针而刺之者，以阳气轻浮，过之恐伤于荣也。刺阴者，先以左手按所刺之穴，良久，令气散乃内针。不然，则伤卫气也。无，毋通，禁止辞。

【集解】

❶刺荣无伤卫　刺卫无伤荣：《太平圣惠方》卷九十九"无伤"下有"于"字。杨玄操曰："入皮三分为卫气，病在卫用针则浅，故卧针而刺之，恐其深伤荣气故也。入皮五分为荣气，故先按所针之穴，待气散乃内针，恐伤卫气故也。"滕万卿曰："伤者，言荣出气，卫出血。盖刺荣者，有事于血，故以其左手先摄按所针之俞，令卫气散而内针，则浮气不乱，是刺荣无伤卫也。刺卫者，有事于气，故斜其针以行之，则无坠下之过，是刺卫无伤荣也。《灵枢》唯以气血有浅深之分而言，此篇直谓行针之法，而实则彼此互相发明。"

❷刺：按"刺"应作"针"。"针阳""针阴"一律。应据《圣济总录》卷一百九十一《经脉统论》引改。

❸先以左手摄按：《太平圣惠方》卷九十九"摄"作"捻"。按"七十八难""摄"作"厌"。"摄""厌"同有"持"义。因此相通。"厌"与"压"同。《左传》襄公三十一年释文"厌"本作"压"。本经前曰"摄按"，后曰"厌按"，质而言之，即压按也。至谓摄有摄法，似为后人创新之说，而非《难经》之本

义也。

❹ 气散：按 "气散" 上脱 "候" 字，应据《太平圣惠方》补。

七十二难曰：经言：能知迎随之气❶，可令调之；调气之方，必在❷阴阳。何谓也？然：所谓迎随者，知荣卫之流行，经脉之往来也❸。随其逆顺而取之❹，故曰迎随。

【本义】

迎随之法，补泻之道也。迎者，迎而夺之。随者，随而济之。然必知荣卫之流行，经脉之往来。荣卫流行，经脉往来，其义一也。知之而后可以视夫病之逆顺，随其所当而为补写也。四明陈氏曰：迎者，迎其气之方来而未盛也，以泻之。随者，随其气之方往而未虚也以补之。愚按迎随有二，有虚实迎随，有子母迎随，陈氏之说，虚实迎随也。若《七十九难》所载，子母迎随也。

【集解】

❶ 能知迎随之气：楼英曰："迎随之法有三：此法以针头迎随经脉之往来，一也；又泻子为迎而夺之，补母为随而济之，二也；又呼吸出纳针，亦名迎随，三也；又针头之迎随者，谓荣卫之流行，经脉之往来，手之三阴，从胸走手，手之三阳，从手走头；足之三阳，以头走足，足之三阴，从足走腹。迎者，以针头斜迎三阴三阳之来处针去也。随者，以针头斜随三阴三阳之往处针去也。"

❷ 必在：《灵枢·终始》"在" 作 "通"。

❸ 知荣卫之流行经脉之往来也：滕万卿曰："按谓迎随者，所谓为补泻之术也，然其法不一。所谓知荣卫之流行，经脉之往来者，荣行脉中，昼夜五十度，从漏水与息数而流，且卫气昼行诸阳，夜行诸阴，是谓荣卫流行也；手三阳从手至头，足三阳从头至足，手三阴从腹至手，足三阴从足至腹，是谓经脉往来也。滑注以二句为一义者，粗矣。"

❹ 随其逆顺而取之：滕万卿曰："随其逆顺而取之者，假如足三阳从下行至足，将泻之，则先使针锋逆其流而向上，谓之迎；将补之，则使针顺流而向下，谓之随。如手三阳从手上行至头，将泻之，则亦逆流向下，谓之迎；将补之，则顺流向上，谓之随。余可推知。此篇所言，即逆顺之迎随是矣。"

调气之方，必在阴阳者，知其内外表里，随其阴阳而调之，故曰：调气之方，必在阴阳。

【本义】

在，察也。内为阴，外为阳，表为阳，里为阴，察其病之在阴在阳而调之也。杨氏曰：调气之方，必在阴阳者，阴虚阳实，则补阴泻阳；阳虚阴实，则补阳泻阴；或阳并于阴，或阴并于阳；或阴阳俱虚俱实，皆随其所见而调之。谢氏曰：男外女内，表阳里阴。调阴阳之气者，如从阳引阴，从阴引阳，阳病治阴，阴病治阳之类。

七十三难曰：诸井者，肌肉浅薄，气少，不足使也，刺之奈何？然：诸井者，木也；荥者，火也。火者，木之子，当刺井者，以荥泻之。故 ❶ 经言补者不可以为泻，泻者不可以为补。此之谓也。

【本义】

诸经之井，皆在手足指梢，肌肉浅薄之处，气少，不足使为补泻也。故设当刺井者，只泻其荥。以井为木，荥为火，火者，木之子也。详越人此说，专为泻井者言也。若当补井，则必补其合。故引经言补者不可以为泻，泻者不可以为补，各有攸当也。补泻反，则病益笃，而有实实虚虚之患，可不谨欤！

【集解】

❶ 故：叶霖曰："'泻之'下，'故'字上，该有论补母之法，故以此二句总结之。否则，文气不属，此中或有阙简。"

七十四难曰：经言春刺井 ❶，夏刺荥，季夏刺俞，秋刺经，冬刺合者，何谓也？然：春刺井者，邪在肝；夏刺荥者，邪在心；季夏刺输者，邪在脾；秋刺经者，邪在肺；冬刺合者，邪在肾。

荥俞之系四时者，以其邪各有所在也。

❶ 春刺井：丁锦曰："春夏秋冬之刺井荥俞经合，非必春刺井。其邪在肝者，刺井也。井，属木，春也，故云春刺井也，余脏皆然。"

其肝心脾肺肾，而系于春夏秋冬者，何也？然：五脏一病，辄有五色❶。假令肝病：色青者肝也，臊臭者肝也，喜酸者肝也，喜呼者肝也，喜泣者肝也。其病众多，不可尽言也。四时有数，而并系于春夏秋冬者也❷。针之要妙，在于秋毫者也。

【本义】

五脏一病，不止于五，其病尤众多也。虽其众多而四时有数，故病系于春夏秋冬，及井荥俞经合之属也。用针者必精察之。详此篇文义，似有缺误。今且依此解之，以俟知者。

【集解】

❶ 辄有五色：按"色"字误，应依《难经集注》改作"也"。丁注："五脏一病，辄有五色，谓五声、五色、五味、五液、五臭。"

❷ 四时有数……秋冬者也：周学海曰："按此承上节而问何以必春治肝，夏治心，季夏治脾，秋治肺，冬治肾也。答言病各有五，病变众多，治法不能尽言。（原注：如所患邪在肝，虽秋时亦宜治肝。所患邪在心，虽冬时亦宜治心是也。）四时则有定数，故系之以见大义耳。此与《十六难》皆切示之病以审证为准，不可拘于成说也。"

七十五难曰：经言东方实❶，西方虚，泻南方，补北方，何谓也？然：金木水火土，当更相❷平。东方木也，西方金也❸。木欲实❹，金当平之；火欲实❹，水当平之；土欲实，木当平之；金欲实，火当平之；水欲实，土当平之。东方❺肝也，则知肝实；西方肺也，则知肺虚❻。泻南方火，补北方水❼。

南方火 ❽，火者木之子也；北方水 ❾，水者木之母也。水胜火，子能令母实，母能令子虚。故泻火补水，欲令金不得 ❿ 平木也。经曰：不能治其虚，何问其余。此之谓也。

【本义】

金不得平木，"不"字疑衍。东方实，西方虚，泻南方，补北方者，木金火水欲更相平也。木火土金水之欲实，五行之贪胜而务权也。金水木火土之相平，以五行所胜而制其贪也。经曰：一脏不平，所胜平之。东方肝也，西方肺也。东方实，则知西方虚矣。若西方不虚，则东方安得而过于实邪？或泻或补，要亦抑其甚而济其不足，损过就中之道也。水能胜火，子能令母实，母能令子虚。泻南方火者，夺子之气，使食母之有余；补北方水者，益子之气，使不食于母也。如此则过者退，而抑者进，金得平其木，而东西二方，无复偏胜偏亏之患矣。越人之意，大抵谓东方过于实，而西方之气不足，故泻火以抑其木，补水以济其金，是乃使金得与水相停，故曰：欲令金得平木也。若曰：欲令金不得平木，则前后文义窒碍，竟说不通。使肝木不过，肺不虚。复泻火补水，不几于实实虚虚耶。《八十一难》文义正与此互相发明。九峰蔡氏谓水火金木土谷，唯修取相制以泄其过，其意亦同。故结句云：不能治其虚，何问其余。盖为知常而不知变者之戒也。此篇大意，在肝实肺虚，泻火补水上。或问子能令母实，母能令子虚，当泻火补土为是。盖子有余则不食母之气，母不足则不能荫其子。泻南方，乃夺子之气，使食母之有余；补中央土，则益母之气，使得以荫其子也。今乃泻火补水，何欤？曰：此越人之妙，一举而两得之者也。且泻火，一则以夺木之气，一则以去金之克；补水，一则以益金之气，一则以制火之光；若补土，则一于助金而已，不可施于两用，此所以不补土而补水也。或又问母能令子实，子能令母虚，五行之道也。今越人乃谓子能令母实，母能令子虚，何哉？曰：是各有其说也。母能令子实，子能令母虚者，五行之生化；子能令母实，母能令子虚者，针家之予夺，固不相侔也。四明陈氏曰：仲景云，木行乘金，名曰横。《内经》曰：气有余，则制己所胜，而侮所不胜。木实金虚，是木横而凌金，侮所不胜也。木实本以金平之。然以其气正强而横，金平之，则两不相伏而战，战则实者亦伤，虚者亦败。金虚，本资气于土。然其时土亦受制，未足以资之。故取水为金之子，又为水之母。于是泻火补水，使水胜火，则火馁而取气于木，木乃减而不复实，水为木母，此母能令子虚也。木既不实，其气乃平，平则金免木凌，而不复虚，水为金子，此子能令母实也。所谓金不得平木，不得径以金平其木，必泻火补水而旁治之，使木金之气自然两平耳。今按陈氏此说，亦自有理。但为不之一字所缠，未免牵强费辞。不若直以不字为衍文尔。观八十一篇中，当知金平木一语可见矣。

【集解】

❶ 东方实：草刘三越曰："东方实四句，当言虚劳证因也。东方实、西方虚，此二句言病证。泻南方、补北方，此二句言病因而及治法也。盖劳极病，其因肾水虚惫而不能制火，火已亢，则肺金受克而兹弱；肺金既虚，则肝木无所谓而日实，故其证，下气逆，上熏胸中，咳嗽咯血，潮热时来，精神恍惚，梦多，盗汗不息，肌肉干瘦者，皆肝实也。故曰东方者，知西方虚，所以西方虚者，南方有余也，南方亢者，本是北方不足也。故补水泻火，则金不虚而木亦不实。"

❷ 当更相：《太平圣惠方》卷九十九"更"作"互"。

❸ 西方金也：《太素》卷八杨注引《八十一难》无"西方"四字。

❹ 木欲实　火欲实：任锡庚曰："欲，将然也。东方之木将实，西方之金当可平之；南方之火将实，北方之水当可平之，此金克木，水克火，乃五行自然之性。如东方之木未实，南方之火未实，而西方之金，仍具克木之性；北方之水，仍存克火之性。不能因木未实，金即改性；火未实，水即改性，此越人明言木实、火实，而使金水来克，以使其平。否则，务宜东方木实，以耐金之相克；尤宜西方金虚，以免制木之嫌；更宜泻南方火，不使其燎原，补北方水，俾其水液充足。文固以四方立言，而大义则应于人身脏腑也。必令如此，乃得脏腑之平。故曰东方肝也，则知肝宜实；西方金也，则知肺宜虚。如此则肝木不为肺金所侵害，其理明矣。泻南方火，补北方水，即阳常有余，阴常不足之理。"

❺ 东方：《太素》卷八杨注引《八十一难》"东方"下有"者"字。

❻ 则知肝实……则知肺虚：《太素》卷八杨注引《八十一难》"则知"三句作"肝实则知肺虚"。

❼ 泻南方火补北方水：按火、水二字涉下误衍，应据《太素》卷八杨注引

《八十一难》删。

❽ 南方火：按"火"字涉下衍。"南方"应属下读。此宜据《太素》卷八杨注引文删正。

❾ 北方水：按"水"字涉下衍。"北方"应属下读。此宜据《太素》卷八杨注引文删正。

❿ 欲令金不得：《难经集注》"得"作"能"。孙一奎曰："不字非衍。不径以金平木，故有泻火补水之治。观越人谓金木水火土当更相平，'更'字与'不'字，乃一篇大关键也。此'更'字与"二十难"'更相乘''更相伏'之'更'字义同，谓互相平制，不直令金以平木也。观仲景木行乘金曰横之横字，则知金非等闲之虚，即骤补之，犹未能自保，况欲令其得平木乎？彼金之得平木，乃以五行顺相平者言也，此以五行更相平者言也，'更'与'顺'自当有别。不然，越人何不径去补金使得平木，而乃曰泻南方，补北方哉。越人之微意，正欲泻火以泻木之余，补水以实金之虚，五行递相济养，更互克伐，子为母复仇之义，故曰，欲令金不得平木也。"

七十六难曰：何谓补泻？当补之时，何所取气？当泻之时，何所置❶气？然：当补之时，从卫取气❷；当泻之时，从荣置气❸。其阳气不足，阴气有余，当先补其阳，而后泻其阴；阴气不足，阳气有余，当先补其阴，而后泻其阳。荣卫通行，此其要也。

【本义】

《灵枢》五十二篇曰：浮气之不循经者为卫气。其精气之行于经者为荣气。盖补则取浮气之不循经者，以补虚处；泻则从荣置其气而不用也。置，犹弃置之置。然人之病，虚实不一。补泻之道，亦非一也。是以阳气不足，而阴气有余，则先补阳而后泻阴以和之；阴气不足，而阳气有余，则先补阴而后泻阳以和之。如此则荣卫自然通行矣。补泻法，见下篇。

【集解】

❶ 置：按"置"与上"取"字相对。《华严音义》上引《广雅》："置，舍也。"

❷ 从卫取气：滕万卿曰："所谓从卫取气者，浅留其针，得气因推下之，使其浮散之气，取入脉中，是补之也。"

❸ 从荣置气：滕万卿曰："从荣置气者，深而留之，得气因引持之，使脉中之气散置于外，是泻之也。此似与前所言春夏致一阴，秋冬致一阳同。然彼以四时阴阳升降之道言之，此乃以一经增减之法言之。"

七十七难曰：经言上工治未病❶，中工治已病者，何谓❷也？然：所谓治未病者，见肝之病，则知肝当传之与脾❸，故先实其脾气，无令得❹受肝之邪，故曰治未病焉。中工❺者，见肝之病，不晓相传，但❻一心治肝，故曰治已病也。

【本义】

见肝之病，先实其脾，使邪无所入，治未病也，是为上工。见肝之病，一心治肝，治已病也，是为中工。《灵枢》五十五篇曰：上工刺其未生也，其次刺其未盛者也，其次刺其已衰者也，下工刺其方袭者也，与其形之盛者也，与其病之脉相逆者也。故曰方其盛也，勿敢毁伤，刺其已衰，事必大昌。故曰上工治未病，不治已病。此之谓也。

【集解】

❶ 未病：按"未病"指其尚未受邪。

❷ 何谓：《类说》引"何"下无"谓"字。

❸ 则知肝当传之与脾：《类说》引"之与"二字作"于"。

❹ 无令得：《类说》引"得"作"脾"。

❺ 中工：《难经集注》"中工"下有"治已病"三字。

❻ 但：《类说》"但"作"且"。

七十八难曰：针有补泻，何谓也？然：补泻之法，非必呼吸出内针也。知❶为针者，信其左❷；不知为针者，信其右❸。当刺之时，先以左手厌按所针荣俞之处❹，弹而努❺之，爪而下之，其气之来，如动脉之状，顺针而刺之。得气因推而内之，是谓补；动而伸之，是谓泻。不得气，乃与男外女内；不得气，是谓十死不治也。

【本义】

弹而努之，鼓勇之也。努，读若怒。爪而下之，掐之稍重；皆欲致其气之至也。气至指下，如动脉之状，乃乘其至而刺之。顺，犹循也，乘也。停针待气，气至针动，是得气也。因推针而内之，是谓补；动针而伸之，是谓泻。此越人心法，非呼吸出内者也，是固然也。若停针候气，久而不至，乃与男子则浅其针而候之卫气之分，女子则深其针而候之荣气之分，如此而又不得气，是谓其病终不可治也。篇中前后二气字不同，不可不辨。前言气之来，如动脉状，未刺之前，左手所候之气也。后言得气不得气，针下候之气也，此自两节。周仲立乃云：凡候气，左手宜略重之。候之不得，乃与男则少轻其手于卫气之分以候之，女则重其手于荣气之分以候之。如此则既无前后之分，又昧停针待气之道，尚何所据为补泻耶？

【集解】

❶ 知：《难经集注》"知"上有"然"字。

❷ 信其左：滕万卿曰："所谓厌按所针，弹而努之，爪而下之者，皆谓用左手之法，如此而气来至，则遂直刺之，而随其针下得气，徐以深之，此即补之之法也。"

❸ 信其右：徐大椿曰："信其右，即上呼吸出内针也。持针以右手，故曰信其右。"

❹ 先以左手厌按所针荣俞之处：《难经集注》"先"上有"必"字。   丹波元胤曰："'厌''压'古通。《说文》曰：'压，一曰塞补。'厌按，即塞按所针之俞也。"

❺ 努：按《素问·离合真邪论》"努"作"怒"。"努"与"怒"通。弹而怒之，谓以指弹之，使其瞋起。

七十九难曰：经言迎而夺之，安得无虚？随❶而济之，安得无实？虚之与实，若得若失❷；实之与虚，若有若无❸。何谓也？

【本义】

出《灵枢》第一篇。得,求而获也。失,纵也,遗也。其第二篇曰:言实与虚,若有若无者,谓实者有气,虚者无气也。言虚与实,若得若失者,谓补者必然若有得也,泻者恍然若有失也。即第一篇之义。

【集解】

❶ 随:《灵枢·九针十二原》"随"作"追"。

❷ 若得若失:滕万卿曰:"所谓得失者,指行针之事而言。虚主聚气,是谓之得;实主散邪,是谓之失。"玄医曰:"病邪实者,针头有碍若得;病气虚者,针头空虚若失也。"

❸ 若有若无:滕万卿曰:"所谓有无者,指病之所在而言。邪气实处,是谓之有;正气虚处,是谓之无。"玄医曰:"虚者弄针补,则空虚处若有;实者以针泻,则滞碍处若无。"

然:迎而夺之者,泻其子也;随而济之者,补其母也。假令心病泻手心主俞,是谓迎而夺之❶者也;补手心主井,是谓随而济之❶者也。

【本义】

迎而夺之者,泻也;随而济之者,补也。假令心病,心,火也。土为火之子。手心主之俞,大陵也。实则泻之,是迎而夺之也。木者,火之母,手心主之井,中冲也,虚则补之,是随而济之也。迎者,迎于前,随者,随其后。此假心为例,而补泻则云手心主,即《灵枢》所谓少阴无俞者也。当与《六十六难》并观。

【集解】

❶ 迎而夺之　随而济之:徐大椿曰:"经文迎随,是以经气之顺逆往来而用针者,候其气之呼吸出入及针锋之所向以为补泻,两经之法甚备。今乃针本经来处之穴,为迎为泻,针去处之穴,为随为补。盖经文以一穴之顺逆为迎随,此以本穴之前后穴为迎随,义实相近,而法各殊。"玄医曰:"此子母迎随之法也。举心为例,他经仿此。假令心病,心火也,土为火之子。手心主之俞,大陵土也,实则泻之,是迎而夺之也。木者火之母,手心主之井,中冲木也,虚则补之,是随而济之也。迎者,迎于前,随者,随其后也。"

所谓实之与虚者，牢濡之意也。气来实牢者为得，濡虚者为失❶，故曰若得若失也。

【本义】

气来实牢、濡虚，以随济迎夺而为得失也。前云虚之与实，若得若失；实之与虚，若有若无。此言实之与虚，若得若失。盖得失有无，义实相同，互举之，省文耳。

【集解】

❶濡虚者为失：徐大椿曰："气，指针下之气也。其气来而充实坚牢为得，濡弱虚微为失。"

八十难曰：经言有见如入，有见如出者，何谓也？然：所谓有见如入者，谓左手见气来至乃内针，针入见气尽❶，乃出针。是谓有见如入，有见如出也。

【本义】

所谓有见如入下，当欠"有见如出"四字。如，读若而。《孟子》书望道而未之见。而，读若如。盖通用也。有见而入出者，谓左手按穴待气来至乃下针，针入候其气应尽而出针也。

【集解】

❶古林正祯曰："此'尽'字、非亡尽之尽也，极尽之尽也，其针下之气，十分来尽，乃出针也。"

八十一难曰：经言无❶实实虚虚，损不足而益有余。是寸口脉耶？将病自有虚实耶❷？其损益奈何？然：是病非谓寸口脉也❸，谓病自有虚实也。假令肝实而肺虚，肝者木也，肺者金也，金木当更相平，当知金平木。假令肺实而肝虚，微少气，用针不补其肝，而反重其肺，故曰实实虚虚，损不足而益有余。此者❹中工之所害也。

【本义】

"是病"二字，非误即衍。肝实肺虚，金当平木，如《七十五难》之说。若肺实肝虚，则当抑金而扶木也。用针者，乃不补其肝，而反重实其肺，此所谓实其实而虚其虚，损不足而益有余，杀人必矣。中工，中常之工，犹云粗工也。按《难经》八十一篇，篇辞甚简。然而荣卫度数，尺寸位置，阴阳王相，脏腑内外，脉法病能，经络流注，针刺穴俞，莫不该尽。而此篇尤创艾切切，盖不独为用针者之戒，凡为治者，皆所当戒，又绝笔之微意也。乌乎！越人当先秦战国时，与《内经·灵枢》之出不远，必有得以口授面命，传闻晔晔者，故其见之明而言之详，不但如史家所载长桑君之遇也。邵肌乃谓经之当难者，未必止此八十一条，噫！犹有望于后人欤。

【集解】

❶ 无：孙鼎宜曰："据下文，'无'字当衍。"

❷ 将病自有虚实耶：徐大椿曰："耶一作也。"

❸ 是病非谓寸口脉也：按"病"字涉下"谓病"衍。"是谓寸口脉也"与上"是寸口脉耶"问词正相应。滑氏谓"是病"二字非误即衍。孙一奎谓"是病"二字非衍。均未尽允。

❹ 者：徐大椿曰："害谓不惟不能治其病，而反害其人也。"按"者"有"则"义，"者""则"可互训。

附录一 《难经》译文

从一问至二十二问讲经脉

一问：人身的十二经都有动脉，单切寸口脉，以分析五脏六腑死生好坏的病候，这是什么意思呢？

答：寸口的部位，是十二经经脉之气的大会合处，属于手太阴肺经的动脉。正常人每一呼时，气行三寸；一吸时，气也行三寸。一呼一吸称为定息，脉气共行六寸。人在一日一夜里，一般呼吸一万三千五百息，脉气不断地循行五十周次，环绕全身。漏水下注百刻的时间，营卫在白天循行于全身二十五周次，在黑夜也循行于全身二十五周次。这一日一夜循行五十周次，称为一周。而五十周后，又会合于手太阴。手太阴，是寸口脉，它是和人体五脏六腑气血循环互相流注的。因此，分析病候的标准，就需要切按寸口。

二问：诊脉部位有尺和寸的名称，这是什么意思呢？

答：尺和寸的部位，是脉气会合而极其紧要的地方。从关部到尺泽，是尺部范围之内，属于阴气所主；从关部到鱼际，是寸部范围之内，属于阳气所主。所以分开关部以上的一寸，向下就是尺部；分开关部以下的一尺，向上就是寸部。阴只取尺内的一寸，阳只取寸口的九分，尺和寸的起止，共为一寸九分，因此叫作尺寸。

三问：脉象有太过，有不及，有阴阳脉象不相协调，因而有伏、有溢，有关、有格的不同，这是什么意思呢？

答：在关部前的寸部，是阳脉搏动之处，脉形应该是长九分而呈浮象，超过九分的叫作太过；不满九分的叫作不及。直向上冲达到鱼际的，叫作溢脉。这是阳气闭塞于外而阴气自奋格拒于内，为阴盛与阳不相协调的脉象。关部的尺部，是阴脉搏动之处，脉形应该长一寸而现沉象。超过一寸的叫作太过；不满一寸的叫作不及。直向下行深入尺部的，叫作伏脉。这是阳气闭塞于内而阴气自奋于外，为阳盛与阴不相协调的脉象。以上都是真脏脉的表现，病人虽然不见明显的症状，也往往会死亡的。

四问：脉象有区别阴阳的方法，是怎么说的？

答：呼出之气，与心肺相应，吸入之气，与肝肾相应。在呼气和吸气的过程中间，脾的脉气，就涵于呼吸沉浮之中。浮脉属于阳，沉脉属于阴，所以说，脉象有阴阳的区别。

问：心和肺都是浮脉，那么怎样来区分呢？

答：浮脉兼有或大或散之感的，就是心脉；浮脉兼有或短或涩之感的，就是肺脉。

问：肝和肾都是沉脉，那么怎样来区分呢？

答：牢而脉形直长的，就是肝脉；按之沉软，举指轻按而脉来疾速有力的，就是肾脉。脾居中焦，它的脉就涵在呼吸沉浮之中。掌握这几点就可以区别脉象的阴阳。

脉象有一阴一阳，一阴二阳，一阴三阳；又有一阳一阴，一阳二阴，一阳三阴。像这样说，难道寸口有六种脉象一齐搏动吗？

答：这样说，并不是说六种脉一齐搏动，而是说脉有浮、沉、长、短、滑、涩六种脉象。浮是阳脉、滑是阳脉，长是阳脉；沉是阴脉，涩是阴脉，短是阴脉。所云一阴一阳，是说脉来沉而兼滑；一阴二阳，是说脉来沉而滑长；一阴三阳，是说脉来浮滑而长之中，有时又出现沉象。所云一阳一阴，是说脉来浮而兼涩；一阳二阴，是说脉来长而沉涩；一阳三阴，是说脉来沉涩而短之中，有时又出现浮象。这些就要分别用各经（十二经）所在部位，以说明病的逆和顺。

五问：诊脉时，举按有轻有重，为什么这样说呢？

答：开始诊脉，指力如三粒大豆的重量，和皮毛有相感的脉象，是肺气；如六粒大豆的重量，和血脉有相感的脉象，是心气；如九粒大豆的重量，和肌肉有相感的脉象，是脾气；如十二粒大豆的重量，和筋相平的脉象，是肝气；按之至骨，把指略微上抬，就感到脉来急速有力的，是肾气。所以说，切脉在指法上是有轻有重的。

六问：脉象有阴盛阳衰，有阳盛阴虚，为什么这样说呢？

答：浮取它，感到脉象减弱细小，沉取它，感到脉象充实洪大。因此叫作阴盛阳虚。沉取它，感到脉象减弱细小，浮取它，感到脉象充实洪大。因此叫作阳盛阴虚。这就是所说阴阳虚实的意思。

七问：医经上说：少阳时令的脉搏，是忽大忽小，忽短忽长；阳明时令的脉搏，是浮大而短；太阳时令的脉搏，是洪大而长；少阴时令的脉搏，是细而长；太阴时令的脉搏，是紧细而又不足；厥阴时令的脉搏，是沉短而紧。这六种脉，是正常脉呢？还是病脉呢？

答：这些都是符合时令季节的旺脉。

问：它和时气的相应，是在哪些月，各旺多少天呢？

答：从冬至以后，遇到第一个甲子日，是少阳当旺的时期；再遇到第二个甲子日，是阳明当旺的时期；再遇到第三个甲子日，是太阳当旺的时期；再遇到第四个甲子日，是少阴当旺的时期；再遇到第五个甲子日，是太阴当旺的时期；再遇到第六个甲子日，是厥阴当旺的时期。每一当旺的时期，各为六十天，六六三百六十天，就成为一年。这就是三阳三阴在一年中当旺时日的大概情况。

八问：寸部脉正常，患者却死亡的，这怎么解释呢？

答：所有十二经脉，都连属于生气的本原。所谓生气的本原，是指两肾之间的动气。这是五脏六腑的本原，十二经脉的根原，呼吸功能的关键，三焦气化的发源地，又可称之为防御病邪侵袭的一种功能。因此说，生气是人体的根本，如果根本萎弱，那么，茎和枝叶也就都枯槁了。寸部脉正常而患者却死亡的，就是因为生气已先绝于内的原故。

九问：从脉象上，怎样区别和晓得脏腑的疾病呢？

答：数脉主腑病，迟脉主脏病。数脉就有热病，迟脉就有寒证。许多出现阳脉的多见热证，许多出现阴脉的多见寒证。因此可以区别脏腑的病变。

十问：一脏的脉象而变为十种脉象，这怎么解释呢？

答：这是五脏和五腑的病邪，相互乘袭传变的意思。例如心脉弦象明显的，是肝脏的病邪侵犯心，心脉弦象轻微的，是胆腑的病邪侵犯小肠。心脉大象明显的，是心的病邪自犯心脏；心脉大象轻微的，是小肠的病邪自犯小肠。心脉缓象明显的，是脾脏的病邪侵犯心；心脉缓象轻微的，是胃腑的病邪侵犯小肠。心脉涩象明显的，是肺脏的病邪侵犯心；心脉涩象轻微的，是大肠的病邪侵犯小肠；心脉沉象明显的，是肾脏的病邪侵犯心；心脉沉象轻微的，是膀胱的病邪侵犯小肠。五脏各有脏腑之邪相互乘袭影响，所以使一脏的脉象，往往能变为十种脉象。

十一问：医经上说：脉搏不满五十次而歇止一次，是一脏已没有生气，究竟是哪脏呢？

答：人在呼气的时候，是随心肺的阳分，向外排出；在吸气的时候，是随肝肾的阴分，向内深入。现在吸入的气，不能到达肾脏，只到肝脏就返回去了。所以知道一脏没有气的，是肾脏的生气先衰竭了。

十二问：医经上说：五脏的脉象，反映出内部医经虚损，而医者在针治时，反补其外部；五脏的脏象，反映出外部医经虚损，而医者在针治时，反补其内部。像这样内外虚损的情况，怎么来区别呢？

答：五脏脉医经虚损于内的，那是肝肾之气在内部已经虚损，而医者反去补其心肺。五脏脉已经虚损于外的，那是心肺之气在外部已经虚损，而医者反去补其肝肾。属阳的脏器虚损，反补实而不虚的阴脏；属阴的脏器虚损，反补实而不虚的阳脏，这就叫作补实泻虚，损耗不足而补益有余。象这样死亡的，是医生害了病人。

十三问：医经上说：看到病人所呈现的面色，而得不到和它相应的脉象，反而得到相克脉象的，就会死亡；得到相生脉象的，病也就会自然痊愈。面色和脉象应当参合相应，究竟如何运用于诊察呢？

答：五脏的颜色，都能显现于面部，也应当和寸口的脉象，尺肤的色泽相适应。例如病人面现青色，他的脉象就应当弦而带急；面现赤色，他的脉象就应当浮大而带散；面现黄色，他的脉象就应当中缓而带大；面现白色，他的脉象应当浮涩而带短；面现黑色，他的脉象应当沉软而带滑。这就是所说五色和脉象应当参合相应的情况。脉象数的，尺部的皮肤也显现热象；脉象急的，尺部的皮肤也显现紧急；脉象缓的，尺部的皮肤也显现弛缓；脉象涩的，尺部的皮肤也显现涩滞；脉象滑的，尺部的皮肤也显现滑利。

五脏各有其所属的音、色、气、味，还应该和寸口脉象、尺肤色泽相适应。如果不相适应的，就是有病了。假如面部发现青色，脉象浮涩而短，或是大而带缓，都是相克的脉象；脉象浮大而散，或是小而带滑，都是相生的脉象。医经上说：在察色、按脉、诊尺肤三方面，只知其一的是下工，能知其二的是中工，能知其三的是上工。上工医治十个病人中可治愈九个，中工医治十个病人中可治愈七个，下脉的跳动情况像这些，怎样去辨别和了解它所发生的病证呢？

十四问：脉有至脉和损脉，这怎么讲呢？

答：损脉和至脉，是这样区别的：一呼脉跳动两次的，叫作平脉；一呼脉动三次的，叫作离经；一呼脉动四次的，叫作夺精；一呼脉动五次的，叫作困；一呼脉动六次的，叫作命绝；这些就是所说至脉的现象。什么叫损脉呢？一呼脉跳动一次的，叫作离经；两呼脉动一次的，叫作夺精；三呼脉动一次的，叫作困；四呼脉动一次的，叫作命绝；这些就是所说损脉的现象。至脉致病，是从下向上传变的；损脉致病，是从上向下传变的。

问：损脉的病证是怎样呢？

答：一损是损害了肺所主的皮毛，表现为皮肤皱缩和毛发脱落；二损是损害了心所主的血脉，表现为血脉虚衰不足，不能营养五脏六腑；三损是损害了脾所主的肌肉，表现为肌肉消瘦，饮食的精微不能润泽肌肤；四损是损害了肝所主的筋，表现为筋弛缓，不能自动支持；五损是损害了肾所主的骨，表现为骨软无力，不能起床。和这种情况相反的，就是至脉的病证。病从上向下传变，到了骨软无力不能起床的程度就是死证；病从下向上传变，到了皮肤皱缩，毛发脱落的程度，也将成为死证。

问：治损的方法是怎样呢？

答：损伤了肺脏，当补益肺气；损伤了心脏，当调和营卫；损伤了脾脏，当调节饮食，适宜寒温；损伤了肝脏，当用甘药和缓其中；损伤了肾脏，当补益精气。这就是治疗虚损的方法。

脉有一呼跳动两次，一吸跳动两次；有一呼跳动三次，一吸跳动三次；有一呼跳动四次，一吸跳动四次；有一呼跳动五次，一吸跳动五次；有一呼跳动六次，一吸跳动六次；另有一呼跳动一次，一吸跳动一次的；有两呼跳动一次，两吸跳动一次的；有一呼一吸不跳动的，脉的跳动情况象这些，怎样去辨别和了解它所发生的病证呢？

答：脉搏一呼跳动两次，一吸跳动两次，搏动的力量不大不小，是正常的脉象。一呼脉跳三次，一吸脉跳三次，是刚开始得病。若寸部脉大，尺部脉小，就会发生头痛目眩；若寸部脉小，尺部脉大，就会发生胸膈满胀，呼吸短促。一呼脉跳四次，一吸脉跳四次，是病势将要加重，如脉现洪大的，会有烦躁满闷得苦楚；如脉现沉细的，会腹部疼痛；脉现滑象的，是伤于热邪；脉现涩象的，是受了雾露之邪。一呼脉跳五次，一吸脉跳五次，那是病人的病情相当严重。脉现沉细的，在夜里加重；脉现浮大的，在白天加重；如脉搏不大不小，虽然严重，还可以治疗，假使发现大小不一，那就难治了。一呼脉跳六次，一吸脉跳六次，是濒于死亡的脉象。如脉现沉细的，就会死在夜间；脉现浮大的，就会死在白天。一呼脉跳一次，一吸脉跳一次，叫作行尸，病人虽然还能行走，但仅是没有卧床不起，所以会这样，是由于气血都已不足的缘故。两呼脉跳一次，两吸脉跳一次，叫作无魂，这种无魂的病人，当走向死亡。

寸部有脉，尺部无脉，病人当呕吐，如不呕吐的，会致死亡。寸部无脉，尺部有脉，病情虽现危险，仍不致为害。所以这样，是因为病人有了尺脉，举比喻说，就象树木有根一样，树上的枝叶，虽然显出枯萎，只要根部存在，还会再生长的。木有根本，就自然还有生气，所以知道不会死的。

十五问：医经上说：春天的脉弦，夏天的脉钩，秋天的脉毛，冬天的脉石。这些是四季当令得旺脉呢？还是有病的脉象呢？

答：弦钩毛石的脉象，都是四季当令的旺脉。春天所以出现弦脉，是由于肝脏属东方木。初春万物开始生长，树木还没有长出枝叶，所以脉气来时，有濡弱而带长之象，因此叫作弦脉。

夏天所以出现钩脉，是由于心脏属南方火，为万物生长最旺盛的时候，树垂枝布叶，都是一头挂下来向下弯曲着，所以脉气来时，有来时疾速，去时迟缓之象，因而叫作钩脉。

秋天所以出现毛脉，是由于肺脏属西方金，万物生长到了收成的时候。草木的花叶，都是经秋而落，只有枝条还单独存在着，像人身上的毫毛一样，所以脉气来时，为轻虚而带浮象，因而叫作毛脉。

冬天所以出现石脉，是由于肾脏属北方水，为万物潜伏闭藏的季节，在隆冬的时候，水凝结得像石块一样，所以脉气来时，有沉濡而滑之象，因此叫作石脉。这就是四季当令得脉象。

问：四季的脉象，如果有了变化，会出现什么情况呢？

答：春天的脉应该是弦象，相反了，就是有病。

问：怎样是相反呢？

答：那脉气来时，搏动的实而有力，这叫作太过，主体表有病变；脉气来时，搏动的虚而微弱，这叫作不及，主体内有病。脉来厌厌聂聂，好象抚摩着榆荚，这叫作平脉；脉来较正常增加了实感而带滑象，像抚摩长竿一样，这叫作病脉；脉来急而坚硬，且特别有力，像刚张开的弓弦那样，这叫作死脉。春天的脉，微现弦象叫平脉；弦像多而冲和之胃气少的，叫病脉；多只有弦象而没有冲和之胃气，叫死脉。春天的脉，是以胃气为本的。

夏天的脉应该是钩象，相反了，就是有病。

问：怎样是相反呢？

答：那脉气来时，搏动的实而有力，这叫作太过，主体表有病变；脉气来时，搏动虚而微弱，这叫作不及，主体内有病变。脉来连续象环状，又象抚摩美玉，这叫平脉；脉来增加了快速，就象鸡举足疾走一样，这叫病脉；脉来前曲后直，好象抓着带钩那样，这叫死脉。夏天的脉，微现钩象，叫平脉；钩象多而冲和之胃气少的，叫病脉；只有钩象而没有冲和的胃气，叫死脉。夏天的脉，也是以胃气为根本的。

秋天的脉应该是毛象，相反了，就是有病。

问：什么是相反呢？

答：那脉气来时，搏动的实而有力，这叫作太过，主体表有病变；脉气来时，搏动虚而微弱，这叫作不及，主体内有病变。脉来轻软浮大，像车上的伞盖，稍用力按，就显更大似的，叫平脉；不上不下，像摩弄着鸡毛那样轻虚，叫病脉；按脉感到虚而索然，像风吹羽毛飘散的样子，叫死脉。秋天的脉，微现毛象，叫平脉；毛象多而冲和之胃气少的，叫病脉；只有毛象而没有冲和的胃气，叫死脉。秋天的脉，也是以胃气为根本的。

冬天的脉应该是石脉，相反了，就是有病。

问：什么叫相反呢？

答：那脉气来时，搏动实而有力，这叫作太过，主体表有病变；脉气来时，搏动的虚而微弱，这叫作不及，主体内有病变。脉来感到来时大、去时小，软滑而象雀嘴一样的，叫平脉；脉来象鸟啄食接连不断，其中微带曲形，叫病脉；脉来像解开绳索，而去时像以指弹石，叫死脉；冬天的脉，微现石象，叫平脉；石象多而冲和之胃气少的，叫病脉；只有石象而没有冲和的胃气，叫死脉。冬天的脉，也是以胃气为根本的。

胃是水谷汇聚之海，主储存人体的养料，所以四时脉象都以胃气作为根本。因此说胃气是四时脉象变化与疾病关系以及死生的重要关键。脾主中焦，在正常时，它的脉象平和，没有特殊的象征，到了脾气衰弱的时候，就会表现出来，脉来象雀之啄食那样，又象暗室里的水向下滴沥一样，这就是脾衰在脉象上的表现。

十六问：脉诊有三部九候的区别，有阴阳的辨别，有指法的轻重，有六十首，又有一脉随四时出现不同的变化等，距离古代医家的年代已很久远了，一般医者各以自己诊脉方法为是，究竟怎样去辨别它的是非呢？

答：这要观察其病，是有内证、外证之分的。

问：那病的内证、外证是怎样的呢？

答：假使诊得肝脉，患者在外证的表现，是好清洁，面色青，容易发怒；患者在内证的表现，是脐的左侧有动气，用手触按有坚硬感或疼痛，它的病证还有胸胁胀闷，不灵活，小便艰涩，大便困难，抽筋等。有这些内外症状的就是肝病，没有的就不是肝病。

假使诊得心脉，患者在外证的表现，是面色赤，口干，好发笑；患者在内证的表现，是脐上有动气，用手触按有坚硬感或疼痛，它的病证还有心中烦闷，心痛，手掌心发热，且有干呕的现象等。有这些内外症状的就是心病，没有的就不是心病。

假使诊得脾脉，患者在外证的表现，是面色黄，时常嗳气，多思虑，好厚味；患者在内证的表现，是脐部有动气，用手触按有坚硬感或疼痛；它的病证还有腹部胀满，饮食不消化，身体觉沉，关节疼痛，疲倦乏力，好睡眠，四肢不灵便等。有这些内外症状的就是脾病，没有的就不是脾病。

假使诊得肺脉，患者在外证的表现，是面色苍白，常打喷嚏，悲忧愁闷，不快乐，总想哭泣；患者内证的表现，是脐部右侧有动气，用手触按有坚硬感或疼痛，它的病证还有气喘咳嗽，恶寒发热等。有这些内外症状的就是肺病，没有的就不是肺病。

假使诊得肾脉，患者在外证的表现，是面色黑，常恐惧，常打呵欠；患者在内证的表现，是脐下有动气，用手触按有坚硬感或疼痛，它的病证还有气上逆，小腹部坚硬而痛，溏泄并且下坠，小腿寒冷而按之如冰等。有这些内外证候的就是肾病，没有的就不是肾病。

十七问：医经上说：患病或有死亡，或有不经治疗而自然痊愈，或有连年累月拖延不愈，那生死存亡的关键，可以通过切脉的方法而知道吗？

答：可以完全知道的。假如病人闭着眼睛，不愿见人的，脉象应当表现弦急而长的肝脉，如果反而出现浮短而带涩象的肺脉，就会死亡。

病人如张着眼睛，而又口渴，心胸部以下坚硬的，脉象应当表现坚实而数，如果反出现沉涩而微的脉象，就会死亡。

病人如吐血或鼻出血的，脉象应表现沉细，如果反见浮大而坚的脉象，就会死亡。

病人如胡言乱语，身体应当发热，脉象应见洪大，如出现手足发冷，脉象沉细而微的，就会死亡。

病人如腹部膨大而泄泻的，脉象应当见微细而涩，如出现坚大而滑的脉象，就会死亡。

十八问：脉有寸关尺三部，每部各有四经，手经有太阴肺经和阳明大肠经，足经有太阳膀胱经和少阴肾经，分别属于在上的寸部和在下的尺部。为什么这样说呢？

答：手太阴肺经和手阳明大肠经属金，足少阴肾经和足太阳膀胱经属水。金能生水，水性是向下流，而不能上，所以属于在下的尺部。足厥阴肝经和足少阳胆经属木，能生手太阳小肠经和手少阴心经的火，火性炎上，而不会向下，所以属于在上的寸部。手心主心包络经和手少阳三焦经的火，能生足太阴脾经和足阳明胃经的土，土的方位在中央，所以属于尺寸之间的关部。这些都是根据五行中子母相互生养的关系而来的。

问：脉有三部九候，各主什么部位的疾病呢？

答：所谓三部，就是寸关尺，所谓九候，就是在三部中，各有浮、中、沉三候。上部为寸脉，取法于天在上，主诊胸膈以上到头部所有的病；中部为关脉，取法于人在天地之间，主诊胸膈以下到脐部所有的病；下部为尺脉，取法于地的在下，主诊脐部以下到足部所有的病。分析这些部位是有次序的。

问：人感觉气不流畅，长时间内有了积聚病，可以通过切脉来知道吗？

答：诊察病人在右侧胁部有积聚之气，切脉觉到肺部脉有结象，结象严重，那积聚就严重；结象轻微，那积聚之气也就轻微。

问：在肺脉诊不到结象，而在右胁却有积聚之气，这是什么道理呢？

答：在肺脉虽没有出现结象，而右手脉象应当是沉伏的。

问：如在人体外部有了久治不愈的瘤疾，是用同样诊法呢？还是另有不同的诊法呢？

答：所谓结脉，是脉在搏动中有时出现一次歇止，没有一定规律，就叫作结脉。所谓伏脉，是脉气伏行在筋的下面。所谓浮脉，是脉气浮行在肌肉的上面。无论病是在左在右，在表在里，诊脉的方法都是这样。假使脉象出现结伏而体内没有积聚，脉象出现浮结而体外没有瘤疾，或相反的，内有积聚而脉象却未出现结伏，外有瘤疾而脉象也不出现浮结，这是脉象不与病证相符，或是病证不与脉象相符，都是可致死的病。

十九问：医经上说：脉象有逆有顺，男和女都有常规，但也会出现反的变象，这怎样解释呢？

答：男生于阳，寅在五行为木，属阳；女生于阴，申在五行为金，属阴。因此，男脉盛于关以上属阳的寸部，女脉盛于关以下属阴的尺部。所以男子的尺脉常现虚弱，女子的尺脉常规强盛，这是正常的情况。如果反常，男子就会遇到尺盛的女子脉象，女子就会遇到尺弱的男子脉象。

问：它所发生的病变是怎样的呢？

答：男子诊得女脉，是不足的虚证，病在内部，左侧遇到这样脉，病就在左侧，右侧遇到这样脉，病就在右侧，可随着脉象的部位来说明。女子诊得男脉，是有余的实证，病在四肢，左侧遇到这样脉，病就在左侧，右侧遇到这样脉，病就在右侧，也可随着脉象的部位来说明。这就是相反脉象的发病情况。

二十问：医经上说：脉象有隐藏，究竟隐藏在那一脏，才说是隐藏呢？

答：这是说阴脉阳脉有互相乘袭，互相隐伏的情况。脉在属阴的尺部，反见到浮滑而长的阳脉，就是阳脉乘袭阴部；虽然是阳脉，有时却夹有沉涩而短属阴的脉象，这叫作阳中伏阴。脉在属阳的寸部，反见到沉涩而短的阴脉，就是阴脉乘袭阳部；虽然是阴脉，有时却夹有浮滑而长属阳的脉象，这叫作阴中伏阳。

寸部和尺部都现阳脉，会发生狂病；尺部和寸部都现阴脉，会发生癫证。亡失阳气的，会妄见鬼神；亡失阴气的，会瞎了眼睛。

二十一问：医经上说：人已有了病态，在脉象上却不出现病脉，叫作生；脉象有病脉，而人不见病态的，叫作死。这怎么解释呢？

答：人的形体有了病态，在脉象上未见病脉，并不是脉象真的没有病，是说呼吸次数与脉搏次数不相符合啊。

二十二问：医经上说：十二经脉各有是动病，也各有所生病，每一条经脉，总是变为两种病候。这是什么道理呢？

答：医经上所说的动病，是气病；所生病，是血病。邪在气分的，气的病变就是是动病，气的功能，主要是温煦人体的；邪在血分的，血的病变就是所生病，血的功能，主要是滋养脏腑的。气滞而不能通畅运行，是气先有了病变；血壅塞而不能濡养滋润，是血在气以后有了病变。所以首先发生的为是动病，以后发生的为所生病。

从二十三问至二十九问讲经络

二十三问：手足三阴经和三阳经的长短尺寸，可以明白与否？

答：手三阳的经脉，从手指到头部的距离，左右六条各长五尺，五六合计共长三丈。

手三阴的经脉，从手指到胸中的距离，左右六条各长三尺五寸，三六得一丈八尺，五六得三尺，合计共长二丈一尺。

足三阳的经脉，从足趾到头部的距离，左右六条各长八尺，六八合计共长四丈八尺。

足三阴的经脉，从足趾到胸中的距离，左右六条各长六尺五寸，六六得三丈六尺，五六得三尺，合计共长三丈九尺。

人体在两足的阳跷脉和明跷脉，丛足踝到目部的距离，每脉各长七尺五寸，二七得一丈四尺，二五得一尺，合计共长一丈五尺。

督脉和任脉，各长四尺五寸，二四得八尺，二五得一尺，合计共长九尺。

人体的十二经脉，十五络脉，是从什么地方开始，到什么地方终止呢？

答：经脉是运行血气，贯通阴阳，以荣养全身的。它的循环是从中焦开始，流注到手太阴肺经和手阳明大肠经；再从手阳明大肠经，流注到足阳明胃经和足太阴脾经；从足太阴脾经，再流注到手少阴心经和手太阳小肠经；又从手太阳小肠经，流注到足太阳膀胱经和足少阴肾经；从足少阴肾经，再流注到手厥阴心包络经和手少阳三焦经；然后又从手少阳三焦经流注到足少阳胆经和足厥阴肝经；最后从足厥阴肝经，仍转流注到手太阴肺经。

十五别络，都和经脉同出一源，连结得像圆环，找不着头，相互循环，使气血灌溉全身，会集在寸口、人迎，可以通过对它的诊察来处理百病，决断死生。

问：医经上说：懂得脉气的终始，就可以判明阴阳是否协调。这怎样解释呢？

答：脉气的终始，是脉法的纲领。寸口和人迎的部位，是和阴阳各经的脉气贯通而像潮水的不息，又像圆环那样的循环周转，所以说是脉气的开始。所谓脉气终止，是说三阴三阳经的脉气已绝，脉气绝，就会死亡，而在临死前，各有不同的象征，所以说是脉气的终止。

二十四问：手足三阴经和三阳经的经气已经竭绝，推测会出现什么证候，可以知道它的好坏吗？

答：足少阴经气竭绝，就会形成骨髓枯槁。足少阴肾经是比类于冬藏的经脉，它是深伏内行而具有温养骨髓作用的。如果骨髓得不到肾气的温养，就会使肌肉不能和骨接触，骨肉两者不能挨近，就会有肉软而萎缩的现象。肉软而又萎缩，就会感到牙齿象长了一些，并出现牙垢，头发也不光泽了。头发不光泽，也就是骨已先死的象征，这种病，逢戊日加重，逢己日死亡。

足太阴经气竭绝，则经脉之气不能营养口唇。口唇的表面，是测知肌肉荣枯的依据。脾的经脉不能输布营养，肌肉便不会光滑润泽；肌肉已不光滑润泽，就会人中沟变浅，人中沟变浅，口唇就会外翻。口唇外翻，也就是肉已先死的象征。这种病，逢甲日加重，逢乙日死亡。

足厥阴经气竭绝，筋就会抽缩，牵引睾丸和舌。足厥阴经是属于肝脉。肝脏是与筋相配合的。筋，会聚在外生殖器而又联络于舌根，所以肝的经气得不到营养，就会使筋拘缩挛急；由于筋的拘缩挛急，就会牵引睾丸和舌，因之出现舌卷和睾丸上缩的症状，这就是筋已先死的象征。这种病，逢庚日加重，逢辛日死亡。

手太阴经气竭绝，皮毛就会憔悴。手太阴经，是属于肺的经脉，它能运行精气以温养皮毛。如肺气不能输布营养，则皮毛就会憔悴；皮毛憔悴，是由于津液丧失；津液丧失，就会使皮毛和关节受到损伤；皮毛、关节受伤，就显示出皮肤枯槁、毫毛折断的状况。毫毛折断，也就是经气先死的象征，这种病，逢丙日加重，逢丁日死亡。

手少阴经气竭绝，则血脉的运行不能通畅；血脉不通，则血液不能周流运行；血液不能周流运行，肤色就失去了光泽，所以面色呈现出黑里带黄，这就是血先死的象征。这种病，逢壬日加重，逢癸日死亡。

手足三阴经的经气都已竭绝，眼球就会翻转，眼睛闭合。眼睛闭合，是表示神志已经丧失。神志丧失，就是神志已先死了。所以死的时候，就闭合了眼睛。

六阳经的经气都已竭绝，就会使阴和阳两相分离。因为阴阳之气相离，则皮肤的毛孔不固，精气外泄，从而流出了绝汗，汗出像连串的珠子，转动在皮肤上而不流滴，这是气先死的象征。在早晨发现这样危象，可以预测当晚会死；在晚上发现这样危象，可以预测在次晨会死亡的。

二十五问：人体有十二经脉，五脏六腑合起来只有十一个，那所余的一经，是什么脏器的经脉呢？

答：这所余的一经，是指手少阴心经与手厥阴心包络经的别脉，心包络和手少阳三焦互为表里，都是只有名称，而没有实体的，所以说经脉共有十二。

二十六问：经脉有十二、络脉有十五，所余的三络，是什么经脉的络呢？

答：有阳络，有阴络，有脾脏的大络。阳络，是连属于阳跷的络脉，阴络，是连属于阴跷的络脉。因此络脉共有十五。

二十七问：经脉中有奇经八脉。这怎么解释呢？

答：在经脉中，有阳维、阴维、阳跷、阴跷，有冲脉、督脉、任脉、带脉，所有这八脉，都不限制在十二经脉范围之内，所以称它为奇经八脉。

问：经脉有十二，络脉有十五，所有这二十七经络的脉气，是相互在周身上下运行，为什么单有奇经不限制在十二经脉之内呢？

答：古代圣人计划开掘沟渠，疏通水道，是为了防备意料不到的水灾。天降大雨，就会使沟渠里的水溢外流，大量的雨水泛滥妄行。当这个时候，圣人也不能再计划把水堵住。这好像奇经流溢一样，十二经是不能限制它的。

二十八问：这奇经八脉，既然不限制在十二经范围之内，那么，它的循行都是从哪里起始，又和哪些部位连接呢？

答：督脉，起于长强穴下的会阴部，靠着脊柱里面，直上到风府穴，进入脑部。

任脉，起于中极穴的下面，向上到阴毛处，沿着腹腔内部，再上行经过关元穴，到咽喉部。

冲脉，起于气冲穴，并行于足阳明胃经之内，夹脐旁的两侧上行，到胸部就分散了。

带脉，起于侧胸的季胁部，环绕腰腹一周。

阳跷脉，起于足跟，沿着足外踝向大腿外侧上行，进入项上部的风池穴。

阴跷脉，也起于足跟，沿着足内侧向大腿内侧上行，入咽喉，和冲脉互相灌注。

阳维、阴维脉，接连着联络周身的经脉，因此阳维脉起始于各阳经的会合之处，阴维脉起始于各阴经的相交之处。这阳维、阴维二脉，就是气血充溢，也是不能灌溉各条经脉的。即使人体经脉之气极盛，进入奇经八脉，也不会循着经脉的通路而还回的。所以十二经脉，是不能拘限奇经八脉的。如果八脉受到病邪的侵袭，便会发生肿热，就应该用砭石刺中肿处，而去其热。

二十九问：奇经八脉所发生的病变是怎样的？

答：阳维脉是联系着全身的阳经，阴维脉是联系着全身的阴经。阴维和阳维如不能相互联系，就会使人感到精神不痛快，失意、倦怠乏力，在动作上不能由自己来控制。如果阳维脉单独发病，就患怕冷发热；阴维脉单独发病，就患心痛。阴跷脉发生病变，会在属阳的外侧表现弛缓，而属阴的内侧却表现拘急；阳跷脉发生病变，在属阴的内侧表现弛缓，而属阳的外侧却表现拘急。冲脉发生病变，会使气逆上冲，而感到腹内胀急不舒。督脉发生病变，会出现脊柱强直，甚致发生昏厥。任脉发生病变，患者的腹内，苦于结滞不爽，在男子可发生七种疝气，在女子容易成为瘕聚之证。带脉发生病变，苦于腹中胀满，腰部纵缓无力，好象坐在冷水里面。这些，就是奇经八脉发生病变时所出现的证候。

从三十问至四十七问讲脏腑

三十问：营气的运行，是否常和卫气相随而行呢？

答：医经上说，人体接受精微之气，是来源于水谷。水谷进入胃中，然后它化生的精微传布到五脏六腑，从而使五脏六腑都能得到营养物质的供应。其中清的称为卫气，浊的称为营气，营气流行在脉中，卫气流行在脉外，在全身里运转不止，一日一夜分别循行五十周次后，再总的会合一次，如此阴阳互相贯通，好像圆环没有头儿一样，因此知道营气和卫气是相随而运行的。

三十一问：三焦承受什么？专主什么？它的部位从哪里开始到哪里终止？它的针治，常在什么部位？这些，可以讲明白吗？

答：三焦，是水谷出纳运化的道路，也是人体气机活动的终始。上焦的位置，在心下，向下到横膈膜，在胃上口；它的功能，专主纳入而不排出，它的针治部位在膻中。中焦的位置，在胃中脘，不偏上，不偏下；它的功能，主要是消化饮食物，它的针治部位，在肚脐的两旁。下焦的位置，恰是膀胱上口；它的功能，主要是分别清浊，专主排出而不纳入，故有传导水谷的功用。所有这上中下三部合起来，就叫作三焦。

三十二问：五脏都是相等的，而心、肺两脏的位置，却在膈膜的上面。这是什么道理呢？

答：心主血液循环，肺主周身之气，血行脉中，气行脉外，两者随行周身上下，这称为营卫。它们分别流行于经络之中，运转于躯体之外，所以使得心肺都在横膈的上面。

三十三问：肝为青色，比象于木；肺为白色，比象于金。肝入水会下沉，但木在水里却是浮的；肺入水会上浮，但金在水里却是沉的。这里面的意义，将怎样来解释呢？

答：肝不是单纯的木，它在十天干中属于阴性的乙木，在五音之中属于角音，是和阳性的庚金相配。从大处说，是阴阳的互根，从小处说，是夫妇的配合。乙木消散了它微弱的阳气，而吸收了庚金的微弱阴气，由于乐意从金而带有金性，金旺于秋，所行的阴道较多，阴性向下，所以使得肝在水里就要下沉了。

肺不是单纯的金，它在十天干中属于阴性的辛金，在五音之中属于商音，是和阴性的丙火相配。从大处说，是阴阳的互根，从小处说，是夫妇的配合。辛金消散了它微弱的阴气，婚配于丙火。由于乐意从火而带有火性，火旺于夏，所行的阳道较多，阳性向上，所以使得肺在水里就会上浮了。

肺热则清肃之令不行，又会下沉；肝热则木火之性太燔，又会上浮，那又是什么道理呢？因此可知，辛金仍当归并于庚金，恢复了金质下沉的本性；乙木仍当归并于甲木，恢复了木质上浮的本性。

三十四问：五脏各有所主的声、色、气、味、液，可以讲明白吗？

答：《十变》书中说：肝所主的颜色是青的，它的气为臊气，它的味为酸味，它的声音为呼叫，它所化生的液体为泪。

心所主的颜色是赤的，它的气为焦气，它的味为苦味，它的声音为笑，它所化生的液体为汗。

脾所主的颜色是黄的，它的气为香气，它的味为甜味，它的声音为歌唱，含所化生的液体为涎。

肺所主的颜色是白的，它的气为腥气，它的味为辣味，它的声音为哭泣，它所化生的液体为涕。

肾所主的颜色是黑的，它的气为腐气，它的味为咸味，它的声音为呻吟，它所化生的液体为唾。这些就是五脏所主的声音、颜色、臭气、味道和液体。

问：五脏中藏有七种名称的神，各脏所藏的是那一种神呢？

答：脏是神气所藏的处所。那就是肝藏魂、肺藏魄、心藏神、脾藏意和智、肾藏精和志。

三十五问：五脏各有一定的部位，与其所相合的腑，都比较接近。但心肺两脏距其相合的小肠、大肠两腑却比较远。这是什么道理呢？

答：医经上说：心主营、肺主卫，两者俱有通行阳气的功能，因此位居膈上。大肠、小肠是传导浊阴之气而下行的，因此位居膈下。所以它们的距离就比较远了。

问：又各腑都属于阳，当是清净的所在，而实际上大肠、小肠、胃和膀胱都是受纳秽浊不净之物，它的意义又是什么呢？

答：各腑皆属于阳，这是对的。若把它们都称为清净之处，是不对的。医经上说，小肠是接受腐熟的水谷之腑；大肠是传泻糟粕之腑；胆是清净不浊之腑；胃是受纳和消化饮食物之腑；膀胱是蓄藏水液之腑。属于腑的性质和功能，应该没有两样的名称。但它的功能不同，如果都称为清净之处，那就不对了。

根据五脏所主的颜色，小肠叫作赤肠，大肠叫作白肠，胆叫作青肠，胃叫作黄肠，膀胱叫作黑肠，所有这些腑都是属于下焦之气所管理的。

三十六问：五脏各只有一个，独有肾脏是两枚。这是什么道理呢？

答：肾脏有两枚，并不是都称为肾，在左边的称为肾，在右边的称为命门。命门，是全身精气和神气所在的地方，也是原气所维系的地方，男子用以蓄藏精气，女子用以维系胎胞，因此知道肾脏仍只有一个。

三十七问：五脏的精气，从那里出发，达到什么地方，可以讲明白吗？

答：五脏的功能活动，经常联系到头面的七窍。所以肺的精气上通于鼻，鼻的功能正常，就能辨别气味的香臭；肝的精气上通于眼，眼的功能正常，就能察看颜色的黑白；脾的精气上通于口，口的功能正常，就能尝辨五谷的滋味；心的精气上通于舌，舌的功能正常，就能辨别酸、苦、甘、辛、咸等五味；肾的精气上通于耳，耳的功能正常，就能分辨角、征、宫、商、羽等五音。五脏的功能失常，就会导致七窍不通；六腑的功能失常，就会使气血留滞郁结而发为痈疡。

病邪侵袭到六腑，就会导致阳脉失调；阳脉失调，就会使气行留滞；气行流通不畅，就会使阳脉偏盛。病邪侵袭到五脏，就会导致阴脉失调；阴脉失调，就会使血行留滞；血行流通不畅，就会使阴脉偏盛。阴脉之气过于旺盛，使阳脉之气不得相互营运，就叫作关；阳脉之气过于旺盛，使阴脉之气不得相互营运，就叫作格。如果阴阳二气都偏盛了，使阴阳内外之间不能相互营运，就叫作关格。有了关格现象，就不能活到应享的寿命而早亡。

问：医经上说：精气只能流行于五脏，而不能营运到六腑，这是什么道理呢？

答：精气的运行，像水的流动一样，是没有一刻息止的，所以阴脉的精气营运于五脏，阳脉的精气却营运于六腑，像圆环一样没有起止点，也无法计算它流转的次数，总是周而复始地循环着，那流畅充盈之气，在内温养五脏六腑，在外濡润肌表皮肤。

三十八问：属脏的器官只有五个，属腑的器官却有六个。这是什么原因呢？

答：腑的器官，所以有六，是说其中有三焦在内的。三焦具有原气之别使的作用，主持周身脏腑经脉等所有的气化活动，是只有名称而没有形态的，它的经脉属于手少阳经，这是五脏之外的一个腑，所以说腑有六个。

三十九问：医经上说：腑的器官只有五个，脏的器官却有六个。这是什么道理呢？

答：所说的六腑，其实就只有五腑。五脏也有称它六脏的，就是因为肾有两脏，在左边的是肾，在右边的是命门。命门，是全身精气和神气所居住的地方，男子用来蓄藏精气，女子用来维系胎胞，其气与肾相通，因此说脏有六个。

问：至于六腑为什么说只有五腑呢？

答：五脏各有与它配合的一腑，三焦虽然也称为一腑，但并不和五脏相配，所以说只有五腑。

四十问：医经上说：肝主色、心主气、脾主味、肺主声、肾主液。那么鼻为肺之窍，是肺的外候，肺主声，但它反而只能辨别香臭；耳为肾之窍，是肾的外候，肾主液，但它反而只能听察声音，它的意义究竟是什么呢？

答：肺属于西方的金，按五行消长的规律，金是生于巳的，巳属南方火，火比象于心，因为心主臭，所以使肺窍的鼻，能够有辨别香臭的功能了；肾属于北方的水，按五行消长的规律，水是生于申的，申属西方金，金比象于肺，因为肺主声，所以使肾窍的耳，能够有听察声音的功能了。

四十一问：肝脏独生有两叶，这是和什么事物相应的？

答：肝脏属于东方的木，木属于春，这时万物开始萌芽生长，它还是幼小的，好象没有什么接近的。当时的气候，离开冬季尚近，距离夏季不远，介于冬夏之间，像有两心一样。所以肝有两叶，是和草木幼苗，由一粒种子分裂为两叶的现象相应的。

四十二问：人体肠胃的长短，受纳水谷的容量多少，各有什么定数吗？

答：胃的周长一尺五寸，直径五寸，长度二尺六寸。横着尺许的容量，可受纳水谷三斗五升，其中经常留存着食物二斗，水液一斗五升。

小肠的周长二寸半，直径八分又一分的三分之一，长二丈二尺。它的容量，可受纳谷物二斗四升，水液六升三合又一合的三分之二。

回肠的周长四寸，直径一寸半，长二丈一尺。它的容量，可受纳谷物一斗，水液七升半。

广肠的周长八寸，直径二寸又一寸的三分之二，长二尺八寸。它的容量，可受纳谷物的糟粕九升三合又一合的八分之一。

如上所述，所以肠胃共长五丈八尺四寸，合计可受纳水谷八斗七升六合又一合的八分之一，这就是肠胃的长短和所受纳水谷的总数。

肝重四斤四两，左面有三叶，右面有四叶，共有七叶。它在精神意志方面的功能，是主藏魂的。

心重十二两，其中有七孔三毛，受纳精汁二合。它在精神意识活动方面的功能，是主藏神的。

脾重二斤三两，扁阔三寸，长五寸，附有散膏半斤，主包裹血液，温养五脏。它在精神意识活动方面的功能，是主藏意的。

肺重三斤三两，有六叶两耳，共为八叶。它精神意识活动方面的功能，是藏魄的。

肾有两枚，重一斤一两。它在精神意识活动方面的功能，是藏志的。

胆在肝的短叶之间，重三两三铢。受纳精汁三合。

胃重二斤二两，纡曲屈伸的长度是二尺六寸，周长一尺五寸，直径五寸。受纳食物二斗，水液一斗五升。

小肠重二斤十四两，长三丈二尺，阔二寸半，直径八分又一分的三分之一，向左旋转重叠有十六个弯曲。受纳食物二斗四升，水液六升三合又一合的三分之二。

大肠重二斤十二两，长二丈一尺，阔四寸，直径一寸，在脐下向右旋转有十六个弯曲，受纳食物一斗，水液七升半。

膀胱重九两二铢，纵阔九寸，贮盛小便九升九合。

口阔二寸半，从口唇到齿的长度是九分，牙齿向后到会厌，深度是三寸半，其大有五合的容量。

舌重十两，长七寸，阔二寸半。

咽门重十两，阔二寸半，从它到胃的长度是一尺六寸。

喉咙重十二两，阔二寸，长一尺二寸，计有九节。

肛门重十二两，周长八寸，直径二寸又一寸的三分之二，长二尺八寸，受纳食物的滓渣九升三合又一合的八分之一。

四十三问：人不进食，到了七天就会死去。这是什么道理呢？

答：人的胃中常有留存的食物二斗，水液一斗五升。因此健康人每日大便两次，每次排便量是二升半，一天中就要排出五升，七天是三斗五升，就使所存的水谷糟粕排泄净了。所以，健康人七天不进饮食而致死亡，就是因为水谷所化生的精气和津液都已竭尽了。

四十四问：人身有七个冲门，是在什么地方？

答：口唇称作飞门。牙齿称作户门，会厌称作吸门，胃称作贲门，胃的下口称作幽门，大肠小肠的交会处称作阑门，在消化道最下端的肛门，称作魄门。这七个都是消化系统和呼吸系统中的重要部位，所以称作七冲门。

四十五问：医经上所说的八会，是指的什么？

答：六腑之气会聚在中脘穴，五脏之气会聚在章门穴，筋之会聚在阳陵泉穴，髓之会聚在绝骨穴，血之会聚在膈俞穴，骨之会聚在大杼穴，脉之会聚在太渊穴，气之会聚在上焦（膻中穴），这就叫作八会。凡由热邪所引起的内部病变，都可以取其所会聚的穴位进行治疗。

四十六问：老年人卧床而不易睡着，少壮年的人熟睡而不易醒，是什么道理呢？

答：医经上说：少年和壮年的人，气血充盛，肌肉滑利，气道通畅，营气卫气的运行不违背常度，所以在白天精神饱满，夜间睡着就不易醒。老年人的气血已衰，肌肉不滑利，气道不通畅，所以在白天的精神不够充足，夜里也就不能熟睡。从而知道老年人在夜间不易入睡的原因了。

四十七问：人的面部独耐受寒冷的刺激，是什么原因呢？

答：人的头部，是手足三阳经脉聚会的地方。手足三阴经脉都是行到颈部和项部就不再上行了。只有手足三阳经脉，都要上行到头面部，所以使面部能够耐寒，不怕寒气的刺激。

从四十八问至六十一问讲病

四十八问：人有三虚三实，是指哪些情况说呢？

答：就是指脉象有虚实，病证有虚实，诊候有虚实。所谓脉象的虚实，一般是细软无力的属虚，牢而有力的属实。所谓病证的虚实，一般是从内传变外出的属虚，从外传变内入的属实；能言语的属虚，不能言语的属实；进展徐缓的慢性病属虚，骤然发作的急性病属实。所谓诊候的虚实，即有痒的感觉属虚，有痛的感觉属实；外表有疼痛，而体内仍感舒适的，属于外实内虚；体内有疼痛，而外表仍感舒适的，属于内实外虚。因此说有三虚三实。

四十九问：疾病的形成，有由于正经自病的，也有为五邪所伤的，怎样来区别呢？

答：医经上说：过度的忧愁思虑，就会伤害心脏；形体受寒，饮食寒冷，就会伤害肺脏；恨怒交加，气逆上行，只上冲而不下降，就会伤害肝脏；饮食不节，劳倦过度，就会伤害脾脏；久坐在潮湿的地方，过分用力之后，再浴于水中，就会伤害肾脏。这些就是正经自病的概况。

问：什么叫作五邪呢？

答：有感受风邪的，有伤于暑邪的，有为饮食和劳倦所伤的，有伤于寒邪的，有感受湿邪的，这就叫作五邪。

问：假使心经发生病变，怎名就知道是感受风邪而得病的呢？

答：患者的面部应该显现赤色。为什么这样说呢？因为肝主五色，可从颜色方面来察知五脏受病的情况。病邪自入于肝就呈现青色，如侵入于心就呈现赤色，侵入于脾就呈现黄色，侵入于肺就呈现白色，侵入于肾就呈现黑色。由于肝邪传入于心，所以知道在面部应该出现赤色的。同时它在证候方面，可兼有身体发热和胁下胀满疼痛；它的脉象，也会出现心脉浮大和肝脉弦象。

问：根据什么可知是伤于暑邪而得病的呢？

答：患者应该厌恶焦糊之气。为什么这样说呢？因为心是主五气的，可从气的方面来察知五脏受病的情况。病邪自入于心，就会厌恶糊气；入脾就会厌恶香气；入肝就会厌恶臊气；入肾就会厌恶腐气；入肺就会厌恶腥气。因此知道心经的病变由于伤暑而得的，当有厌恶焦糊之气的特征。同时它在证候方面，可以并发身热与烦躁、心痛；它的脉象，也会出现浮大而散。

问：根据什么可知是饮食不节及劳倦过度而得病的呢？

答：患者应该喜食苦味。为什么这样说呢？因为脾主五味，可从味的爱好方面来察知五脏受病的情况。病邪侵入肝，喜好食酸味；侵入心，喜好食苦味；侵入肺，喜好食辛味；侵入肾，喜好食咸味；自入于脾，喜好食甘味。因此知道脾邪如侵入心，就会有喜食苦味的特征。同时它在证候方面，可见到身热、身体困重、嗜卧及四肢屈伸不便；它的脉象，也会出现浮大而缓。

问：根据什么可知是伤于寒邪而得病的呢？

答：患者当有胡言乱语的表现。为什么这样说呢？因为肺主五声，可从声音方面来察知五脏受病的情况。病邪侵入肝，会发出呼叫声；侵入心，会有胡言乱语；侵入脾，会发出象歌唱的声音；侵入肾，会发出呻吟声；自入于肺，会发出哭泣声。因此知道肺邪侵入于心，就会有胡言乱语的特征。同时它在证候方面，可见到身热、战栗怕冷，甚至有气喘咳嗽；它的脉象，也会出现浮大而兼有涩象。

问：根据什么可知为湿邪所伤而得病的呢？

答：患者当常有汗出不止的现象。为什么这样说呢？因为肾主五液，可从水液方面来察知五脏受病的情况。病邪侵入肝，会流泪；侵入心，会出汗；侵入脾，会流涎；侵入肺，会流涕；自入于肾，会唾唾。因此知道肾邪侵入于心，会有汗出不止的特征。同时，它在证候方面，可见到身热，少腹部疼痛，足胫寒而逆冷；它的脉象，也会出现沉濡而兼有大象。以上这些就是诊察为五邪所伤的大法。

五十问：侵袭人体致病的外邪，有的叫虚邪，有的叫实邪，有的叫贼邪，有的叫微邪，有的叫正邪，这些应当怎样来区别呢？

答： 从生我之脏传来的称为虚邪，从我生之脏传来的称为实邪，从克我之脏传来的称为贼邪，从我克之脏传来的称为微邪，由本脏之邪发病的称为正邪。为什么这样说呢？假使以心脏发生病变为例，当心脏被风邪所伤而得病的（风伤肝，肝木为心火之母，属生我），就是虚邪；被暑邪所伤而得病的（暑属火，与心火同类，属本脏自病），就是正邪；被饮食劳倦所伤而得病的（饮食劳倦伤脾，脾土为心火之子，属我生），就是实邪；被寒邪所伤而得病的（寒伤肺，肺金为心火所克，属我克），就是微邪；被湿邪所伤而得病的（水湿伤肾，心火为肾水所克，属克我），就是贼邪。

五十一问： 病人有的想要得到温暖，也有的想要得到寒凉；有的愿意见人，也有的不愿意见人，这些情况，各不相同，究竟属于哪脏哪腑的病呢？

答： 病人愿要得到寒凉又想要见人的，这是属于腑的病；病人愿要得到温暖又不想见人的，这是属于脏的病。为什么这样说呢？因为六腑属阳，阳病主热，所以想要得到寒凉，而又想要见人；五脏属阴，阴病主寒，所以想要得到温暖，又想要闭着门户，独自居住，怕听到旁人的声音。因此，就根据这些，以区别、了解属脏或属腑的病。

五十二问： 腑或脏发生病变，在发病原因上是相同的吗？
答： 是不相同的。
问： 它们不同的区别又怎样的呢？
答： 属脏的病，静止在某处而不移动，它的病位是不会变动的；属腑的病，有一种似有若无之气，奔动作响，忽上忽下地往来流动着，没有固定的所在。所以根据这些情况，可以知道属脏属腑的病，在根本上是不同的。

五十三问： 医经上说：五脏的病以次相传的，主死；间隔一脏相传的，主生。这是什么道理呢？

答：所谓次传，是传其所克的脏。间脏，是传其所生的子脏。为什么这样说呢？假使心脏的病传给肺，肺传给肝，肝传给脾，脾传给肾，肾传给心，每一个脏不能再传，所以说以次传变的，预后多不良。间脏，是传其所生的子脏，假使心脏的病传给脾，脾传给肺，肺传给肾，肾传给肝，肝传给心，这是母脏与子脏之间的相传，终而复始，连续着像圆环一样没有止端，所以说这样的传变预后多良好。

五十四问：五脏的病难治，六腑的病容易治，这是什么道理呢？

答：五脏病所以难治的缘故，是因为要传变到所克的一脏，六腑病所以易治的缘故，是因为由母脏传变到子脏。这和前所说的次传、间传，是同一法则的。

五十五问：病有的叫作积，有的叫作聚，怎样来区别呢？

答：积，是属于阴血为病；聚，是属于阳气为病。而阴性的特征，是沉而伏的；阳性的特征，是浮而动的。由有形的阴血所积聚而生的病，叫作积；由无形的阳气所聚合而成的病，叫作聚。所以积病是属阴的五脏所生；聚病是属阳的六腑所成。因为积是属于阴血的病变，它在开始发生时，就有固定的部位，疼痛也不离患部的范围，它的形态在上下有起止，左右也有边缘。这就叫作积。聚是属于阳气的病变，它在开始发作时，就没有什么形质，或上或下，并无一定停留部位，疼痛也没有固定的处所，这就叫作聚。所以从这些症状中，就可分辨出是积病还是聚病。

五十六问：五脏的积病，各有它的名称吗？是从哪月哪日得病的呢？

答：肝脏的积病，名叫肥气，发生在左侧胁下，有肿块突出，形状好象扣着一块瓦，上下象有头足，日久好不了，病人就会发生咳嗽气逆、疟疾，经年累月不容易治愈，这种积病是在季夏戊己日所得的。为什么这样说呢？因为肺金的病邪传到肝木，肝木本当传到脾土，但脾土恰巧在季夏是当旺的时候，是不易受邪的，肝的病邪既不能传给脾，再打算传回肺去，肺又不肯接受，因此就滞留郁结在肝而成为积病了。所以知道肥气是在季夏属土的戊己日得病的。

心脏的积病，名叫伏梁，发生在脐部上方，上述心胸以上的部位，突起的形状像胳膊杵在那里，日久好不了，病人就会发生心中烦乱、心痛，这种积病是在秋天庚辛日所得的。为什么要这样说呢？因为肾水的病邪，会传到心火，心火本当传到肺金，但肺金恰巧在秋天是当旺的时候，当旺之时，是不易受邪的，心的病邪既不能转传给肺，再打算转回肾脏，肾脏又不肯接受，因此就滞留郁结在心脏而成为积病了。所以知道伏梁是在秋天属金的庚辛日得病的。

脾脏的积病，名叫痞气，发生在胃脘部位，有肿块突出，形状的大小像盖着盘子一样。日久好不了，病人就会四肢不便屈伸，发黄疸，饮食物的营养不能润泽肌肤，这种积病是在冬天壬癸日所得的。为什么要这样说呢？因为肝木的病邪，会传到脾土，脾土本当传到肾水，但肾水恰巧在冬天是当旺的时候，当旺之时，是不易受邪的，脾的病邪既不能传给肾，再打算传回肝脏，肝脏又不肯接受，因此就滞留郁结在脾脏而成为积病了。所以知道痞气是在冬天属水的壬癸日得病的。

肺脏的积病，名叫息贲，发生在右胁以下，有硬块突起，形状的大小好像扣着的杯子一样。日久好不了，病人就会出现怕冷、气喘、咳嗽，以致发生肺痈，这种积病是在春天甲乙日所得的。为什么要这样说呢？因为心火的病邪，会传到肺金，肺金本当传到肝木，但肝木恰巧在春天是当旺的时候，当旺之时，是不易受邪的。肺的病邪既不能传给肝，再打算传回心脏，心脏又不肯接受，因此就滞留郁结在肺脏而成积病了。所以知道息贲是在春天属木的甲乙日得病的。

肾脏的积病，名叫贲豚，肿块发生在小腹部，上端达到心部的下方，像猪在受惊后奔突的状态，上下没有定时。日久好不了，病人就会发生气喘上逆，骨骼痿弱，气短等症，这种积病，是在夏天丙丁日所得的。为什么要这样说呢？因脾土的病邪，会传到肾水，肾水本当传给心火，但心火恰巧在夏天是当旺的时候，当旺之时，是不易受邪的。肾的病邪既不能转传给心，再打算传回脾脏，脾脏又不肯接受，因此就滞留郁结在肾脏而成为积病了。所以知道贲豚是在夏天属火的丙丁日得病的。以上这些，就是辨别五脏积病的主要法则。

五十七问：泄泻证总共有几种，都有名称吗？

答：泄泻证，约有五种，它的名称各不相同，有胃泄、脾泄、大肠泄、小肠泄、大瘕泄。

胃泄的症状，是饮食不能消化，大便的颜色发黄。

脾泄的证状，是腹部胀满，泻时像水注一样，进食就要呕吐上逆。

大肠泄的症状，是在进食以后腹中感到急迫，大便的颜色发白，肠中有鸣响声，并像刀切一样的疼痛。

小肠泄的症状，是大便时会排出脓血，少腹部疼痛。

大瘕泄的症状，是急迫欲便而肛门重坠，屡次登厕而不能通畅排便，腹中疼痛。这些就是辨别五泄证的主要法则。

五十八问：伤寒病有几种，它们的脉象各有不同的变态吗？

答：伤寒病有五种，有中风，有伤寒，有湿温，有热病，有温病，它们发病的症状是各不相同的。中风的脉象，是寸部浮而滑，尺部细软而弱；湿温的脉象，是寸部软而弱，尺部细小而急；伤寒的脉象，是尺部寸部都现出有力而且紧涩；热病的脉象，是尺部寸部都现浮脉，轻取兼现滑象，重按就又显出散的现象；温病的脉象，因为病邪散行于各经，不容易辨别是哪条经的脉动，所以必须审察病情，各随着病变所在的经脉，按取它的脉象。

问：治疗伤寒，有用了发汗法使汗出而病愈的，如用了泻下法，却会造成死亡；也有用发汗法，由于汗出而致死亡，而用了泻下法，却能治愈的。这是什么道理呢？

答：患者阳虚阴盛，用了发汗法，汗出之后，就会痊愈；如用泻下法，则使外邪内陷而造成死亡。若患者阳盛阴虚，用了发汗法，因汗出津竭而死亡；如用泻下法，就会痊愈。

问：属于恶寒发热的病证，诊察它应该怎样呢？

答：寒热在皮表的，皮肤灼热，不能贴近席面，毛发憔悴，鼻中干燥，无汗；寒热在肌肉的，肌肉灼痛，唇舌干枯，无汗；寒热在骨的，全身都没有安适之处，汗出如水注一样而不息止，齿根干枯、疼痛。

五十九问： 狂病和癫病，怎样来区别呢？

答：狂病在开始发作时，患者睡眠少，不感觉饥饿，自以为贤达，自以为尊贵，并时常痴妄地发笑，喜欢玩乐，到处乱跑不愿休息。癫病在开始发作时，患者意志消沉，闷闷不乐，两眼直视，会突然卧倒不动。这两者的脉象，在左右三部中，癫在属阴的部位，狂在属阳的部位，分别显出偏盛的现象。

六十问： 头部和心脏疼痛的疾病，有叫厥痛的，也有叫真痛的。这是怎样说的呢？

答：手少阳、阳明、太阳三条经脉，感受了风寒，邪气伏匿在经脉之中，稽留不去，以致发生头痛的，就叫作厥头痛；若病邪深入，留连在脑而作痛的，就叫作真头痛。那由于五脏经气受病邪的相互侵犯，以致心痛的，叫作厥心痛；若绞痛得很厉害，痛的部位，局限在心区，手脚都发冷的，就叫作真心痛。这种真头痛、真心痛的病，是非常危险的，早晨发作到晚上就会死亡，晚上发作到次日早晨也会死亡。

六十一问： 医经上说，医者通过望诊而知道病情的，称为神；通过闻诊而知道病情的，称为圣；通过问诊而知道病情的，称为工；通过脉诊而知道病情的，称为巧。这应怎样解释呢？

答：所说望诊而知道病情的，就是观察病人所表现的青、赤、黄、白、黑五色，从而了解病变的情况；所说闻诊而知道病情的，就是听病人所发的呼、言、歌、哭、呻五音，从而辨别病变的性质；所说问诊而知道病情的，就是探询病人对于酸、苦、甘、辛、咸五味的不同爱好，从而了解疾病的起因和病变所在的部位；所说脉诊而知道病情的，就是切按病人寸口的脉象，审察脉气的虚实，以了解疾病发生在哪脏和哪腑。医经上说，能根据表现于外部的症状，就可察知其疾病的，叫作圣；外部没有什么症状表现，而能察知其内部已有病变的，叫作神。就是这个意思。

从六十二问至六十八问讲穴道

六十二问：五脏的经脉，各有井、荥、输、经、合五穴，而六腑的经脉，却每经各有六穴。这是什么道理呢？

答：六腑的经脉，是属阳的，三焦之气运行在各阳经之间，所以添置了一个穴位，名叫原穴。因此，六腑的阳经各有六穴，都和三焦之气互通，共同保持着一气相贯的关系。

六十三问：《十变》上说：五脏六腑各经脉的荥合等穴，都以井穴作为起始的穴位。这是什么道理呢？

答：因为井穴的含义，是比象于日出的东方和欣欣向荣的春天。春天是万物开始萌芽生长的时期，蛰伏着的各种动物（象蜘蛛、蚰蜒）在喘息中苏醒过来，或爬行，或飞翔，一切生物没有不在春天呈现新生气象的。所以一年的时序以春季为首，计日的次序，以甲干为始，因此即以井穴作为起始的穴位。

六十四问：《十变》上又说：阴经的井穴属木，阳经的井穴属金；阴经的荥穴属火，阳经的荥穴属水；阴经的腧穴属土，阳经的腧穴属木；阴经的经穴属金，阳经的经穴属火；阴经的合穴属水，阳经的合穴属土。阴经和阳经各穴，所属的五行都不相同。它的意义是什么呢？

答：这是有关阳刚阴柔相互配合的事理。以井穴举例来说，阴经的井穴属于乙木，阳经的井穴属于庚金。阳经井穴所配合的庚金，是阳刚之金，庚和乙相合，也就是乙木的刚；阴经井穴所配合的乙木，是阴柔之木，乙和庚相合，也就是庚金的柔。乙是阴木，所以说阴经的井穴属木；庚是阳金，所以说阳经的井穴属金。

六十五问：医经上说：经气所出的地方称为井穴，所深入的地方称为合穴，它是取法于什么来说的？

答：所出的称为井穴，因为井穴是比象东方和春天一样，这是万物开始萌芽生长的季节，等于经脉之气流注开始从井穴出发一样，所以说、所出的称为井穴。至于所入的称为合穴，因为合穴是比象北方和冬天一样，这是阳气闭藏的季节，等于经脉之气流注到合穴已深入内部一样，所以说，所入的称为合穴。

六十六问：医经上说：手太阴肺经的原穴在太渊；手厥阴心包络经的原穴在大陵；足厥阴肝经的原穴在太冲；足太阴脾经的原穴在太白，足少阴肾经的原穴在太溪；手少阴心经的原穴在神门；足少阳胆经的原穴在丘墟；足阳明胃经的原穴在冲阳；手少阳三焦经的原穴在阳池；足太阳膀胱经的原穴在京骨；手阳明大肠经的原穴在合谷；手少阳小肠经的原穴在腕骨。手足阴阳十二经都把腧穴作为原穴，是什么道理呢？

答：五脏各经脉的腧穴，是三焦之气所运行和停止的所在。

问：三焦之气运行到的腧穴，称为原穴。这是什么道理呢？

答：因为脐下的肾间动气，是人体维持生命的动力，也是十二经的根本，所以把它称为原气。三焦，是原气的别支，主要有沟道和运行生气的功能，它经过了五脏六腑，称它为原，就是对三焦的一种尊称。凡五脏六腑有了疾病，都可取用各经脉的原穴进行治疗。

六十七问：五脏的募穴，都在属阴的胸腹部，而五脏的俞穴，都在属阳的腰背部。这应该怎样解释呢？

答：因为内脏或阴经的病气，常出行于阳分的俞穴；体表或阳经的病气，常入行于阴分的募穴。所以募穴都在属阴的胸腹部，俞穴都在属阳的腰背部。

六十八问：五脏六腑的经脉，都有井、荥、输、经、合的穴位，这些穴位是主治什么病证的呢？

答：医经上说：经气所出之处，称为井穴；经气所流之处，称为荥穴；经气所注之处，称为输穴；经气所行之处，称为经穴；经气所入之处，称为合穴。井穴主治心胸部以下的胀满，荥穴主治身体的热病，输穴主治身体困重，关节疼痛，经穴主治气喘咳嗽和怕冷发热，合穴主治精气厥逆和津液外泄。这些就是五脏六腑十二经脉的井、荥、输、经、合各穴所主治的病证。

从六十九问至八十一问讲针法

六十九问：医经上说：治虚证用补法，治实证用泻法，不实不虚的病证，就在本经取穴治疗。这是什么道理呢？

答：凡是虚证，就应该补它所属的母经或母穴；凡是实证，就应该泻它所属的子经或子穴。一般地说，在治疗步骤上应当先用补法，然后用泻法。至于不实不虚的病证，可取本经腧穴治疗，因为这是本经自生的病，不是受了其他各经病邪的影响，所以应当取其自病的经脉腧穴，因此医经上说"以经取之"。

七十问：医经上说：春夏的时候针刺应浅，秋冬的时候针刺应深。这是什么道理呢？

答：春夏两季，自然界的阳气向上，人身的阳气也浮现在肌肤的上层，所以应该用浅刺的方法；秋冬两季，自然界的阳气沉伏于下，人身的阳气，也匿藏在筋骨的深层，所以应该用深刺的方法。

问：春夏两季需要各引一阴之气，秋冬两季需要各引一阳之气。这又是什么道理呢？

答：因为春夏气候温暖，必须引导一阴之气上越养阳，所以在开始下针时，要深刺到和肝肾所主的筋骨部分，等针下得气后，再将针提举，以引肝肾的阴气上达阳分。秋冬气候寒凉，必须引导一阳之气下行养阴，所以在开始进针时，要浅刺和心肺所主的血脉与皮肤部分，等针下得气后，再将针插进，以推送心肺的阳气深达阴分。这就是所谓春夏必须引导一阴之气，秋冬必须引导一阳之气的针法。

七十一问：医经上说：刺营不可伤卫，刺卫不可伤营。这应怎样解释呢？

答：针刺在阳分的卫气，应该用横针的手法浅刺；针刺在阴分的营气，应该先用左手持按所要针刺的穴位，使局部的卫气散开而后进针，这就是所谓刺营不可伤卫，刺卫不可伤营的针法。

七十二问：医经上说：能够懂得针刺手法上的迎随经脉之气，可以使经脉之气得到调和。而调气的方法，首先就在于调和阴阳。这应怎样解释呢？

答：所谓迎随，就是先要知道营卫之气在经脉中的分布流行和各经脉往来运转的走向，随着它循行的逆顺方向，迎其来势逆取，或随其去势顺取，所以叫作迎随，所谓调气之方，必在阴阳，也就是先要认识人体在内外表里的相互关系，随着它的阴阳偏盛偏虚进行调治，使之达于平衡。因此说，调气的方法，必须在于辨别阴阳。

七十三问：各井穴都在肌肉浅薄的部位，经气微少，不便于使用泻法。如果要用泻法，应怎样来针刺呢？

答：五脏的各个井穴，都是属木，各个荥穴，都是属火。火，是木的子，当需要针刺井穴时，可以改用荥穴施行泻法。因此在医经上曾说，当用补法的，不可妄行泻法，当用泻法的，也不可妄行补法，就是这个道理。

七十四问：医经上说：春天适合刺井穴，夏天适合刺荥穴，季夏适合刺输穴，秋天适合刺经穴，冬天适合刺合穴。这应怎样解释呢？

答：春天刺井穴，因病邪常在肝；夏天刺荥穴，因病邪常在心；季夏刺输穴，因病邪常在脾；秋天刺经穴，因病邪常在肺；冬天刺合穴，因病邪常在肾。

问：像这样，将肝、心、脾、肺、肾五脏，分别联系了春夏秋冬，这又应怎样解释呢？

答：因为五脏中的任何一脏发生病变，往往随着它的相应季节，在五色、五臭、五味、五声、五液方面也有相应的表现。假使肝脏发生疾病，凡面现青色的，有燥气的，喜食酸味的，常发出呼叫声的，时时流泪的，都是肝病的特征。五脏的病更是多种多样了，不可能一时说得完的。一年四季都有一定的时令气候，而井、荥、输、经、合各穴都和春夏秋冬的时令气候有所联系，针刺的要妙，就在于这些精细的地方。

七十五问：医经上说：属东方的一脏偏实，属西方的一脏偏虚，采用对属南方的一脏施行泻法，对属北方的一脏施行补法。这应怎样解释呢？

答：五行之中的金、木、水、火、土，应当在相互之间保持平衡协调的关系。东方是属木的，西方是属金的，如果木将偏盛，应该由金来克它，以求得平衡；火将偏盛，应该由水来克它，以求得平衡；土将偏盛，应该由木来克它，以求得平衡；金将偏盛，应该由火来克它，以求得平衡；水将偏盛，应该由土来克它，以求得平衡。东方属肝，东方的一脏偏实，就是指肝实证；西方属肺，西方的一脏偏虚，就是指肺虚证。治疗时采用泻南方的心脏，补北方的肾脏，就是因为南方属火，火是木的子；北方属水，水是木的母。由于水能胜火，补属子的一脏，可以使母脏的脏气充实，泻属母的一脏，可以使子脏的脏气衰减。所以泻南方心火，补北方肾水，就是为了使金能制约肝木而得其平。医经上说，不能掌握治虚证的法则，怎样还谈得上治疗其它疾病呢？这就是以上听说的意思。

七十六问：什么叫作补泻？当用补法的时候，从哪里取气？当用泻法的时候，又从哪里散气？

答：当用补法的时候，可在表阳部分浅刺取气，当用泻法的时候，可在里阴部分深刺散气。若阳气不足，阴气有余的，应当先补它的阳气，然后再泻它的阴气；阴气不足，阳气有余的，应当先补它的阴气，然后再泻它的阳气，使营卫之气都能正常流行。这就是施行针刺补泻的重要原则。

七十七问：医经上说：上等的医工能预防还未发作的病，中等的医工只能治疗已发作的病。这应怎样解释呢？

答：所谓上工治未病，例如看到肝脏有了病变时，就会知道肝脏的病邪将会传给脾脏，应该预先充实脾土之气，不叫它遭受肝邪的侵袭，因此说，上等的医工能预防还未发作的病。所谓中工治已病，就是当肝脏发病时，不懂得相互传变的道理，只是一味地专治肝病，所以说，只能治疗已发作的病。

七十八问：针刺有补法和泻法。这怎样解释呢？

答：补泻的针法，不是一定以呼吸出纳作为行针的关键。如果懂得针法的，善用他押穴的左手；不懂得针法的，只能用他持针的右手。当进行针刺的时候，必定先用左手按压所要刺的穴位，用手指轻弹皮肤，促使肌肉紧张，再用指甲向下将穴位掐住，那经脉之气来到指下时，好象动脉搏动的形状，就顺势将针刺入，待针下得气之后，随着再将针推进，这叫作补法；动摇针身而引其气外出的，就叫作泻法。假如针下不得气，就当采用男子浅提，女子深刺的方法；如果仍不得气，这是必死不治的病证。

七十九问：医经上说：运用迎而夺之的泻法，哪能不使邪气由实转虚呢？运用随而济之的补法，又哪能不使正气由虚转实呢？针刺虚证和实证，虚用补法会若有所得，实用泻法会若有所失；针刺实证和虚证，实证指下会感觉紧牢充实有气，虚证指下会感觉软弱空虚无气。这些应该怎样解释呢？

答： 迎而夺之，就是在属子的穴位施行泻法；随而济之，就是在属母的穴位施行补法。例如属火的心经发生病变时，就当针泻手厥阴心包络经属土的腧穴，这就是称为迎而夺之的泻法。针补手厥阴心包络经属木的井穴，这就是称为随而济之的补法。至于正邪的盛衰，在针下的感觉，就是坚紧有力和濡软无力的意思。针下感觉气来坚实有力的就称为得；针下感觉到濡软空虚的就称为失。所以说若有所得，若有所失。

八十问： 医经上说：有见如入，有见如出。这句话是什么意思？

答： 所谓有见如入，有见如出，就是说先用左手压穴，待指下感到经气来到时，就随着将针刺入；进针之后，在针下感到经气已散时，就可以出针。这就是所谓有见如入，有见如出的意思。

八十一问： 医经上说：不要对实证再用补法，不要对虚证再用泻法。损害不足而补益有余，这是指寸口的脉象虚实，还是指疾病本身所有的虚实呢？其中损害和补益的错误情况是怎样的？

答： 这不是指寸口的脉象，是说疾病本身所有的虚实。假使肝实而肺虚的病，肝是属木的，肺是属金的，金与木之间，应该相互制约，所以对这种肝实肺虚的病，采取补肺泻肝的疗法，使金能够平木。相反的，假使肺实而肝虚的病，肝木之气已很微弱，在施针时，不去补益偏虚的肝木，反而更补益偏盛的肺金，便是补实泻虚，损害不足而补益有余。这些就是中等医工所造成的祸害。

附录二　《难经》各注序跋

《难经集注》序

　　《黄帝八十一难经》者，斯乃勃海秦越人之所作也。越人受桑君之秘术，遂洞明医道，至能彻视脏腑刳肠剔心，以其与轩辕时扁鹊相类，乃号之为扁鹊，又家于卢国，因命之曰卢医。世或以卢扁为二人者，斯实谬矣。按黄帝有《内经》二帙，帙各九卷，而其义幽赜，殆难穷览。越人乃采摘英华，抄撮精要，二部经内凡八十一章，勒成卷轴，伸演其道，探微索隐，垂示后昆，名为《八十一难》，以其理趣深远，非卒易了故也。既宏畅圣言，故首称黄帝，斯乃医经之心髓，救疾之枢机，所谓脱牙角于象犀，收羽毛于翡翠者矣。逮于吴太医令吕广为之注解，亦会合元宗，足可垂训，而所释未半，余皆见阙。余性好医方，问道无倦，斯经章句，特承师授。既而耽研无斁，十载于兹，虽未达其本源，盖亦举其纲目。此教所兴，多历年代，非唯文句舛错，抑亦事绪参差，后人传览，良难领会。今辄条贯编次，使类例相从，凡为一十三篇，仍旧八十一首。吕氏未解，今并注释，吕氏注不尽，因亦伸之，并别为音义，以彰厥旨。昔皇甫元晏总三部为《甲乙》之科。近世华阳陶贞白广《肘后》为百一之制，皆所以留情极虑，济育群生者矣。余今所演，盖亦远慕高仁，迩遵圣德。但恨庸识有量，圣旨无涯，绠促汲深，元致难尽。

前歙州歙县尉杨玄操序

《难经本义》自序

《难经本义》者，许昌滑寿本《难经》之义而为之说也。《难经》相传为渤海秦越人所著，而《史记》不载，《隋·唐书·经籍艺文志》，乃有秦越人《黄帝八十一难经》二卷之目，岂其时门人子弟，私相授受，太史公偶不及见之耶？考之《史记正义》及诸家之说，则为越人书不诬矣。盖本黄帝《素问》《灵枢》之旨，设为问答，以释疑义，其间荣卫度数，尺寸部位，阴阳王相脏腑内外，脉法病能，与夫经络流注，针刺脸穴，莫不该备，约其辞，博其义，所以扩前圣而启后贤，为生民虑者，至深切也。历代以来，注家相踵，无虑数十。然或失之繁，或失之简，醇疵淆混，是非攻击。且其书经华佗煨烬之余，缺文错简，不能无遗憾焉。夫天下之事，循其故则其道立，浚其源则其流长，本其义而不得其旨者，未之有也。若上古《易》书，本为卜筮，设子朱子推原象占，作为《本义》，而四圣之心以明，《难经本义》窃取诸此也。是故考之《枢》《素》以探其原，达之仲景、叔和，以绎其绪，凡诸说之善者，亦旁搜而博致之，缺文断简，则委曲以求之，仍以先儒释经之变例而传疑焉。呜呼！时有先后，理无古今，得其义斯得其理，得其理则作者之心旷百世而不外矣。虽然，斯义也，不敢自谓其已至也，后之君子，见其不逮，改而正之，不亦宜乎。

至正辛丑秋九月己酉朔滑寿序

《难经正义》序

文学玄台马君，名莳，习于医，与余交数年矣。属者本其宗祖世医，而父叔师岩莲峰白峰双泉方泉诸君之训，著《难经正义》八册，请余叙之。余览其大都，亦可谓用意精诣，辨辞明畅，庶几窥古圣贤之风焉。扁鹊者，轩辕时扁鹊也，隐居岩壑，不登于七人之列，而自作《八十一难》。以后秦越人注之。今书称扁鹊、秦越人，以二贤为一名，非也。自春秋以来至于今，无虑千五百岁，始皇焚书之时，《八十一难》安知有全册乎？譬如《尚书》藏壁，尚有古今之殊，而此《难经》出于人间世者，与古异矣。玄台之言曰："《内经》可以经称，而《难经》则以《内经》为难，其经之一字，正指《内经》之经耳，非越人自名其书为经也。"其旨尚哉！夫支兰奇咳、荣卫顺逆之微，阴阳刚柔节宜之人，其见于八脉者，汉唐宋良有明医，而是非互争、彼此相诋，至于昭代撄宁生传，乃宋文宪景濂公之文，颇似太史迁《仓公传》。玄台以考究之妙心，察前晰后，击蔀廓蒙，于《八十一难》又发其变通之用，而合于越人、仓公，继撄宁之步，亦可敬也。夫太和细缊，是生黎庶，又生天子以主之，相臣以辅之，而天下平。其有风寒暑湿疹疾以医疗之，针灸汤剂救之，则天下之元气神气达于两间，岂不有济世之功哉。嗟夫！神农尝千药，《素问》论腑脏，至细至密，其端无穷。后之习医者，当以《正义》为引导之师。

万历八年仲春十六日赐进士弟尚宝司司丞
承德郎前翰林院编修纂修实录经筵展书官华亭泰岩陈懿德撰

《难经经释》序

《难经》非经也。以《灵》《素》之微言奥旨，引端未发者，设为问答之语，俾畅厥义也。古人书篇名义，非可苟称。难者，辩论之谓，天下岂有以难名为经者，故知《难经》非经也。自古言医者，皆祖《内经》，而《内经》之学，至汉而分，仓公之诊法，仲景以方胜，华佗以针灸杂法胜，皆不离乎《内经》，而师承各别。逮晋唐以后，则支流愈分，徒讲乎医之术，而不讲乎医之道，则去圣远矣。唯《难经》则悉本《内经》之语，而敷畅其义、圣学之传，惟此为得其宗。然窃有疑焉，其说有即以经为释者，有悖经文而为释者，有颠倒经文以为释者。夫苟如他书之别有师承，则人自立说，源流莫考，即使与古圣之说大悖，亦无从而证其是非，若即本《内经》之文，以释《内经》，则《内经》具在也。以经证经，而是非显然矣。然此书之垂已二千余年，注者不下数十家，皆不敢有异议。其间有大可疑者，且多曲为解释，并他书之是者反疑之，则岂前人皆无识乎，殆非也。益经学之不讲久矣，惟知溯流以寻源，源不得则中道而止，未尝从源以及流也。故以《难经》视《难经》，则《难经》自无可议；以《内经》之义疏视《难经》，则《难经》正多疵也。余始也，盖尝崇信而佩习之，习之久，而渐疑其或非；更习之久，而信己之必是；非信己也，信夫《难经》之必不可违乎《内经》也。于是本其发难之情，先为申述《内经》本意，索其条理，随文诠释，既乃别其异同，辨其是否，其间有殊法异义，其说不本于《内经》，而与《内经》相发明者，此则别有师承，又不得执《内经》而议其可否。惟夫遵《内经》之训而诠解，未治者，则摘而证之于经，非以《难经》为可訾也，正所以彰《难经》于天下后世，使知《难经》之为《内经》羽翼，其渊源如是也，因名之为《经释》。《难经》所以释经，今复以经释难。以难释经而经明，以经释难而难明，此则所谓医之道也，而非术也。其曰秦越人著者，始见于《新唐书·艺文志》，盖不可定，然实两汉以前书云。

雍正五年三月既望松陵徐大椿叙

《难经直解》自序

《史记》载扁鹊，姓秦氏，名越人，渤海郡、郑人也。受业于长桑君，授秘方，饮以上池之水，能见垣一方人。其后起虢世子之死，诊赵简子之脉，视齐桓侯之疾，真精义入神，非凡流可及。溯《灵》《素》之源流，演《难经》八十一篇，首取寸口，以明肺之一经，乃脉之要会；一取关部，以分阴阳之界，脉以胃气为本；一取尺内，以明肾为生气之原，乃十二经之根本。三部既明，则脉之大纲已判然矣。其脏腑之部位，气血之流行，阴阳升降之义，五行生克之理，四时逆从之论，虚实补泻之分，三焦命门之辨，七冲八会之区，色脉之参应，针法之迎随，奇经八脉，无一不详且尽。后之注《难经》者，不啻十余家，然文繁者，失之过多；词寡者，失之太略，二者皆非初学之津梁。盖《难经》一书，设为问答，其义业已解明，奚烦多赘。但业是术者，恐未及究心《灵》《素》之奥旨，而经络穴名，多所不晓，况初学乎。兹以滑氏之注，细考各家之说。其中或误，或阙，或错简，或衍文，疑词诸义，悉遵滑氏重加删订，而为《难经直解》。学者诚能熟读本文，细研注义，则知寸至鱼际名曰寸，尺至尺泽名曰尺，经络之阴阳，脏腑之表里，井荣输经合，其所出为井，所流为荣，所注为腧，所行为经，所入为合。气血之周于身，始于肺，终于肝，而复会于肺，脉之要会，于此洞然无疑矣。嗟乎！《难经》之秘旨，即《灵》《素》之阶梯也。

乾隆壬戌岁武林莫熺书

《难经悬解》自序

昔黄帝传《内经》，扁鹊作《难经》，《史·仓公传》所谓黄帝扁鹊之脉书。黄帝脉书即《内经》；扁鹊脉书即《难经》也。妙理风生，疑丛雾散，此真千古解人。其见五脏症结，全恃乎此，不须长桑灵药，上池神水也。而史传载之，此子长不解耳。扁鹊姓秦，名越人，齐渤海人也，家于郑。为医，或在齐，或在赵。在齐号庐医，在赵名扁鹊。过邯郸，闻贵妇人，即为带下医；过洛阳，闻周人爱老人，即为耳目痹医；入咸阳，闻秦人爱小儿，即为小儿医。扁鹊名闻天下，其生虢太子也，天下尽以扁鹊能生死人。扁鹊曰：越人非能生死人也，此自当生者，越人能使之起耳。嗟乎！秦越人不能生死人，何今之人，偏能死生人耶？天下之病孰非当生者，遇越人而生，遇余人而死。越人一人而已，而后世医工，自仲景以来，不知其几千人也，则其当生者，万不一生矣。人无不病，医无不死，遥遥二千年中，死于兵荒刑戮者十之一，死于医药服食者十之九。天地之大德曰生，庸妄之大憝曰杀，天地之善生，不敌庸妄之善杀也，仁人君子能无恸乎来者，悲生灵之毒祸，伤今古之奇冤，未得晏然自已也。丙子五月，《灵枢解》成，岐黄而后，难《灵》《素》者扁鹊耳。代天地司生者，寥寥无几；代天地司杀者，芸芸不绝，《难经》不可不解也。五月十六日创始，二十二日书竣。扁鹊千古死人也，孰知死人而生死人。扁鹊生不能生死人也，况其死乎？但使自今以往，当生者皆使之起，则扁鹊虽死，而其德大矣。

乾隆二十一年五月丙子黄元御撰

《难经集注》跋

先秦医书之存于今者，《素问》《灵枢》，并为后人窜乱。惟《难经》尚系原本，吴吕广，唐杨元操，宋丁德用、虞庶、杨康候，并有注释。元滑伯仁采诸家之说，而以己意折衷之，为《难经本义》二卷，然所采甚略。惟明王九思等集注，备录诸说，不下一语，深得古人撰述之体。今去明季仅二百载，而诸家之注，亡佚殆尽，独此书以流入日本，佚而复存，若有神物呵护，今为校正刊入丛书，是书存而吕杨丁虞五家之注具存，于以考其异同，而究其得失，亦医家所当尽心者也，首载杨元操序，称《难经》为秦越人作，盖唐以前已有此说，故医家重之。惟其以右肾为命门，以两寸候大小肠，与《内经》不合，遂起后人难端。今按《素问·三部九候论》，以头面诸动脉为上三部，两手动脉为中三部，两足动脉为下三部。而《难经》以寸关尺为三部，浮中沉为九候，则二书诊法，本自不同，不得以彼难此。诸家疑大小肠在下焦，不当候之两寸。不知两手六部，皆非脏腑定位，不过借手太阴一经动脉，以候五脏六腑之有余不足，吴草庐、李濒湖已有定论，即《难经》所言脉位，乃是因五行之气而推。"十八难"云："金生水，水流下行而不能上，故为下部；木生火，火炎上行而不能下，故为上部；土主中宫，故为中部。"观《灵枢》十二经脉，虽各有起止，各有支别，而实一气贯注，如环无端，故两手六部，亦展转相生。今谓二肠之气，不得随经而至于两寸，岂其然乎。命门二字，并不见于《内经》。《素问·刺禁论》："七节之旁，中有小心。"杨上善以为肾，马元台以为心包，亦无命门之说。后人谓命门在两肾中间，形如胡桃，此真无稽之谈，而俗医靡然从之。《难经》之意，不过以肾为一身之根本，人身左血右气，血为阴，气为阳，两肾之中，以右肾为尤重，元名之曰命门。自古命门治法，亦惟温补肾阳，而谓两肾外别有命门，岂非欲求胜于古人，而不顾其心之所安者乎。近世周省吾谓不有越人，何从有命门之说，旨哉斯言，如呼寐者而使之觉矣。大率宋元以来，说经者好为臆解，而余波所渐，乃并及于医书。此书所集诸家之注，未必尽是，然尚循文释义，不为新奇可喜之谈。由是以讲求蕴奥，俾古人之意，晦而复明，而妄议古人者，亦得以关其口而夺之气，讵不足重也与！

庚子春仲锡之钱熙祚识

《难经本义增辑》序

《难经》继《灵》《素》而起，为医经之正宗，前人久无异议。至徐灵胎氏乃摘其纰谬甚众，丁履中氏乃移其篇第，托言古本。金山钱锡之又因《脉经》引扁鹊语不见《难经》，引《难经》语不称扁鹊，疑《难经》非越人书也，其言皆新奇可喜，而未察其实也。夫《难经》，非全书也，非因《内经》之难明，而有意诠释之也，古之习于《内经》者，心有所会，撮记旨要，以期无忘焉耳。故有直抒所见，不必出于《内经》者；有竟取经文为问答，绝不参以己说者；察其所言，皆《内经》之精髓，不易之定法，其于大义，已无不赅，而不必如《内经》之详且备也。读《内经》者，必及《难经》，非读《难经》即可废《内经》。后世厌《内经》之繁而难通，但取《难经》而索之，无怪其窒而滋之惑也。即如《一难》为全书开宗，作者岂肯率尔为之。乃后人攻击，逐句皆疵。夫寸口独取，岂曰三部不参。荣卫相随，讵云昼夜同道，况《难经》之有功于轩岐，而大赉于天下万世也，在于发明命门。犹程子谓孟子之有功于圣门，在发明性善也。而后人即以此为诟病，将亦谓性善之说，不见于《论语》而斥之耶？《内经》三部九候，但言身之上中下，至越人始兼以寸关尺浮中沉言之，自是寸口诊法，始精而备，万世不能易矣。前有岐伯，后有越人，皆医中之开辟草昧者也。自宋以来，注《难经》者二十余家，滑氏以前多不可见，仅见明王九思所辑。今读其词，多繁拙而少所发明。至滑氏始能晓畅。徐氏虽好索瘢，犹可引人以读《内经》也。张天成氏、丁履中氏肤庸极矣，丁氏尤多臆说。今主滑氏《本义》，其诸家之议可互发者附之，偶参鄙见，则加按以别之。夫岂敢谓能羽翼经旨也，以视夫肤词臆说，横肆诋谋者，当有间矣，请以质之海内之明于斯道者。

光绪十七年岁次辛卯长夏建德周学海澄之记

《难经正义》序

医书之繁，汗牛充栋，然剽袭伪托者多矣，何从而信之哉，亦在慎辨之耳。辨之法有三：考其年以求其世；此后味其词而索其旨之浅深；临其诊以证其言之是非，而真伪无所匿矣。执是以观古今医籍，盖十不失一焉。若世传之《难经》者，杨玄操《序》言渤海秦越人所作，殆难穷考。而仲景《伤寒论》自序在撰用《素问》《九卷》《八十一难》云云，其为汉以前书无疑，是即史迁《仓公传》所谓扁鹊之脉书也。而《隋书·经籍志》云：《黄帝八十一难》二卷，与杨氏之序不侔。夫难，问难也；经者，问难《黄帝内经》之义也；云黄帝者，或原于此，越人之作，似属可信。自古言医者，皆祖述《内经》。而《内经》十八卷，西晋乱后，亡失益多。《素问》九卷，梁《七录》隋·全元起注本，只存其八，已佚第七一卷，王太仆拉杂《阴阳大论》之文，以补其亡，妄托得自张公秘本，殊不足据。《针经》九卷，唐人搜其残帙，易名《灵枢》，亦非庐山真面。越人去古未远，采摘《内经》精要，意周旨密，虽为华元化烬余之书，经吕广编次，不无衍阙，然医经补逸，独赖此篇，厥功伟矣。惟理趣深远，非浅学得窥堂奥。故诠注者无虑数十家，间见精义，究不能处处实有指归，岂得为后学津筏，读者病之。霖学识庸陋，难探元微，谨考经文，寻其意旨，旁采群籍，资为佐证，质以诸贤之笺释，西土之剖验，以正其义，非敢启幽前秘，嘉惠来兹，唯在讲肄之际，取便翻阅耳。

时光绪二十年正月叶霖

《难经章句》序

甚矣，自六经而外，《难经》亦有今古文之殊也。今文之注，始吴广而渐盛；而古文则传云出自王叔和，其所起之时同，而悠悠忽忽各二千百年，要皆同也。其书之出自越人与否，吾不得知，要为《内经》解说之最古者。习之既久，渐而疑之，乃取其书分别录之，择其尤者列为上卷，其驳杂者次之，其杂录经文不足存者，姑殿于下，各以叙人疾病诊治为次，惟下卷无治法，正其章句，辨其舛谬，并撰用徐大椿及滑寿之说以注之，除下卷十五章，又适得八十一章之数，非故欲袭九九之名也。上卷已瑕瑜互见矣；中卷其《难经》之本色邪，去圣未远，尚且犹然，况后世之著作乎，于是益令人读《内经》而不置也。

己酉三月二十四日孙鼎宜序

《难经笔记》自序

《八十一难》者，医经之枢纽也。《黄帝内经》已阐医学之理，仲景之书，始昭医学之实。而《难经》承《内经》之理，启《伤寒》之实，谈理之处固多，尚实之处亦复不少，体用兼备，华实并茂者也。微《难经》不足以见《内经》之实，微《难经》不足以得《伤寒》之理。证之"七十五难"东实西虚，即见《内经》之实；方之"四十九难"五邪见证，即得《伤寒》之理。"六十六难"通行三气，束《内经》之归；"五十八难"伤寒有五，发《伤寒》之始。《灵枢经》《素问》《八十一难经》《伤寒论》《金匮要略》，其理自属一贯，达其理所以得其实。第《灵枢》《素问》文法散漫；《伤寒》《金匮》条目纷繁，恒以难寻端绪，废而不读。惟《八十一难》篇章井然，依类而集。故善学者，必先熟读《难经》，而后上溯《内经》之理，下探体景之实，由《素问》而《灵枢》，由《伤寒》而《金匮》，按序循阶，登堂入室，医经之理虽深，自不难得其原旨也。取数千年人所畏难之书，快然诵读，尤得其理，固宜读之有次，登高自卑，所谓知其要者，一言而终，不知其要，流散无穷。须知上古医经，确系身心性命之学，非似后世书，于意识参悟中，悬拟想当如是之理，理或有之，实不尽然，空为阴阳五行、八卦干支所役使，于祛病修身之道，有何益哉。盖以《难经》一书，为千载之秘录，文词古奥，率以今文解之，鲜能得其万一。所赖汉唐以来，诸家注释，学者乃能有所归。而予质性颇钝，二十余年，勉能得其梗概，每有觉悟，随时援笔记之，今则联缀成篇，用示不忘也。

中华民国五年小阳月任锡庚自序于水泽腹坚室

《黄帝八十一难经正本》叙

《素》《灵》《难经》皆岐黄家言，而实非岐黄所为书之旧也。然以《素》《灵》与《难经》较，则《难经》为近古。何以言之？班《志·医经》：《黄帝内经》九卷、《外经》九卷，非今所传之《素问》《灵枢》也。《素问》之名，虽一见于张机《伤寒论集》，再见于皇甫谧《甲乙经·序》，而其撰注、援引成书者，王冰也。王冰之前，有杨上善之《太素》焉；杨之前，有全元起之《训解》焉；全之前，则皇甫谧之《甲乙经》，皆黄帝《内经》之类也。第其篇目不同，文言各异，不知何者为《素》，何者为《灵》，何者为《内经》，何者为《外经》，盖班《志》所载之《内外经》，其不传也久矣。今世所传之《素问》《灵枢》，乃王冰所撰注援引点窜涂改之所成就，去杨、全、皇甫且百年，安可遂定为岐黄之旧哉！韩愈所谓不见全经，各守所见，支离乖隔，不合不公者，非此之谓耶？若《难经》者，史迁《扁鹊传》不举其名，班《志·医经》不详其目，不足当班《志》之《扁鹊内·外经》也，固矣。然《隋志》《唐志》皆著之于录，有吴太医令吕广《难经》之目，则注为已古矣。揆之先经后注之例，则经为尤古矣。或谓为周秦诸子之作，然乎？否乎？其书不在皇甫《甲乙》后，可断言也。吕注虽今无传本，而诸家搜采摭拾，缕析条分，斑斑具在。经文不别立篇名，但以数目为次，前后井然，纲条不紊。谢、袁诸家，间有脱漏错误之疑，亦只随文笺正，不易一辞，亦不失著作家校雠者之体，是《难经》之不乱不窜，原原本本，犹有岐黄真面目存也，岂《素》《灵》纷纷无定本者所得比拟哉！厥后丁锦、滕万卿之徒，或倡言古本，或自抒新机，颠倒序次，移易前后，犹且注明某难移某，某难脱某，又复编旧目于册，以存其真，则《难经》不惟较古于皇甫、全、杨之书，而岐黄之真面目，且赖以永存，王勃所谓岐伯授之黄帝，黄帝以受伊尹，伊尹授汤，汤授太公，太公授文王，文王授医和，医和授秦越人者，要非无据矣，至可贵也、辑《难经正本》曰《黄帝八十一难经》，从其朔也。又捃摭吕广以来五十余家冠诸简首，曰《难经题名》，以备参稽，此其略也。若究其详，则有余著《难经丛考》

《难经大全》在。

丁丑夏月双流张骥

《难经汇注笺正》自序

　　吾国医经，《素》《灵》以外，断推《八十一难》。然今之《素》《灵》，实皆重编于唐人之手，羼杂脱误，碻有可据，而唐前旧本，自宋以后，遂不可得见。惟《难经》则孙吴时吕广已有注解，行世最早，远在今本《素》《灵》之先，是真医经中之最古者，其理论与《素》《灵》时有出入，盖当先秦之世，学说昌明，必各有所受之，不可执一以概其余。其发明之最精而最确者，则独取寸口三部之脉，以诊百病虚实生死，视《素问》所谓天地人三部，更握其要，简而能赅，无往不应，宜乎举国宗之，遂为百世不祧之大经大法，斯其开宗明义。超出《素问》之上者。惟别称右肾为命门一说，几欲以肾中水火两事，分道而驰，大乖先天太极氤氲之至理，未免骈枝蛇足，而转以开后人纷纭聚讼之端，斯亦子书自成一家之恒例，揆之正理，固是瑕瑜互见，而要不失为独树一帜体裁，即其余大醇小疵，要亦时有可议者，惟在后学以正法眼善读之，何可遽以为古人咎。相传是书为秦越人所撰，证以《唐志》，固有明征。然《脉经》所引扁鹊诸说，多不在八十一难之中，而所引《难经》之文，又不皆属之于扁鹊，则晋时虽有是书，而尚不以为越人撰述之明证。且班史未著于录，则东汉时亦似尚未行世者，至《隋志》乃始有之，曰《黄帝八十一难》二卷，并不标越人之名。（《隋志》双行分注，又曰：梁有《黄帝众难经》一卷，吕博望注，亡。盖其时皆称之为《黄帝难经》，犹《内经》之例耳，亦不言越人。）至《旧唐书·经籍志》，乃曰《黄帝八十一难经》二卷，而注以秦越人撰四字。至宋欧阳氏《新唐书·艺文志》，则径称秦越人《黄帝八十一难经》二卷，是为近世共称越人《难经》之滥觞。要之汉季定本可无疑义，所以唐张守节《史记正义》引证《难经》，已同今本。非如今之《素》《灵》，俱编成于王启玄一手者，可以同日而语。其注是书者，以寿颐所见，吕博望本，《隋志》虽曰已亡，而明人王九思等集注《八十一难》，首列吕广之名，书中录存吕注不少，且录杨玄操序文，明言吴太医令吕广为之注解。又曰：吕氏未解，今并注释，吕注不尽，因亦伸之。是吕注固未尝亡也。(《隋志》注言《黄帝众难经》一卷，吕博望注，亡。未尝以为即是吕广。然博望疑即广之表字，当是一人。)王氏集注本，自吕广外，又有丁德用、杨玄操、虞庶、杨康侯四家。元·滑伯仁《难经本义》，引用诸家，又有周与权、王宗正、纪天锡、张元素、袁坤厚、谢缙孙、陈瑞孙七家。其单行者，正统道藏本，有宋人李子埜《句解》。雍正朝，有吴江徐大椿洄溪氏之《难经经释》。后又有四明张世贤之《图注难经》，云间丁覆中之《难经阐注》。光绪中叶，又有皖南建德周学海澄之氏之《增辑难经本义》，诸本至今并存，注家不可谓不多。然考其文义，绎其辞旨，大都望文敷衍，甚少精警，就以彼善于此，当以滑氏之《本义》，徐氏之《经释》，较为条畼，而余子碌碌，殊不足观。盖伯仁、灵胎皆以文学著名，宜乎言之尚能亲切有味。本校课目，向有《难经》一种，选用成书授课，未能切理餍心。且坊间伯仁《本义》，已不易得；而徐灵胎、周澄之两家，又皆无单行本。爰为汇集各注，释其精切不浮者，摘取入录，而删除其空廓无谓之语，参以拙见所及，为经文疏通而证明之。颜以笺字，遇经文之必不可通者，必直抒己见，不欲转辗附会，以盲引盲，则别以正字标之，因名之曰《难经汇注笺正》。所持理论，颇有与本经及各家注语显相岐异者，若以汉唐经疏体例言之，则违背本师，大犯不韪。然处此开明之世，自当阐发真理，冀得实用，何可苟同。况医乃人生需要之学，尤必以确合生理病理为正鹄，则临证时乃有功效。讵能依附古说，姑作违心之论，致蹈于自欺欺人之嫌。须知八十一难本文，盖出于战国秦汉之间，各道其道，必非一时一人之手笔，所以诸条意义，各有主张，是亦诸子书恒有之体例。不必视为圣经贤传，遂谓一字一句不容立异，则是其所当是，而非其所当非，又何害于孔门各言尔志、举尔所知之义。非有意于矫同立异，妄炫新奇，导诸同学以离经背道也。尚祈世有通才，明以教我，匡所不逮，则不独寿颐一人之幸，抑亦举国学子之祷祀而求者已。

时在上元癸亥孟陬之月嘉定张寿颐山雷甫叙

《难经本义撼遗》后自序

灵应侯《难经》著撰以降，自西晋迄大明，释解于兹，儒医数十家，就中滑樱宁《本义》虽杰出诸注，或甲可而乙否耶。且戴同父、楼全善、虞恒德、汪机、吴草庐、李濒湖、徐春甫、王肯堂之名医等，于他方书之端，往往虽评论之，不过烦文敷演，未及归一之论。粤天启年中，景岳子注证《素》《灵》之次，于《难经》之致理，亦发明千古之疑难者也。开卷其道灿然，一读一踊跃，以《类经》为羽翼，将来之医书，及廉考载籍增注于《本义》，这个补其缺而正其讹，辨之取舍，而为十卷，题之曰《本义撼遗》焉。吁、庄周所谓自我观之，仁义之端，是非之涂，樊然淆乱。吾思能知其辩矣，此是异涂之见解欤，如儒然不然，向所谓景岳子者，以岐黄之正论，而黜先医邪说，决是非乎。古谓肆业者，不本《内经》，而信末世昧理之谬论，安能悟其非而造其要妙兮。呜乎！虽知必有阙余之谬而随议其后者，岂不为万分之一助耶？因巨漫讲诵于环堵之室矣。

庆安二稔岁躔己丑清明日洛汭寿阳轩医官法眼贞竹叟玄节题

《难经注疏》序

凡天下之理，特圣人之言为至善。《内经》《难经》俱圣人之作，而其言咸以为至善而不可疑怪也。其三焦命门俱有名无实之说，胡特为疑怪哉！诸贤或出私意，新立有形之说，是非纷纷者，以为秦越人之作故也。且其狂、癫痫，伤寒有五，及阳虚阴盛，汗之则愈，下之则死；阴虚阳盛，下之则愈，汗之则死之言，疗病之机关，医家之模范也。而终无明说，故欲因此取法，遂不能矣。间有读者，已为文具，但随文解义而已。呜乎！仲景、方之祖也，其书皆自《难经》《阴阳大论》立方设法，而皆助阳抑阴之意也。又以圣人治未病，不治已病之言，置诸《金匮》之端，开卷第一之义也。请试论之：人感于风寒，有头痛、发热、上逆、呕哕等症，温散之不解，则退而治脾气温胃，则久而自解矣。若只用除邪清热之药，则脾气自然消衰，为难拯之证，然则此言圣人示人者切而邃矣。故我以为叔世无龂膜刳肠之术，则宁不治病，惟无杀人可矣。夫治未病者，保胃阳也；保胃阳者，无杀人之说也。非特治未病之言，知三焦命门而养之亦然；非特知三焦命门而养之，八十一篇无不皆为之而发也。仲景之书，一言一句，亦皆然矣。予有一得，曾作之解。或扣予曰，三焦命门有名无形之说，及其他所得者，愿应得听之乎，而不若与众，冀毕卷注之，施诸天下，则大化忾于宇宙焉。予曰：汝之言甚过矣，我恶敢关焉，然因此生终研究经义，则或可得真理乎，遂出《难经注疏》三卷与之。

时延宝己未六月丙丑宜春庵玄医

《难经或问》序

昔人有言曰：《难经》者，其理至矣。医不出于《难经》者，皆是庸医也。又曰：《难经》者，医家之秘录也。故高祖正温见宜堂，深达此经，至更箦，手不释卷。祖父道立吼石翁亦从事于此经，作《难经私考》，俱以医鸣于世矣。余自幼闻此言，十七八之时，读此经而通其文义，窃谓无所难解也。及壮年复取读之，则有指意难通，义理可疑者，然后久读不废，渐而识其意味之深长，初信古人以为医家之秘录矣。呜乎！深哉，妙哉，庸医读之，则有庸愚之《难经》，高医读之，则有高明之《难经》，医门圣哲、世世相传之心法，亦曷外于此乎？是故聚诸注阅之，犹有圆枘方凿而不得归一之论，于此同侪门客相与讲习讨论，撰古说之善者，而述《难经或问》二卷，以为老境遗忘之备矣。顷日或欲刻之于梓，频求而不置，故不得已投焉。后之君子，有取愚者一得，而匡其不逮，亦幸甚也矣。

正德元年丁卯阳月朔旦摄江见宜堂后主古林正祯叙

《卢经衰腋》自叙

为医之道者，以《内经》《难经》为宗。医经苟不明，医术何繇施哉！然而其书辞理幽渊，未易窥测。是以历代注释，实繁有徒。如《内经》迨会稽张氏之编类注经，宏才雄辨，群疑冰释，博达旁通，最为详核。惜其际因袭之弊，偏僻之失，往往而在也。至《难经》者，玃括《内经》，其言要，其义密，可谓浑然无外矣。坡翁所谓述者明之，如盘走珠，如珠走盘，无不可者，不虚语矣。至若独取寸口，创立三部，分配藏府六合，后世为医者，靡不赖之为宗，实发《内经》之所未发。圭斋欧阳公谓为医之祖者，亦非诬也。而注之者，倍蓰于《内经》，亦一得一失，醇疵蹈驳，不克罔遗憾。尝闻为宝裘者，必藉众腋之纯，岂啻被服，物皆若斯。今博窃顾当仁不让之义，旁衰诸家，拣取纯粹，缀以成编，间加管见，补其罅漏，命曰《卢经衰腋》，冀全狐于千金，以副卢扁之深仁，亦惟竭我愚而已，智者幸择焉。

正德甲午春加藤宗博与厚于常阳春风洞中

《难经古义》序

史称扁鹊饮上池水，洞视垣一方。观夫起虢尸、识赵梦、相桓候也，尽惟一长桑君之遇哉！若非有探赜于鼎湖，安能中其肯綮。世医崇奉《素》《难》，犹且疑岐扁之言，遄遄有所支离。以余观之，抑在扁鹊，则支离其词，而不支离其道。要之，不过干城轩岐，羽翼《灵》《素》，以补其阙，拾其遗焉耳，古之义也。予业轩岐之学，三十年于兹，讲究《难经》，日盛一日。顾其为书，编残简碎，非复扁鹊之旧也。注家因循，滥吹不鲜，具曰予圣，谁知乌之雌雄，亦惟人心如面，谁毁谁誉。夫医之为书也，要须理会，苟能若是，则所谓湔肠浣膜，非特传奇，二竖六淫，何尝申诞；乃至空洞之峻，坦平可蹶，赤水之深，冯焉为涉。隆然而生于数千载之后，而推于数千载之前，极知僭逾，无逃壹是，皆因无所理会。吁嗟！道无古今，视古犹今，则今犹古。苟求其故焉，则上池可饮，垣方可洞，岂惟一长桑君之遇哉！亦岂唯起虢、谶赵、相桓哉！孟轲氏有谓苟求其故，千岁之日至，可坐而致也，果哉，末之难矣。略述端倪，题曰古义。

宝历庚辰春正月望信阳滕万卿识

《黄帝八十一难经疏证》解题后识

夫《八十一难经》，古今之为笺释者，亡虑数十家，若吕广、杨玄操、虞庶、丁德用，其书虽亡，而王翰林《集注》，存其全说。滑伯仁《本义》所注，稍为妥适，而周仲立、王诚叔、冯玠、袁淳甫、谢坚白、陈廷芝等解，因其纂录，而得概见一二矣。纪齐卿《集注》，则《本义》所援，殊为仅仅。顷览宋本《史记·扁仓传》，其附标多载医家之言，中有纪注及张洁古药注数十则。近代徐大椿《经释》，以《内经》之文，议《难经》之失，其言虽似乖雅道，注中浚明诸家未发之义者，亦不为少矣。若此数家，其传于今者，可以为后学之津梁也。其他则佚者居多。至于明熊宗立、张世贤、王文洁辈，不过剽袭《本义》之说，托名于作者之林耳。客岁戊寅，元胤窃读此经，以王氏《集注》为本，识其栏外，以诸家之注，备一时之研查，既为及门之徒，讲于家塾，奈何病目视短，不可快读细书。于是别编成一书，起稿于仲冬至日，至于今春三月念有五日，而始断手，颜曰《八十一难经疏证》，厘为二卷，以还《隋志》之旧，且据草庐吴氏之言，劂以六篇。噫！元胤识庸学梏，虽不能以阐圣言之蕴奥，评古贤之传注矣，谨考经文，寻其指归，旁探群籍，资为证左，质以过庭之所受，对床之所闻，而后反之菲暗，以竭吾陋，疏可通而阙所疑，必有契于鄙意而止矣。然岂敢谓析理剀切，足以启幽前秘，击蒙后生耶？唯在讲肄之际，取便翻阅也，览者勿以赘述见罪，幸甚。

文政己卯首夏初二日东都丹波元胤识

《难经本义疏》书后

庆应戊辰，东京骚乱，避乱移居于上毛高崎赤阪村。尔后天下一新，分为府藩县。寻有废藩之命，世态转变，职事差闲。然而无隐居行道之识，唯深感穷坚老壮之古语，发愤勉厉。去岁疏《素问》次注，今兹又疏《难经》。是书注家虽多，特以滑氏为主，旁采摭诸家之说，盖以徐半松之辩博，犹称《本义》最有条理，是所以编此疏也。或云王翰林《集注》经学家所遵奉，子何舍彼而取此。愚谓寸锦片绣，玉食珍馐，自非有力者，难兼备而收贮，不若布褐菽粟之切于日用，是所以取此而不取彼也。但耻梼昧之质，既不能建一家之说，又无启发后学之才，是以书中所载，悉系前人所说，鄙见则百中之一耳。观者其谓尝古人糟粕耶？固无所逭责；以谓夜行秉烛，犹胜暗中迷索，则幸甚。

明治五年壬申正月人日山田业广识于中隐舍时年六十五

《医教正意》序（其中卷四系《难经正意》）

《难经正意》者，昔年讲习之暇以记焉。他日有余力者，全其书以别欲刻之乎。白驹迅去，玄兔远行，山水涨过，既迫辞世之日，故不顾其略，而直附以系卷末。后来君子补正之者幸甚矣。如是而以谓之《医教正意》者，医道教诫，专以在正其意之谓也。

延宝六戊午岁冬腊月望日，草刈三越书江武城东滨医讲堂

附录三 《难经》书目

《黄帝八十一难经》二卷　梁有《黄帝众难经》一卷　吕博望注亡　见《隋书》卷三十四《经籍志》

《黄帝八十一难经》一卷　秦越人撰　见《唐书》卷四十七《经籍志》

秦越人《黄帝八十一难经》二卷　见《新唐书》卷五十九《艺文志》

秦越人《难经疏》十三卷　见《宋史》卷二百七《艺文志》

《扁鹊注黄帝八十一难经》二卷　见《宋史》卷二百七《艺文志》

《难经解义》一卷　庞安时撰　见《宋史》卷二百七《艺文志》

《难经解》一卷　庞安时撰　按据《宋史》卷四百六十二本传　时安当系安时之误　见《宋史》卷二百七《艺文志》

《难经疏义》二卷　王宗正撰　见《宋史》卷二百七《艺文志》

《补注难经》二卷　丁德用撰　见《秘书省续四库书目》

《难经疏》三十卷　侯自然撰　见《秘书省续四库书目》

《注难经》　虞庶撰　见《国史经籍志》

《集注难经》五卷　一作三卷　纪天锡撰　见倪灿《补辽金元艺文志》

《难经附说》　吕复　见钱大昕《补元史艺文志》

《难经本旨》　袁坤厚　见《补元史艺文志》

《图注难经》八卷　张世贤撰　见《明史》卷九十八《艺文志》

《难经悬解》二卷　黄元御撰　见《清史稿》卷一百四十七《艺文志》

《难经经释》二卷　徐大椿撰　见《清史稿》卷一百四十七《艺

文志》

《难经注解》四卷　元　李晞范　见民国三十六年《江西通志稿》卷三十《艺文略》

《难经说》　元　谢揩绅　见民国三十六年《江西通志稿》卷三十《艺文略》　钱大昕《补元史艺文志》"揩绅"作"揩孙"

《难经释疑》　元　陈瑞孙　见光绪三年《鄞县志》卷五十五《艺文》四　《补元史艺文志》"释疑"作"辨疑"

《难经补注》　明　徐述　见万历三十三年《武进县志》卷七《方技》

《难经直解》　明　张景皋　见嘉靖十九年《宁夏县志》卷二《技能》

《难经图说》　明　吕复　见光绪三年《鄞县志》卷五十五《艺文》四

《难经考误》　明　姚浚　见光绪二十七年《直隶和州志》卷三十六《艺文》

《难经注》　清　黄百谷　见光绪二十五年《余姚县志》卷十七《艺文》下

《难经补注》六卷　清　董懋霖　见光绪二十五年《慈豁县志》卷四十八《艺文》三

《难经辨释》　清　丁元启　见嘉庆五年《嘉善县志》卷十七《人物志》五

《难经辨正》　清　胡醴铭　见民国二十年《三台县志》卷九《人物志》

《难经通解》　清　罗中极　见同治九年《南昌县志》卷二十六《艺文志·书目》

《难经辑注》　清　熊庆笏　见同治十一年《南康县志》卷三十《艺文》

《难经辨微》　清　尹嘉实　见同治十二年《零都县志》卷十六《艺文·经籍》

《难经类疏》　清　葛天民　见嘉庆十五年《扬州府志》卷五十四《艺术》

《难经说约》四卷　清　沈德祖　见嘉庆十九年《上海县志》卷十八

《难经释》　清　王效成　见光绪十七年《盱胎县志稿》卷八《人物》

《难经析疑》　清　陈凤佐　见同治十二年《如皋县续志》卷九《方技传》

《难经注》　清　陆守弘　见康熙二十六年《常熟县志》卷二十一

《难经解》　清　张镜溪　见光绪六年《江宁府志》卷九上

《集注难经浅说》　清　李恩蓉　见民国六年《丹徒县志撫余》卷九《方技》

《难经妙略》一卷　清　王乾　见光绪三十三年《益都县图志》卷二十五《艺文志》

《难经悬解》　清　孙炎丙　见民国二十五年《平度县志》卷八《人物》

《难经释义》　清　丁少城　见民国二十三年《济阳县志》卷十九

《难经析义》　清　汪钰　见道光三年《休宁县志》卷十九《人物》

《张氏难经赏析性理篇》　清　朱祝三　见光绪十一年《庐江县志》卷十五《艺文·著作》

新医林改错

编写说明

　　《新医林改错》是改中医古籍之错。中医古籍特别是中医经典著作本身没有错，而是在印刷过程中，排字有误，校对有漏，或在历代传抄过程中有抄错者，致使中医古籍中讹误、讹夺之处甚多。而后人又不敢妄加正讹，而是以讹传讹，以讹释讹，实有贻误后学。

　　鉴于此，我们组织编写《新医林改错》，使后学者不再"讹以承讹，谬以袭谬"。

　　本书改错，不是改论著之错，而是改印制或传抄之错，使原著能恢复其本来面目；本书改错，并非臆度，而皆持之有故。

　　本书计划出版《素问分册》《灵枢分册》《难经分册》《小儿药证直诀分册》。本次出版是《黄帝内经素问分册》。

范其云

1991 年 12 月

卷前赘语

　　目前有人说：发扬中医，应该发扬中医特色。这极简单的话，真是颠扑不破的。但是，发扬特色，不是一句空话，主要是对中医学要有深厚的基础，又确有临证经验，才能从认识中，剥茧抽丝，引出它的特色，而关键之处，还是首要读好古典医籍。

　　中医古籍，读不胜读，知其要者，一言而终，治医须先精读《黄帝内经素问》，因为它是中医理论的核心。"天地之象分，阴阳之候列，变化之由表，死生之兆彰，稽其言有征，验之事不忒"，唐·王冰这些话，是可信而非故弄玄虚的。

　　为保持原书原貌，原本中古今字、俗写字、通假借字未做改动，在校注中予以说明。

　　霭春读《素问》有年，而今年齿已衰，随手泚笔，炳烛余光，自课而已。医林贤哲，尚有以督正之。

郭霭春于天津中医学院　辛未仲夏

目　录

四气调神大论篇

"无厌于日"

顾观光《素问校勘记》云："厌即餍字。"梁章钜《退庵随笔》卷十二谓："厌字似当读入声。"

按：这两种说法，于义都有不足。"厌"有"安"的意思，这从《诗·湛露》郑笺、《文选·辨亡论下》善注引《方言》都可得到佐证。"无厌于日"是说夏天应当早起，不要安于日出，而恋席不起。

"此冬气之应，养藏之道也"……王冰注"小寒之节，初五日，雁北乡，次五日，鹅鸟历疾"。

按：王注（此据人民卫生出版社影印明顾从德本）"雁北乡"下脱三候。据明熊宗立种德堂仿元重刻本，在"雁北乡"下有"次五日，鹊始巢，后五日，野鸡始雏。次大寒气，初五日，鸡始乳"二十三字，这样才与王注所称"六气一十八候"相合。明万历甲申周对峰刊本，也有与此大致相同的一节文字。至于现存较早的刻本如元至元五年古林书堂刻本、元读书堂刻本、周曰校刻本、朝鲜内医院刻本等，均与影印顾氏本一样，都没有"次五日"二十三字，甚至莫友芝校本也没校出来。顾氏《素问校勘记》以《释音》出"雏字"，认为宋本有此一段文字，实际顾氏是未看到宋本，可能是从《月令》中补出的。日人度会常珍《素问校讹》引古抄本有《新校正》云等三十四字恐是抄者假托林亿妄加。由此看来，前人所谓书非校不可读，是有一定道理的。

"心气内洞"

按：《太平圣惠方》卷二十六《治心劳诸方》引"洞"作"动"，是

"洞""动"声误。"动"有"痛"义。孙鼎宜谓"洞"，当作"恫"。其实《太平圣惠方》作"动"，与"恫"同义，无须改字。至《素问病机气宜保命集》卷上三引"洞"作"涸"，似无据妄改。

"肺气焦满"

按:《太素》卷二《顺养》"满"作"漏"，二字形近，"漏"是误字。"焦"有"躁"义。"满"与"懑""闷"义通。《汉书·石显传》颜注:"满读曰懑，音闷。""肺气焦满"，就是肺气躁闷。旧注训"焦"作上焦，或训为"肺热叶焦"，似均不合。

"肾气独沉"

按:《外台》卷十六引《删繁论》《新校正》引《太素》"独沉"并作"沉浊"。"沉浊"的本义，似与肾气关联不上。但"沉浊"可转为"沉滞"，因为这两个词，同是双声定纽，它是可以转的，在意义上也是可以互通的。"沉滞"有"伏止"的意思。肾气伏止，就是石而无胃。

"是谓内格"

按:《外台》卷十六引《删繁论》"内格"作"关格"，似是。《删繁》在讲逆春气、夏气、秋气、冬气后，都说到"关格"。究竟"关格"是什么？凡逆四时之气，在肝、心、肺、肾所生的病，都可名为关格。如"肝劳热闷，关格不通"，"肝劳虚寒，关格劳涩"等，这与王冰注"内性格拒于天道"，比较接近实际。但这"关格"和《灵枢》所说的"人迎与太阴脉口俱盛四倍以上曰关格"的意义不同，又和《病源》所说的"阴阳俱盛，不得相营曰关格"的意义也不同。至于后世把"关格"归为膈噎一类症状，那就更不同了。

生气通天论篇

"数犯此者"

按：《太素》卷三《调阴阳》"数"上有"谓"字，应据补。"谓"有"如"义。《国策·齐策》高注："谓犹奈也。""奈"与"如"义通。"谓数犯此者"，是说假如屡次违反"其生五，其气三"的准则，邪气就会伤人，语意是极明顺的。自王注本脱"谓"字，读者以"数犯"两句，与上文义不贯，而怀疑这两句的误窜，如何校谓此二句，应在"气之削也"句下，沈校谓当在"发为风疟"句下，这都是由于未检《太素》而滋生了异说。

"传精神"

按：《太素》卷三《调阴阳》"传"作"搏"。"搏"是"抟"的误字。杨上善注"搏，附也"。似杨所据本原作"抟"。如作"搏"，就不会释有"附"义。《广雅·释诂》："附，益。""抟精神"就是增益精神。这是依杨注的解释。但如释作抟聚精神，更为合适。《管子·内业》尹注："抟，谓结聚也。"抟聚精神，是谓圣人善于摄生，也就是"精神不散"。这在"上古天真论"里已经说得极明白了。

"而血菀于上"

按：《太素》卷三《调阴阳》"菀"作"宛"。"菀""宛"都是从"夗"得声，义可相通。古书多借"宛"为"郁"。"血菀"就是血郁的意思。"上"字，王冰作心胸解，是不对的。《说文通训定声》云："上从一从丨，所谓引而上行；读若囟者也。""囟"是什么意思？《说文》囟部："囟，头会脑盖也。""血菀于上"就是血郁于颠顶，很容易发生头部眩晕。《玉机真脏论》云："肝脉太过，则令人善怒，忽忽眩冒而颠疾。"其义与此是互相发明的。

"使人薄厥"

按："薄"与"暴"通。《汉书·宣帝纪》颜注："薄亦暴也。"因此说"薄厥"就是"暴厥"。"暴厥"是说发病又猛又急，而它发病的主因，是由于大怒。所以曹元忠说（见《笺经室遗集》卷十五）这是肝厥，是有道理的。治疗此证，《内经拾遗方论》有蒲黄汤，《圣济总录》有赤茯苓汤、黄芪汤、大枣汤，好像都不太相合。

"清静则肉腠闭拒"

按：柯校谓"清静"上脱"阳气"二字。他所说脱"阳气"二字是对的，但据王注则所脱"阳气"二字，应在"肉腠闭"下。"肉腠闭"与"阳气拒"相对成文。"拒"有"守"义，见《淮南·本经》高注。"阳气守"与前"阳气固"的意义是一致的。

"粗乃败之"

按：《太素》卷三《调阴阳》作"旦乃败亡"。似较《素问》为是。但如何看出《素问》的错误迹象呢？萧校《太素》说："别本旦作且。"从这条校语里，就呈现出"旦"字先因形近误作"且"，以后传抄又误增偏旁作"粗"。至于"亡"作"之"那是因为草书致误的（草书的亡字似"之"）。本条全文是说阳气蓄积，应该消散（原文"隔"作消解），如何消散？应用泻法，不急治疗，日内就可死亡。如像《素问》原文，不急治疗，而归咎于粗工，那就不对了。

"平旦人气生"

按："人"下脱"阳"字。日中是"阳气隆"，日西是阳气虚，如平旦"气"上无"阳"字，那日中、日西是说阳气隆、虚，而平旦之"气"又是何气呢？如补一"阳"字，则阳气生、阳气隆、阳气虚，文义一贯。魏了翁《学医随笔》引作"平旦人阳气生"。了翁南宋学者，所见当有据。

"则脉流薄疾"王注:"谓极虚而急数也。"

按: 王冰以极虚释"薄",似嫌不切。《广雅·释诂》:"流,行也。""薄"与"搏"通,"搏"有"击"(跳动)的意思。脉流搏疾,就是说脉之往来,跳动有力而数。这样脉是阳盛的现象,阴不胜阳,亢阳飞越,所以这样的脉象,与下文"并乃狂"的脉证是相符的。清于鬯说:"流薄为脉见流荡虚薄之象。""虚薄"是因袭王注,"流荡"何谓,未免望文生义。

"陈阴阳"王注:"言循阴阳法。"

按: "陈阴阳",就是讲说阴阳,意思是说通过讲说,使人使己,都明白"法于阴阳"的道理,而趋于养生。《汉书·哀帝纪》颜注引李裴云:"陈,道也。""道"有"说"义,见《广雅·释诂二》。王注意犹近是,但"陈"无"循"义。张介宾以"陈"为铺设。"陈"是有"列"义,但在此语言环境,却不能以之为解,恨不能起张氏而商之。

"邪气留连,乃为洞泄"《类说》卷三十七引"连"作"夏"属下读。

按: 如《类说》所引,则此断句应作"邪气留,夏乃为洞泄。"这和下文"秋为痎疟""冬(原作"上",据新校正改)逆而欬","春必温病"等句例是一致的。《灵枢·论疾诊尺》:"春伤于风,夏生后泄肠澼。"就是"连"应作"夏"的确证。

"上逆而咳"《类说》卷三十七引"上"作"冬"。

按: 作"冬"是。王注:"冬水复王,水来乘肺,故咳逆病生。"是王所据本原作"冬"字无疑。清·雷丰对冬咳作过解释,他说:"湿气内踞于脾,酿久成痰,痰袭于肺,气分壅塞,治节无权,直待冬来,稍感寒气,初客皮毛,渐入于肺,潜伏之湿邪,随气而逆,遂成痰嗽之病。"(《时病论》卷七)其说可参考。

"肝气以津" 王注："小便不利，则肝多津液。"

按： 王注以"津"为津液，似不合。《史记·天官书》索隐引宋均注："津，凑也。""凑"有"聚"的意思。酸能补肝。如食酸太过，就会使肝气凑聚，失其条达，转而克脾为病。谢映庐《医案》卷二有病例一则，可以参证。附录如下："陈鸣皋喜食辛酸爽口之物，医者不知味过于酸，肝气以津，脾气乃绝，以致形肉消夺，辄用参术培土，不思土不能生，徒壅肝热。"

"色黑，肾气不衡"

按： "色黑"二字疑衍，酸咸苦辛各节，都未涉及面色，为何于"过甘"独举出"色黑"来，律以上下文例，"色黑"二字似为衍文。盖传抄者，探下"肾气不衡"句，附会肾色属黑而妄增的。

"胃气乃厚"

按： "厚"有"薄"之义（此反训，犹以臭为香，以乱为治等例）。见《淮南·俶真》高注。上文说脾气弱，本句说胃气薄，上下文意思是一贯的。因为脾弱不能为胃行其津液，胃气因之薄弱，脾胃耗损，积累日久，就会成为内伤。前文云"伤在五味"，就是说酸咸甘苦辛，如果食之过节，都会伤及五脏的。王注："苦性坚燥，又养脾胃。故脾气不濡，胃气强厚。"如果照王冰的说法，好象味过于苦，反对脾胃有益，那么经文前后就相抵牾了。

金匮真言论篇

"俞在颈项"

按："俞"不是指俞穴言，亦不是指经脉流注言。"俞"有"反应"的意思，详见周学海《形色简摩》卷一《形诊总义》。

"故春善病鼽衄"

按："鼽衄"二字，本节凡两见。王注对于"鼽"字解释，一引《礼记·月令》作"嚏"解，一作"鼻中水出"解，两义栢成。《说文·鼻部》："鼽，病寒鼻塞也。"《一切经音义·卷二十八》引《苍颉篇》云："嚏，喷鼻也。"核之实际，喷鼻、流清涕为一串事。王注不侧重一面说，这是对的。但"鼽"与"衄"是两种不同的症状，王冰都说是"阳气上升，重热熏肺，肺通于鼻，病则形之"。这就有所不合了。《病源》卷二十九鼻病诸候，将鼻衄、鼻窒塞气息不通、鼻涕分列三候，这三候的病因，各有不同。王氏所谓"阳气"云云，仅是说明"衄"证的证因。"鼽"证却是风寒冒于皮毛所引起的，"阳气上升"的说法是不能概括它的。《千金方》卷六上有"治鼻塞脑冷清涕出""治鼻塞常有清涕出"两方，都是用辛温药，棉裹塞鼻，取义在于散寒。后世主疏散的，就用菊花茶调散；主温散的，就用苍耳子散。"鼽"与"衄"的证因是不同的。

"此平人脉法也"

按："此平人……"六字，疑是后文误窜于此。新校正云："详此下义与上文不相接。"详审他的语意，似指"夫精者身之本也"以下二十六字说的。"此平人脉法也"六字，似未被包括在内。但这六个字，也和上文联系不起来，我认为它似应在后文"合心于精"句下，它与"善为脉者"

起句是相应的。所谓"平人"不是指无病的人。"平"与"评"通。《广雅·释诂三》:"评,平也。""平人脉法"就是评议病人的脉法。如何评议呢?那就是谨察脏腑逆从,阴阳表里雌雄。因此经文如作"故善为脉者,谨察五藏六府,一逆一从,阴阳表里雌雄之纪,藏之心意,合心丁精,此平人脉法也"。这样,似比较切合的。

"各有收受乎"

按:"收受"二字,与上文"五脏应四时"义不相蒙。张介宾说:"收受是同气相求,各有所归。"这样的解释,是属于想象而无根据的。明万历四十三年朝鲜内医院刻本"收"作"攸",是极确的。"收"与"攸"二学,是由于形近致误。《尔雅·释言》:"攸,所也。""所"是助动词。"受"有"用"义,见《吕氏春秋·赞能》高注。"攸受"就是所用。"五脏应四时,各有攸受乎?"是说五脏与四时相应,分别有所作用吗?由于"攸"误作"收",而解释遂感扞格。古人说过,书非校不可读,是比较可信的。

阴阳应象大论篇

"阳杀阴藏"

按：上曰"阳生"，此曰"阳杀"，上下矛盾。新校正引《周易》八卦布四方之义释之，似仍未能使读者觉得怡然理顺。检《类说》卷三十七引"杀"作"发"。《类说》作者是宋人，其说当有所据，如采用之作解，曰"生"、曰"发"，上下文义就不相背了。"杀""发"二字所以致误，疑是草书（叒、友）形近的原因。旧注有的讲得迂曲，有的讲得牵强，其实古人语言，未必如此难解。清·柯逢时《素问》校本疑"杀"作"收"，他是依据《新校正》来想的。以"收"作"杀"，毕竟未必恰合。

"则生䐜胀"

按：《说文·肉部》："䐜，起也。""䐜"与"瘨"，并从真声，义得相通。《说文·疒部》："瘨，病也。一曰腹胀。""胀"为"张"之俗体。《左传》，成十年杜注："张，腹满也。"据此，所谓"䐜胀"，就是腹部膨胀满的意思。《释音》云："䐜胀，肉胀起也。"于义不切。

"阴阳反作"

按："反"作"违"解，见《国语·周语》韦注。"作"作"行"解，见《诗·常武》郑笺。"阴阳反作"就是阴阳违行。本句是承递上文说的，因为清气应该上升，而反下降；浊气应该下降，而反上并，这就违反了阴阳运行的正轨，所以说是"阴阳反作"。

"风胜则动"

按：《太素》卷三"动"作"肿"。这未必对，因为和下"热胜则肿"相重复。我认为"动"应作"痛"，"风胜则痛"，是说着风太过，无论头部或四肢就会感到疼痛，这是很容易理解的。另有说法，认为"风胜则动"，就是内风抽动。但在《素问》一书里，有无内风一证，还是需要再考虑的。似不如将"风"解作"外风"之为合。至于"痛"字所以误为"动"，也是有原因的。"痛"字一作"瘝"，这有《费凤碑》可证。"瘝"与"恸"古通。"风胜则恸"这句话，最初传抄可能写作"风胜则恸"，以后辗转抄写，脱掉"恸"字偏旁，以致误为"风胜则动"，这样错误，古书传抄是常有的。《类说》卷三十七引"动"正作"痛"我看可以据改。

"寒胜则浮"

按：《太素》卷三"浮"作"胕"。"浮"疑是"疛"的误字。"浮""胕""府"三字相通。"府"与"疛"形近易误。《吕氏春秋·尽数》："处腹则为胀为府。"席世昌、桂馥都说："府应作疛。"先秦古书里，"府""疛"二字相混，它是一个例证，而本篇"疛"混作"府"是同样又一个例证。从《太素》"浮"之作"胕"更可了解《素问》原作"疛"而混为"府"也。"疛"与"疝"声近义通，都有腹中绞结的意思（见苗夔《说文系传校勘记》）。"寒胜则疛"就是寒气过甚腹部绞痛，句意是非常明白的。柯逢时说："浮，犹《金匮》：水扬溢则浮。"故作深语，所释嫌未中肯。元·罗天益《卫生宝鉴》卷六"大已寒丸，治脏腑虚寒，心腹疞（疞乃疝之俗字）痛，临证可参考。

"热伤皮毛"

按："热"应作"燥"，准上下文，例如"在天为风，风伤筋"；"在天为热，热伤气"；"在天为湿，湿伤肉"；"在天为寒，寒伤血"。然则此上云"在天为燥"，则下应是"燥伤皮毛"才与上下文例一致。新校正引《太素》作"燥"，应据改。

"齿干以烦冤"

按："烦冤"就是"烦惌"。"冤"与"宛"通，"宛"的重文作"惌"，因之"冤""宛"亦通。《一切经音义》卷七云："古文宛惌二形"可证。"惌"亦作"悗"。《解精微论》王注："悗谓内烁也。""烁"有烧的意思。根据以上各点，则"烦冤"是说心烦躁好像火烧。"以"是介词，表示连及。齿干及烦冤，正是阳胜征象。姚止庵说："热极则烦，若有所冤抑而叫呼。"他的说法，似未免随文衍义。

"气大衰"

按：《扁鹊心书》卷上《住世之法》引"气"上有"阳"字，他的根据是什么？查不出来，但补一"阳"字，似乎有道理。《太素》"气大"亦作"大气"。杨上善说："十二经脉，三百六十五络为大气。今经脉大气皆衰，故九窍不利。"其说亦可备参。

"天有八纪，地有五里"

按："天有"八字，与上下文义不属，疑是其他篇的文字，误窜于此。《圣济经》卷三第三云："天有精，地有形，形精相感而化生万物，故曰：天地者，万物之父母。"细绎《圣济经》它是演袭本篇句意讲的。但"天有八纪"两句，未被概括在内，是否北宋的《素问》刊本，就无此两句。当然，我这样说，也是近于想象，但愿提出来，作为问题研究。

"九窍为水注之气"

按："注之气"三字是衍文。"九窍为水"与上"六经为川""肠胃为海"的句法是一律的，赘入"注之气"三字，就不易理解。《五行大义》卷五第二十三、《医说》卷五引并无"注之气"三字，应据删。

"阳之汗，阳之气"

按：两"阳"字，疑是"人"的误字，传抄蒙上"阴阳"致误。《济生拔萃》卷六《医学发明》、《卫生宝鉴》卷八引"阳"并作"人"，似可作为改正依据。

"形不足者，温之以气；精不足者，补之以味"

按： 柯逢时校云："气、味二字宜易地。"其说是。"温之以味"与前"味归形，形食味"合。"补之以气"与前"气归精，精食气"亦合。否则，前后就相悖了。

阴阳离合论篇

"阴阳霾霾"

按：元至元五年胡氏古林书堂刻本、元读书堂刻本"霾霾"并作"衝衝"。查字书无"霾"字。王冰注："霾言气之往来也。"依照王说，则"霾霾"就是"憧憧"。《广韵·三钟》："憧憧，往来貌。"与王注之意合。新校正引别本作"衝衝"，与胡本虽然说是一致，但"衝衝"向无"往来"的解释。胡本作"衝衝"，乃以"衝"为"衢"，在古经传中，多有此例。《广雅·释训》："衢衢，行也。""憧憧""衢衢"，是声近义同。

阴阳别论篇

"三阳在头"

按: "头"字应作"颈"解,与经常作"头首"之意不同。《仪礼·士相见礼》郑注:"今文头为脰。"《乡射礼》释文:"脰,颈也。""三阳在头"是谓人迎之脉在颈。清·尤怡说:"三阳外感,诊在人迎。人迎者,结喉两傍动脉,故曰三阳在头。"(《医学读书记》卷上)其说是。

"凡持真脉之脏脉者"

按: 明抄本(半页十行、行二十二字,南京图书馆藏)本句作"凡持真脏脉者"。审"真脉"一词,似少见。"真"下之"脉"字,是涉下误衍,"之脏"二字误倒。《太素》卷三《阴阳杂说》作"真脏之脉",足以证明明抄本之正确。所可怪者,王冰对此不予校正,反给以解释,说什么"真脉之脏脉者,谓真脏之脉也。"真曲说也。

"肝至悬绝急"

按: "急"字是衍文,核以心肺脾肾各脏,都说的是"悬绝",并无"急"字,为什么独于肝却说"悬绝急"呢?疑是后人附会《玉机真脏论》"真肝脉至中外急"而妄加的。明·滑寿《读素问抄》无"急"字,他是有见解的。这"急"字,应该根据《太素》删去。至于"悬绝"又应作何解释呢? "悬绝"似有"悬殊"的意思。"肝至悬绝",是说肝部真脏脉独见,与心肺肾脾各部之脉悬殊,到了十八日,胃气全无,所以就死去了。旧注以"悬绝"为脉象,是不对的。

"其传为风消"

按："风消"之"风"字是比喻词，它是说"风消"这种病，形体消瘦，好像草木被风吹得枯萎一样。"心痹"（原作"心脾"，据《太素》改）之病，血虚气郁，很容易阴液消耗，日渐瘦弱，它是与风无关的。但王冰却说什么风热，刘完素又说什么风胜气消，他们的说法，都是误解了"风"字。《宣明论方》治风消病，主黄芪羌活汤，药证似不相合。陈念祖主张用归脾汤加丹皮、栀子、地骨皮、芍药（《女科要旨》卷一《调经》），似较完素为胜。

"其传为索泽"

按：王注："热甚则精血枯涸，故皮肤润泽之气皆散尽也。"杨上善注，则谓："忧恚不已，夺人色泽。"细审两家所注，似以王注为是，因王注是探上文"发寒热"说的，而杨注"忧恚"的说法，却和上文毫无关涉。明·王肯堂《证治准绳·皮肤》云："皮肤索泽，即仲景所谓皮肤甲错。针灸，皮肤索泽，取足少阳。"其说本于《医学纲目》，是有根据的。吴崑改"泽"为"睾"，他是误会了王注"睾垂纵缓"这句话而搞错了。其实王冰所云是解释"颓疝"的，与"索泽"毫无所关。王冰释"索泽"是皮肤润泽之气散尽，意思极为明显，吴不见及，何耶？

"其传为心掣"

按：《太素》卷三《阴阳杂说》"掣"作"瘛"。"掣"与"瘛"叠韵同义。《说文·广部》段注："瘛之言掣也。"《文选·西征赋》善注："掣牵也。"这是说，"上咳下泄少气，致心火肾应而不宁，其动若掣"。所以说是"心掣"。《宣明论方》里有调中散，治心掣。

"其传为隔"

按：沈祖绵说："此韵文，隔下脱一字。"究竟脱何字？他未说明，我认为可补"塞"字。隔、塞古音同部。"掣"属《广韵》入声十七薛，"塞"属《广韵》入声二十五德。"薛""德"两韵，依照顾炎武古音标准，亦为同部，因此"为心掣，为隔塞"，声谐韵合。"隔塞"同义词。

《广韵·二十一麦》："隔，塞也。""隔塞"二字连用，在《素问》里也有例证。如"生气通天论"："隔塞闭绝。"所谓"隔塞"，是指气脉否闭，前后秘涩，下既不通，必反上逆，其病易发噎食，所以较"心掣"之为病尤重。

"鼓一阳曰钩，鼓阳胜急曰弦"

按：张志聪说："钩，当作弦。下弦当作钩。"他说的对。因为一阳是春阳之气初生，在脉搏击应指（鼓有搏击之意，不是钟鼓之鼓），所以当春脉之弦。"胜急"之"急"字，《太素·卷三·阴阳杂说》作"隐"。其实应作"阴"。"急"是"隐"的坏字，"隐""阴"又是声误。

"鼓阳至而绝曰石"

按："阳"字蒙上误，疑当作"阴"。《后汉书·吴良传》贤注："绝，极也。鼓阴至而绝曰石。"是说搏阴至极，凝寒地冻，故脉如石。假如按"阳"字解释，鼓阳至极，则脉当为洪数之象，怎能说是脉如石呢？曰弦指春脉说，曰毛指秋脉说，曰钩指夏脉说，曰石指冬脉说，脉象四时，其序井然。

"是故刚与刚"

按："与"是误字，应作"愈"，"与""愈"声误。"愈"表度副词。王冰注："阳胜又阳。"似王所据本就作"愈"。刚而又刚，是说脉太急劲，毫无柔和的表现。旧注多迂曲。

灵兰秘典论篇

"心者君主之官"

按：心的主要功能是"藏神"和"主血脉"，因此心有掌握人的精神活动和支配全身脏器的作用，是人的整个生命活动的最重要器官。"君主之官"，就是比喻心为人体一切的总司。《灵枢·邪客》说："心者五脏六腑之大主也，精神之所舍也。"与此是有同样意义的。

"神明出焉"

按："神明"同义复词。《汉书·终军传》颜注："明者明灵，亦谓神也。"所谓"神明"，质言之，就是神态、知觉、运动等生命活动现象的主宰。"心藏神"，所以说"神明出焉。"

"治节出焉"

按："治节"是借持节监督其事的使者，以说明肺之功能。为什么这样说，那因为肺的主要功能是主气。《五脏生成篇》说："诸气皆属于肺。"《经脉别论》说："经气归于肺，肺朝百脉。"由于气周行一身，五脏六腑皆以受气，就像持节使者之无所不至，所以说："治节出焉。"《周礼·乡师》郑注："治，谓监督其事。"《礼记·玉藻》注："节所以明信，今汉使者节。"

"肝者将军之官"

按：肝为将军之官一语，除本篇外，《内经》其他各篇并没有一处对它加以申释的，而常见的，仅是肝藏血、主目、主筋、主怒的记载，究竟"将军"的意义何在？是否就是因为易怒而言呢？孙鼎宜说："《吕览·孟秋》注：'肝、金也。'金于五常为义，与将军之说方合。若以属木为仁，则不得目为将军。总之，汉以前，五行之说，迄无一定。"他的话，是有参考价值的。

"胆者中正之官"

按："中正"与胆似乎毫无关联。《五行大义》卷三第四引"中正"作"中精"。它的意义比较与胆的功用接近，但要进一步说明"精"是"清"的误字，"精""清"形近易误，《中藏经》《灵枢略》都说胆为中清之府，这和《难经》"胆为清净之府"的说法是一致的，胆不受邪，它和肠道、膀胱之接受糟粕、排泄物者不同，说它是中清之府，道理就在这点上。而自从"清"误为"正"，有的竟说"中正"是魏晋官名，仅仅凭此一点，而侈言《素问》羼有魏晋篇章，这似乎轻率了。

"气化则能出焉"

按："气化"六字，清·柯逢时《素问》校本疑为衍文。推测其意，可能认为"气化"句和以上各官结尾句例不同。柯氏之说可要商。"气化"之说，是中医的重要理据之一，哪能任意删削。此"气化"六字，以文理论，在论各官之后，而"气化"句，以错综摇曳出之，正是笔法妙处；以医理论，膀胱主藏水，而其所致排水功能，却说明了气化的作用。如李东垣治王善甫水肿，医用渗泄之剂，其病反剧。李却说这是气不化，"无阳者，阴无以生；无阴者，阳无以化，甘淡渗泄皆阳药，独阳无阴则无以化，投以群阴之剂而愈。"（《元史·李东垣传》）他说的，就是"气化"则出的道理，后人治热在下焦，小便癃闭，用滋肾通关丸，其中知母、黄柏，就是阴中之阴的药，少佐肉桂，则效益显，也是这个道理。

"以为天下则大昌"

按：《小尔雅·广诂》："为，治也。""以治天下"与上"以此养生"是对文。王注非。

六节藏象论篇

"五运之始"

按："之"字疑误，似应作"终"。五运相承，终而复始，所以下文说是"如环无端"。

"各有所通"

按：《庄子·齐物论》："通也者，得也。""得"有"贪"的意思，见《后汉书·陈蕃传》李贤注。"各有所通"就是说五色五味的变化极大，一般嗜欲不同，但各有他的贪好。王注："言色味之众，虽不可偏尽所由，然人所嗜所欲，则自随己心之所爱耳。"大意是不差的，而"通"字之义，解释得却不豁然。

"其充在血脉"

按："充"有"实"的意思。见《谷梁传》庄二十五年范注。"其充"句，犹云："其实在血脉。""其实"与上"其华"正是对文。在古书里，"华""实"常连言。《吕氏春秋·精通》："若草莽之有华实。"《汉书·五行志》："出地则养长华实。"由这华实连言之例，可证以上所说"其华""其实"的对文是确切的。

"脾胃大肠小肠三焦者"

按：《五行大义》卷三第四、《云笈七签》卷五十七第七引"脾"下并无"胃大肠小肠三焦膀胱"九字，是较确切的。《五行大义》所列脏部次序，为肝、心、脾、肺、肾，它的取义，是以五行相生为列的。而本篇所列藏象，似符合十二官之说，既增"胃大肠小肠三焦膀胱"九字，又窜入"凡十一脏取决于胆"一句，以增成其义。其实就按本篇心肺肾肝脾胃大肠小肠三焦膀胱计算，也只有十脏。再按医理说，脏腑功能，胆居决定首位，也是不易讲得通。读本篇忽略以上问题，而希有合于"十一脏"之句，因此清·于鬯说"一"字是衍文，孙鼎宜就说"决"是"足"的误字，愈解而愈不可解，幸有《五行大义》旧文，还可根据它一订正之。

五脏生成篇

"则脉凝泣而变色"

《北堂书抄》卷一百四十三《酒食部》引"凝泣"作"凝血"。

按："凝泣"之"泣"，应读如"凅"。这样的例子，在其先秦古书里，是找不到的。但是《素问》里的"泣"字，有许多处都是"凅"的借字。"凅"与"涩"义本不同。《隶释》七《竹趣侯相张寿碑》，它是以"壽"为"凅"，"壽""凅"音同。传抄"壽"字烂去下"回"，"主""立"之形易误，辗转写成了"泣"字，因此，可以说《素问》里的"泣"字，似乎均是由于隶误造成的。《北堂书抄》将"泣"改作"血"，那是由于不得其解而致的。但由此可知"凅"字之误，是在王冰所见《素问》各本以前，那是肯定的。

"则肉胝胸而唇揭"

《千金》卷二十六第一"胝"下无"胸"字，"揭"作"褰"。

按：《千金》是。本书应依照删改。《汉书·贡禹传》颜注："胝，茧也。""茧"与"跰"同，有硬皮的意思，"肉胝"就是肉皮厚硬。《史记·司马相如传》索隐引补苏林注"褰"有绉缩之意。"唇褰"就是嘴唇聚缩。

"故色见青如草者兹死"

男抄本（半页八行，行十七字。中国中医科学院藏）"故"作"败"。

按：句首的"故"字是提词，在先秦古籍里常有这种用法，其例《古书虚字集释》卷五所举甚多，即《素问》本书里这类的句式也很多。

明抄本"故"作"败",似根据吴崑注本所改,但吴注本往往臆改,不足为据。至清·张琦以"故"字为衍文(《素问释义》),那也是不对的。"草兹"之"兹"是误字,应作"玆""兹"、"兹"二字形近易误。《说文·玄部》:"玆,黑也。《春秋传》曰:何故使吾水兹。"一般说,草色青青,象征草的丰茂,如果草色黑了,那是草的生意将尽,所以经文说是死色,这是很清楚的。《脉经》卷五第四,《千金翼方》卷二十五第一引"兹"并作"滋"。核与以上所引《说文》来看,它所引《春秋传》,乃哀公八年《左传》文,而今《传》文"玆"作"滋",这与《脉经》《千金翼方》致误是一样的。由此可知,"玆"误为"兹",又转误为"滋",其来已久了。王冰不察究竟,假声释义,说什么"兹,滋也,言如草初生之青色也"。这样说,那经文所谓"死"者,将如何理解它的意思呢?

"如以缟裹绀"

按: 丝织品(缯)的精白者叫作"缟"(《后汉书·顺帝纪》贤注)。王冰注:"绀,薄青色。"推其意,以为肝属木,色青,所以认为"绀"是薄青色,这样解释,嫌不确切。《说文·系部》:"绀,帛深青而扬赤色。"《释名·释采帛》:"绀,含也,青而含赤色也。""以缟裹绀"就是象缯帛里裹着青而含赤的东西,呈现显于外,有若隐若现之象。至《说文》所谓"扬",清·王筠讲的清楚,"扬者,发扬,赤浮于青之上也。"说得更明白些,"绀"是青为地而有赤光。同是用"绀"色说理,一说隐约地像望见青而含赤之色,一说隐约地像望见微黑之色,两相比较,稍加体会,哪种说法切合"五脏所生之外荣"呢,喻昌说:"察色之妙,全在察神。"他的话,是值得玩味的。

"诸脉者皆属于目"

按:"属"犹"注"也,见《国语·晋语》韦注。"诸脉"象膀胱脉起于目内眦,肝脉连目系,胆脉起于目内眦,小肠脉至目锐眦,三焦脉至目锐眦,心脉系目系,因此说"诸脉皆注于目"。

"诸筋者皆属于节"

按："节"是误字，应作"肝"。《千金》卷十一《筋极》："肝应筋，筋与肝合。"《太素》"节"即作"肝"，应据改。

"徇蒙招尤"

按：《普济本事方》卷二、《妇人良方》卷四第四行引"尤"并作"摇"。"招摇"叠韵。《文选·甘泉赋》善注："招摇，犹彷徨也。"也就是眩转不定的意思。有人说："招摇"是申释"徇蒙"二字的，这样说法也是附会之谈。至许叔微、陈自明都说"徇蒙"像有东西蒙在头上。但要知道，这是说病在肝胆，不能和"首如裹"之因于湿热相同，许、陈的说法，显然是错误的。又张锐《鸡峰普济方》以"空青散"治"徇蒙招尤"，他解释"徇蒙"是合眼，"招尤"是点头。不知他是根据什么讲的。综观几家所说来看，我认为"徇蒙"二字，暂按林校所说"目睑眴动疾数而蒙暗"的意思，还是差强人意的。

"惊有积气在胸中"

按："惊"字误倒，似应在下"喘而虚"句下，作"喘而虚惊"。《卫生宝鉴》卷四《饮伤脾胃论》引文可证。"喘而虚惊"是肺痹的证状。《经脉别论》："有所惊恐，喘出于肺。"也就是"喘而虚惊"的意思。张氏《医通》卷六《惊》云："虚惊宜温胆汤加熟枣仁。"我认为如在原方基础上，再酌加苏子、杏仁，似可试用作为"喘而虚惊"的一张方子。

"上坚而大

按："上"是误字，应作"下"。因为肾有病，积气在小腹与阴，则脉应之，是应该在下的。注昂说："上字未解。"日人丹波氏认为汪说对。其实所谓未解，是由于未得其解。这"上"字，是因古文传抄致误。清代训诂学家王念孙在校先秦诸子，经常指出这类错误。就依此"上"字说，古文"上"作"二"，而"下"作"二"，"上""下"两个横画，少为疏忽写颠倒了，语句就难理解。本句"下（二）"误写为"上（二）"，就是这样一个例子。旧注不理解这点，所以释文都涉牵强。

"面黑目白、死"

按:《脉经》卷五第四云:"病人面黑目白者不死。"它的说法,和本篇所云相反。兹录之,以俟临证察验。

五脏别论篇

"以养五藏气"

按："藏"字是衍文，它是蒙上文"藏于胃"而致误的。"五气"是指臊、焦、香、腥、腐。这与《六节藏象论》"味有所藏，以养五气"的意思是相同的。《太素》卷十四《人迎脉口诊篇》、《类证活人书》卷二引"五"下并无"藏"字，似可据删。

"变见于气口"

按："见"亦读如"现"。《说文》无"现"字。《广韵》始收。"见"字为牙声，读如现在之"现"，就转入喉声，喉牙相通，因此"见"与"现"亦通用。《广韵·三十二霰》说"现是俗字"。那是说在先秦古书里，只有"见"无"现"。《汉书·申屠嘉传》："余见无可者。"颜注："见，谓见在之人。""见在"就是"现在"。"现"有"显"义。"变见于气口"是说五脏六腑之气味，虽皆出于胃，而其变显于气口。《寿世保元》卷一《诊杂病生死脉歌》引"见"作"现"，那是以今字改古字，意义当然不差，如果从认真角度来说，《素问》是先秦古籍，还是以作"见"为是。

"藏于心肺"

按：《类说》卷三十七引"于"下无"心"字，这是对的。肺开窍于鼻，所以本句下就说"肺有病，鼻为之不利"。如果掺入"心"字，"心在窍为舌"，与鼻何干？这就容易滋生曲解。孙鼎宜说："心当作胸"。孙氏已知"心"字在本句里不好理解，但改作以"胸"，无据亦不可信。

"拘于鬼神者"

按:《太素》卷十四《人迎脉口诊》:"拘"上有"乃"字。应据补。"乃"假设连词,有"若"义。上文"凡治病"云云是正说,此"拘于鬼神"是反说。如没有"乃"字,正反两方面,就显得看不清楚。

异法方宜论篇

"盐者胜血"

按:"盐"是误字,应作"咸"。"咸者胜血"与《宣明五气篇》"咸走血"的道理是一致的。《政和经史证类备用本草》卷四《食盐》、《医藏书目·妙窍函》引并作"咸",我认为似可据改。

"天地之所收引也"

按:"收引"就是"收敛"。西方法秋气,与收敛的道理是相合的。《五常政大论》:"是谓收引。"王冰注:"引,敛也。"但本句五注却说"引谓牵引"。"收引"作"收敛"讲,本是直接了当。所谓"牵引",反倒令人费解了。

"故其民皆缀理而赤色"

按:"缀"疑应作"疏"。《汉书·晁错传》:"扬粤之地,少阳多阴,其人多理,鸟兽希毛,其性耐暑。"本节是说南方,论其自然条件,湿甚热盛,似以作"疏理",较为允恰。

"各得其所宜"

按:"所"字是衍文。王注:"随方而用,各得其宜。"玩其文义,是王所据本无"所"字,《太素》卷十九《知方地》"所"下无"宜"字。无"所"字有据可说,而无"宜"字则不合了。核之前文"东方治宜砭石""西方治宜毒药""北方治宜灸焫"、"南方治宜微针"、"中央治宜导引按蹻"。在篇尾总结上文,如无"宜"字,那就失去前后相应之妙,于文理讲,是极不合的。

移精变气论篇

"惟其移精变气"

按："惟"副词，它和"仅"的意思相同。"其"有"有"义；"其"和"有"是之部叠韵字。"惟其移精变气"，就是说古时治病，只有移精变气而已。"惟其"二字解释不清楚。与下面的辞气就不会连贯。

"可祝由而已"

按："祝由"二字，旧注都解为南方之神。因此有人援引本篇"祝由"这个词语，而附会说。所谓的祝由科，它的来源是非常早的。我对祝由科如何发展，是否与巫医有关，以及他们的禁之术，确是毫无所知，不敢率易轻议。但是，本句"祝由"二字，应该解作"断绝致病之由"（由，因素），而不是什么南方神灵，那是肯定的。《广雅·释诂一》："祝，断也。"祝在这里，并没祷祝的意思。"祝由而已"就是说上古治病，还不懂得服药针刺，仅有移精变气、断绝了致病因素而已。怎么断绝致病因素呢？上古的人对于疾病治疗方法还不认识，只凭着生活经验来保卫个人的健康，譬如觉得受了潮湿，就迁往高燥之处，觉得受了风寒就避开或堵住风口，吃了毒性的东西就设法吐出或不吃它，诸如此类，都是祝由的方法，也就是上古治病之法。这和下文"今世治病，毒药治其内，针石治其外"正是相对照的。清·阮葵生说："祷祝，诅祝《素问》之大禁。"（《茶余客话》卷十五）他的见解是正确的。《五脏别论》说："拘于鬼神者，不可与言至德。"怎能又说祷告神灵，就会治好病呢？

"外无伸官之形"

按："伸官"二字费解。《太素》卷十九《知祝由》作"伸宦"，也是难以索解的。"伸官"疑是"忧患"的误字。"忧患"与上"眷慕"对文。"忧患"古作"忧悫"。《说文·心部》："忧，愁也。""悫，忧也。"自经传通用"忧患"，而"悫悫"二字就被弃不再用了。林校从全本"伸"作"臾"。从这一迹象，就明显地看出"臾"与"忧"的上半形近，疑传抄初脱去"悫"之下边"心"字，而误"忧"为"臾"；后来传抄，"忧"字又脱去下半，而误"患"为"官"。王冰既误"臾"为"伸"，杨上善又误"官"为"宦"，从此"伸官""伸宦"，一直是无法索解。其实"外无忧患"的语意，是极豁然明白的。《庄子·刻意》："平易恬惔，则忧患不能入。"与本篇"恬憺之世，外无忧患之形"的意思是相合的。这种思想在先秦古籍里，往往有流露的地方。

"故可移精祝由而已"

按："移精"下，似脱"变气"二字，律以前文"惟其移精变气，可祝由而已"之句，是可确证的。杨王两氏注内，亦同有"变气"二字，也可作为"移精"下有脱文的佐证。

"不知日月"

按："日月"是指色脉言，与前文"色以应日，脉以应月，"是相应的。本篇对于"色脉"问题，一再提示，如云："色脉者，上帝之所贵。"如又云："理色脉而通神明。"如又云："欲知其要，则色脉是矣。"在这又说"暮世治病，不知日月（色脉）"，很显然，前后是对应的。王冰注说："日有寒温明暗，月有空满亏盈。"他这些话，对于经旨有何相干呢？

"逆从到行"

按："到"字误，应作"倒"。"到""倒"声误。《礼记·曲礼下》郑注："倒，颠倒也。"吴本（明嘉靖间金镶吴悌校刊本）"到"作"倒"，是可据的。

"亡神失国"

按："失国"之"国"字，与上文的"极""惑""则""得"皆叶。但"亡神失国"句式，失之奇单，"失国"上，疑脱"如使辅君"四字。细玩王注："岂惟治人，而神气受害；若使之辅佐君主，亦令国祚不保康宁。"是王所据本原有"如使辅君"四字。否则，王注"若使之辅佐君主"之文，又是对什么作解释呢？

"得神者昌，失神者亡"

按："神"并非指"神气"言。"得神"两句，是总合上边"色脉"说的，因为数问以后，就需要察视病人的色脉。所说的"得"与"失"，质言之，面色光泽，脉息匀平，就是得神；形羸色败，脉逆四时，就是失神，得失之间，关系着病的轻重。高世栻说："神属于情意之中。"说得纤曲。

汤液醪醴论篇

"必以稻米"

按：《圣济经》卷十第二吴注引"必"作"醖"。慧琳《音义》卷十五："醖，酿也。"《说文·酉部》："酿，作酒曰酿。""醖"犹言蕴也。"醖以稻米"谓以稻米蕴积之使成酒也。"醖"与"炊"文义相对。如作"必"，则于文难解，吴注所引似可据改。

"针石道也"

按："针石"下脱"者"字，应据《太素·知古今篇》补。"者"语末助词，有表提示的意思，如《孟子·滕文公上》"痒者，养也；校者，教也；序者，射也。"就是这样的例子。本句应作"针石者，导也。""道"与"导"同，见《荀子·不苟》杨注。本句是说针石的功能，仅是能够疏导血气，如果希望病愈，还需要精神舒畅，志意安定，那是主要的。

"孤精于内"

按："孤精"二字误倒，应作"精孤"。"精孤"与下"气耗"正是对文。"孤"作"虚"解。"孤虚"叠韵鱼部。"精虚"与王注"阴精损削"之义亦合。

"是气拒于内"

按："拒"有"困"的意思。"拒"与"距"同。《广雅·释言》："距，困也。""气拒于内"是说气困于内，在运行上不能如常。王注以"气"为"水气"，未免增文成义。

"平治於权衡"

按:《太素·知汤药》"平治"作"卒治"。依据其文,本句疑有脱误,似应作"杂以治,平权衡"。盖"平"是"卒"的讹字,"卒"又是"杂"的坏字。如《伤寒杂病论》曾有作为《伤寒卒病论》之例。"杂"下脱"以"字。"於"古原作"于","于"与"平"形近易混,传抄窜"平"字於句首,而辗转成为传写已久的"平治於权衡"之误句。从文理看,帝问"治之奈何?"岐伯答以"杂以治",在语意上是吻合的。它与《异法方宜论》"杂合以治"的意思是先后相同的。在这里说五脏已经伤竭,治法应该多样,主要是"平权衡",根据杨上善对"权衡"的解释,"权衡"就是"脏腑阴阳二脉,病从内起,终须调和脏腑阴阳二脉。"那下文的"去宛陈莝""微动四极""缪刺其处""开鬼门、洁净府"都是"杂以治"里所包括的治法。如依原"平治於权衡"作解,就会有所附会牵强。此句之误,幸有《太素》的"卒"字,因而得到启发,看出涯略,尚可寻迹,对之加以订正。但是否有合经旨,尚希高明正之。

"去宛陈莝"

按:"去宛陈莝",根据沈祖绵的说法,应作"去宛莝陈"。他所说的,较以往的顺文衍义,是有一定道理的。盖"去宛莝陈"就是漱涤脏腑。"去宛"是说去血的瘀结,"莝陈"是说消水的蓄积。张氏《医通》卷七《水肿》云:"去宛莝陈之剂,商陆、大戟、芫花、牵牛;血肿之剂,琥珀、郁金、刘寄奴、苏木。"

"开鬼门"

按:"鬼"疑是"魄"的坏字。《生气通天论》:"魄汗未尽。"肺藏魄,外主皮毛,故所出汗,谓之"魄汗"。因之汗孔出入之门,亦可谓之"魄门"。但是,这和《五脏别论》"魄门亦为五脏",是同名异义的。彼"魄门"是指糟粕所出说的,此"魄门"却是指汗孔说的。《本草纲目》卷三上《诸肿》记载"开鬼门"用药十七种,临证可以作为参考。

"巨气乃平"

按："巨气"就是"拒气"。《礼记·大学》郑注,《释文》"巨与拒通。""拒气"与上"气拒于内"是相应的。"拒气乃平"是说本来气困于内,三焦失宣,以致肿胀,经过合理治疗,气机疏达,水得下行,所以说是"拒气乃平"。王冰说"巨气是大经脉气,那是他疏忽了经文的前后相应,更对"巨""拒"通用这点上未加注意。

玉版论要篇

"醪酒主治"

按: "酒"是误字,应作"醴"。"醪醴"双声来纽,是属於酒类的饮料。《圣济经》卷一第六吴注引"酒"正作"醴",可以据改。

"百日尽已"

按: "百日"上,疑脱"色不夭,面不脱"六字。盖病人客色虽有见深见浅的不同,经过治疗,都可估量治愈日期。但有两个例外,"色夭面脱者"是例外;病甚,而"色不夭,面不脱"者,亦是例外遂,这个例外,一曰"不治",一曰"尽已",正是对文。如果脱掉"色不夭,面不脱"六字,那"百日尽已",又是针对什么说呢?上文已云不治,下又忽云"百日尽已",这岂不矛盾吗!王注:"色不夭,面不脱,治之者,百日尽可已。"是王所据本犹有"色不夭,面不脱"六字,故其注云然。林校不审传刻之讹脱,竟说"色夭面脱虽不治,然期当百日,乃已尽也。"试问不治之证,经历百日,就能自愈,在流传的医案中,其例还是稀罕的。清·柯逢时《素问》校本,对此未曾细勘,就说"百日尽已"疑衍。好象太率意了。

"易、重阳死、重阴死"

按:《国语·晋语》韦注:"易,变也。"《汉书·贾谊传》颜注:"易,改也。"综上两说,就是说"易"可作"改变"解。本段上一节是论述客色所见的浅深,而本节是论述客色所见的逆从。什么谓之逆从呢?女子右为逆,左为从;男子左为逆,右为从。如果把它改变了,男子属阳,客色应见于右，而反见于左，左又属阳，这叫作"重阳"。女子属阴，客色应见于左，而反见于右，右又属阴，这叫作"重阴"。"重阳"与"重阴"，显示了阴阳极其偏胜，所以不免于死。

诊要经终论篇

"令人少气"

按："少"字疑误，应作"上"字。"上气"与下"欲怒"相合。"上气"就是气上逆。《四时刺逆从论》："夏刺筋骨，血气上逆，令人善怒。"这段话，似可作为"少"应作"上"的参证。

"鬲与脾肾之处"

按："鬲"上疑脱"知"字。王注："肾著于脊，脾藏于中，鬲连于胁际，知者为顺，不知者，反伤其脏。"似王所据本有"知"字。

"刺针必肃"

按：本句是说在刺针时，进针宜速，《尔雅·释诂》："肃，速也。"刺针宜速，这与"至其当发，间不容晌"的意思是相合的。但有的说"肃"作"静"解，刺针必静，它与《灵枢·邪客》"持针之道安以静"也是不相背的。我认为"针刺"与"持针"不同。"持针"是言准备，"针刺"是言动作，其中的宜静宜速，各有它的作用，是不容紊的。王注："肃谓静肃。"那是说到"持针"那面去了。

"目睘系绝"

按："睘"是衍文。《甲乙》卷二第一上校注云："一本无'睘'字。"检《灵枢·终始》作"目系绝"，可证校注的正确。柯逢时谓"睘"是"系"字之误，他是忽略了检阅《甲乙》校注。据此，则此应作"目系绝，系绝一日半死"，于文为合。《医宗金鉴》卷六十四《周身名位骨度》云："目系者，目睛入脑之系也。"

脉要精微论篇

"阴气未动，阳气未散"

按："阴""阳"二字误倒。平旦是阴阳交换的时候，"阴气方尽，何云未动？阳气方受，何云未散？疑是'阳气未动，阴气未散'。'动'谓盛之著，'散'谓衰之极。"（尤怡《医学读书记》卷上）"阴阳"是一般惯说的。但要知道在《素问》里有多处是先言"阳"而后言"阴"的，如"阳虚而阴盛""并于阳则阳胜，并于阴则阴胜""阳已伤，阴从之"，以上仅是举个《疟论》几处句例，其实不仅止此。张介宾未审此两句之"阴阳"误倒，他既引《营卫生会篇》之"平旦阴尽"，又申释说"平旦初寤之时，阴气正平而未动。""尽"与"正平"，能够说是同一意思吗？这就是牵强附会。

"而视精明"

按："视精明"是指察目光的神气有无而说的。"精明"就是"精光"，"明""光"叠韵。《本草经·草部上品》："蒺藜子，主益精光。""决明子，久服益精光。""视精明"，就是诊视病人两目的精光（精光指瞳神说）。王注以"精明"为穴名，错了。

"六府强弱"

按："六"是"五"的误字。传抄避与上"五脏"之"五"字重复致误。其实这"五腑"和泛常所说的"六腑"是绝不相同的。那"六腑"是指胆、胃、大肠、小肠、膀胱、三焦。这"五府"是指后之"精明之府""胸中之府""肾之府""筋之府""髓之府"说的，二者是不能混为一谈的。

"以此参伍，决死生之分"

按："参伍"应连下读，不应断句。王注"参其类伍"，说得不明白。《荀子·成相》杨注："参伍犹错杂也。""以此"二字，是总括上面"切脉"等项而说。"以此参伍决死生之分"就是说在诊病时，应该从切脉，视精明，察色，观五脏、五府、形气等方面，错综考虑，辨明病人的死生。"决"《千金方》卷二十八第一引作"诀"，慧琳《音义》卷二引《切韵》："诀，别也。""别犹辨也。"（《礼记·乡饮酒义》郑注）。

"浑浑革至如涌泉"

按："革"下脱"革"字。应据《脉经》卷一第十三，《千金》卷二十八第五补。"浑浑革革"与下"弊弊绰绰"是对文。"浑浑革革"的意思，是说脉的紊乱刚劲太过了，象征着有阳无阴，所以说是"病进而危"。

"病进而色弊，緜緜其去如弦绝者死"

按："色"是误字，据《脉经》《千金》应作"危"。"病进而危"断句。"弊"字属下读，据《千金》"弊"下重"弊"字，"緜緜"应作"绰绰"。"弊弊绰绰"与"浑浑革革"相对。"弦绝"下脱"者"字，根据孙鼎宜的说法，"弊弊"是弓弦已坏的意思，"绰绰"是弦绝的声音。

"五色精微象见矣"

按："微"疑是"危"的误字，声同致误。"五色"句，是承上文说的。那赭、盐、蓝、黄土、地苍，都是五色的败象。"精"有"甚"义。《吕氏春秋·骄恣》高注："危，败也。""五色精微象见矣"，就是说五色极坏的征象呈现于外了。这样讲，才和下文"其寿不久"的语意相吻合。《三因方》卷一《总论脉式》引作"五色精败"陈氏是以"败"释"危"，虽说改了经文，还是属于正确的。

"不避亲疏"

按："不避"就是不能分辨。"避"与"辟"同。《广雅·释诂》四："辟，半也。""半"之本字作"判"，"判"有"别"义，"别"有"分辨"或"区分"的意思。"不别亲疏"那是病人胡言乱语，已经对于亲疏不能分辨。正说明"神明之乱"。

"当病折髀"

按："折髀"这种症状，有人认为与胃病无关。但是，从脉象上看，"搏坚而长"是说脉搏击有力，其形迢迢以长，这样的脉多属于脏气窒塞为病。"髀"（髋臼、髀枢）是足阳明经循行的部位，气机壅滞，则经脉流行就会失去活泼，运动也就不利，而股部（髋臼部）就像折了一样，所以叫作"折髀"。《中藏经》卷上第二十七"折髀"作"折腰"，这与"肾病当病"重复，是不可取的。

"当病食痹"

按："痹"是误字，似应作"痞"，"痹""痞"声误。《说文·疒部》："痞，痛也。""痹"是湿病，并无痛的意思。至为风寒湿热发为痹痛，那不是"痹"的本义，林校不能指明"痞"误为"痹"的原因，只斥王冰训"痹为痛，于义未通"。那就未免疏忽了。"食痞"致病的原因很多，但就其"脉奂而散"说，那就是中气久虚，不能运化精微所致，旧注似不明了。

"此寒气之肿"

按："肿"是误字，似应作"锺"。"肿""锺"声形易误。"锺"有"聚"义。见《左传》昭二十一年杜注。"寒气之锺"是谓寒气所聚。《医学纲目》卷十八云："痈疽因寒邪客而发，治法则《精要》十宣散、五香汤。洁古苍术复煎散等发表之剂是也。"其说有参考价值。

"各何以知其久暴至之病乎"

按："至"是衍文。《太素》卷十五《五脏脉诊》杨注："何以知其久病新暴之别。"似杨所据《太素》无"至"字，所以注文里不及"至"义。

平人气象论篇

"闰以太息"

按：柯校引《甲乙》注云"闰字疑误。"检《外科精义》卷上引"闰"作"为"。是否！录备参考。

"脉涩曰痹"

按：此四字是衍文，疑传抄涉后妄增。很明显看出，尺热病温，尺不热脉滑病风，上下相对。而缀以"脉涩曰痹"何为？此盖涉后文"脉滑曰风"与"脉涩曰痹"致误。《甲乙》卷四第一无"脉涩曰痹"四字。《太素》卷十五《尺寸诊》有"涩曰痹"三字。但核以文义，仍以《甲乙》为是。

"胃者平人之常气也"

按："胃"下脱"气"字。《玉机真藏论》王注引有"气"字。张介宾说："无太过，无不及，自有一种雍容和缓之状者，便是胃气之脉。"

"胃而有毛曰秋病"

按：《脉经》卷三第一作"有胃而毛"是。"有胃"与上"无胃"相对。"毛"是轻而浮滑的脉，乃秋平之象。假如当春时兼有毛脉，就会金胜侮木，肺气过旺，那也会生病的。

"但代无胃曰死"

按："代"疑是误字，应作"弱"。律以上下文例，如"春胃微弦"，以后就说"但弦无胃"，"夏胃微钩"，以后就说"但钩无胃"；"秋胃微毛"，以后就说"但毛无胃"；"冬胃微石"以后就说"但石无胃"。据此，则"长夏胃微耎弱曰平"之后,自然应作"但弱无胃"那才合乎文律。但是,何以误"弱"为"代"呢?这似由于《宣明五气》篇有"脾脉代"之文,而有人据以妄改。我认为那是错误的,应该把它改过来。

"以行荣卫阴阳也"

按:"以"是"肺"字,应据《甲乙》卷四第一中改正。但是,"肺行荣卫阴阳也",这样的句式,和"肝藏筋膜之气""心藏血脉之气""脾藏肌肉之气""肾藏骨髓之气"等句式,仍是未能相合。检《金匮真言论》:"入通于肺,是以知病之在皮毛也。"《经脉别论》:"肺朝百脉,输精于皮毛。"据是,则"以行荣卫阴阳也"七字,似应作"肺藏皮毛之气也,"这才和肝、心、脾、肾等藏上下文律一致。

"其动应衣,脉宗气也"

按:"衣"当作"手","脉"下宜有"之"字,均应据《甲乙》卷四第一增改。《广雅·释诂三》:"宗,聚也。"胃为十二经之海,虚里为众脉之气所聚,故曰"宗气"。

"寸口脉沉而喘"

按:《甲乙》"沉"作"浮"是。"喘"不是喘嗽之喘,而是"搏"的误字。考《脉要精微论》:"心脉搏坚而长。"《太素·五脏脉诊篇》作"揣坚而长"。由此可证"揣""搏"两字往往误写。《太素》既误"搏"为"揣",而《素问》又误"揣"为"喘",因此说"喘"是"搏"的误字。"脉浮而搏",那是感邪在表,所以易发寒热。

"脉小实而坚者,病在内"

按:"小"与"细"相近,但"小"亦不专指小弱而言,如"小"而按之不衰,久按有力,又是寒热固结的现象。所谓"小实",是说脉的凝聚固结,它反映腹内有病。

"脉急者,曰疝瘕少腹痛"

按:"脉急"就是"脉紧"。《广雅·释诂一》:"紧,急也。"所以本"急"字的意思,和"急数""急迫"不同。《千金方》卷二十八《分别病形状》："脉细小紧急，病速进在中寒，为疝瘕、积聚，腹中刺痛。"可与本句相互证。

"缓而滑曰热中"

按： "缓"有平脉，有病脉。从容和缓，是为平脉。若病脉之属于湿热者，就会弛缓不振；其属于虚弱者，就会怠缓少神。"缓而滑"是病脉。"热中"乃是阳热有余，所以脉来纵缓滑利。

"尺脉缓涩"

按： "脉缓"二字误倒。本句应作"尺缓脉涩"，这与下"尺涩脉滑""尺寒脉细"的句式是一例的。

"谓之解㑊"

按： 胡本、读本"㑊"并作"㑊"，与《音释》合。明嘉靖间赵简王朱厚煜居敬堂刊本注尾有"㑊音能，困弱也"六字。

"目裹微肿如卧蚕起之状"

按： 金本、赵本"裹"并作"裹"。《太素》卷十五《尺诊》作"果"，"卧"下无"蚕"字。按"裹"是"裹"的误字，"果"是"裹"的假字，"裹"从"果"声，凡果必有皮以包之，故以布包物皆谓之"果"。古书"裹""果"常通用。《尔雅·释鱼》释文"果本作裹"是可证。《吕氏春秋·本生》高注："裹犹囊也。"所谓囊，指眼胞而言。《医宗金鉴》卷三十四云："目裹上下肿者，主有水气之病。"这两句话，就可作为本句的注脚。再《太素》无"蚕"字亦是。《灵枢·论疾诊尺》："视人之目窠上微痈（即肿字），如新卧起之状。"与《太素》合。

"四时未有脏形"

按： "四时未有脏形"，是说四时未有五脏的正脉。什么叫作正脉？那就是"春脉如弦""夏脉如钩""秋脉如浮""冬脉如营"。假如违反了上面所说的弦、钩、浮、营，在春夏之时而脉细小，在秋冬之时而脉浮大，这样的脉象是逆四时，因此说"未有脏形"。清·张琦说："四时，二字衍。"他是对于《玉机真脏论》"命曰逆四时"的断句搞错了。其实那应该是"命曰逆"为句，"四时"二字应属下读。旧注把句断错了，张氏不察，轻率地说是衍文，是可商的。

"太阳脉至，洪大以长"

按："太阳"八字误倒，他应在"阳明脉至，浮大而短"之后。因为三阳的次序，是先少阳、次阳明、又次太阳，《难经·七难》是可徵的。吕广说："太阳王五月、六月，其气太盛，故其脉来，洪大而长。"如果把"太阳"句，放在句首，那次序就颠倒了。

"如循琅玕"

按："琅玕"是石似珠者，见《尚书·禹贡》正义引《释地》。"琅玕"是比喻脉之圆润，与上"连珠"之喻相属无间者，它的区别是显然的。姚止阉说王冰注错了，其实姚氏自己也理解错了。

"如落榆荚"

按："落"应作"吹"。《难经·十五难》吕注："其脉之来，如春风吹榆叶。"林校张仲景云："春脉聂聂，如吹榆荚者。"并是"落"应作"吹"之证。"荚"字，应据《难经》《脉经》卷十、《甲乙》卷四第一中改作"叶"，较为妥适。因为"荚"质较重，不能像肺脉之浮。

"如物之浮"

按："物"是误字。"物"说得囫囵，如果重的东西，那如何能浮呢？根据《太素·五脏脉诊篇》杨注："物"字应作"芥"。《庄子·逍遥游》释文引李注："芥，小草也。"

"如鸡践地"

按："鸡"下脱"足"字，应据《脉经》卷三第三补。"鸡足"即"鸡爪"。鸡爪践地柔和，与鸟践之急疾的情状不同，所以用它来喻脾脉之平。

"如鸡举足"

按：《周礼·师氏》郑注："举犹行也。""足"读如"促"，即急促。

"如鸡举促"，是说鸡走的过急，而无和缓之态，这与上文"如鸡践地"是相对的。因此说，这是病脉。如果"足"读本音，上说"鸡足践地"就是平脉，这说"鸡举足"就是病脉，岂不令人费解！

"喘喘累累如钩"

《太素》卷十五《五脏脉诊》"钩"作"旬"。

《千金》卷十一第一作"句"。

按："旬"疑是"莹"字。它所以致误，是由于以下的原因。《千金》作"句"，那是"旬"的坏字。"旬"与"营"古通，《诗·桑柔》郑笺："旬当作营。"可证。"旬"与"营"是通用的。"营"是"莹"的假字。《诗·著》毛传："琼莹，石似玉。"怎说"喘喘累累如营"呢？盖"喘喘累累"，是喻肾脉之气连系而小坚。"如莹"二字，含有石兼沉滑的意思，所以说这是平脉。

"如引葛"

按："如引葛"三字，文义不足。"如"上脱"形"字，应据王冰注补。"形如引葛"与"发如夺索"，是相对成文的。"引葛"作拉葛茎解。

玉机真脏论篇

"春脉……耎弱轻虚而滑"

按：下文云，"秋脉……轻虚以浮"。此春脉曰"轻虚"，而秋脉亦曰"轻虚"，则春秋脉象又怎能够辨清呢？《太素》卷十四《四时脉形篇》"轻"作"耎"，二字形近易误。应据改。"耎"的俗字作"软"，有柔义。"轻虚"是浮象，所以喻秋脉。而"软滑"则是弦的平脉，所以用他喻春脉。林校正引《四时经》"轻"作"宽"，未免有欠细察。

"下则两胁胠满"

明抄本（半页十行，行二十二字，南京图书馆藏）"两胁"上无"下则"二字。

按：《三因方》卷一《五脏传变病脉》引无"下则"二字，与明抄本合。至"胁"与"胠"意义相近，疑有致误之处。稽之《中藏经》卷上第二十二、《难经·十五难》虞注引"胠"并作"胀"那是对的。"胀""胠"二字草书"胀"书致误。"胀"字右旁，草书作"去"，"胠"字右旁，草书作"去"，亦极相似，以致传抄误写。《千金》卷十第二："槟榔汤治肝虚寒，胁下痛，胀满气急。"

"为浸淫"

按："浸淫"是疮名，最初见于《金匮》，但是说得不够具体。《千金》卷二十二第六云："浸淫疮名者，浅搔之曼延长不止，初如疥，搔之转生汁相连者。"像它这样描述，"浸淫疮"的症状就呈现于纸上了。《政和经史证类备用本草》卷九所载"积雪草""萹蓄"都是治疗浸淫疮的药。它的发病，是由于心经火盛，心脉太过，也就是"诸痛痒疮，皆属于心"的道理。杨上善、王冰两注都不合。

"法三月"

按："法"是误字。《标本病传论》"诸病以次是相传"句，王注引"法"作"或"，当据改。"或"与下之"若"字，同是传疑副词。

"肺即传而行之肝"

按：本句的"即""而行"三字是衍文。《永乐大典》卷一万三千八百七十八引作"肺传之肝"，与下"肝传之脾""脾传之肾""肾传之心"等句式，前后都是一致的。

"胁痛出食"

王冰注："食入腹则出，故曰出食。"

按：照王注意思说，"出食"就是吃进去，吐出来。这样解释，好像未必对。《吕氏春秋·忠廉》高注："出，去也。""去"有除掉的意思，由此引申，"出食"乃是不愿意吃东西，"胁痛出食"那是由于肝邪犯胃导致的。清·张路玉治恶食，用二陈汤加黄连、枳、术。如果联系"胁痛"来说，我看似可再加川楝子、白芍两味药。

"少腹冤热而痛"

按："冤"与"宛"通。《方言》卷十三："宛，蓄也。""冤热"就是蓄热。王注以"内结"释之，与"蓄热"的意思大致是相合的。《外台》卷二十七《五淋方门》载《集验》云："膏淋之为病，尿似膏，白出，少腹膀胱里急。"它所说的，与"少腹冤热而痛，出白"相似。

"病筋脉相引而急，病曰名瘈"

按：句首"病"字涉下衍。《圣济总录》卷四十三引无"病"字，可以据删，再"筋脉相引而急"与下"病名曰瘈"又误侧。上文肺、肝、脾、肾都是先出病名，然后再列病证，如"名曰肺痹，发欬上气"。按其文例，这本文两句，就是作"病名曰瘈，筋脉相引而急"，前后才算一致。《圣济经》卷七第四吴注引作"肾传之心，是为心瘈"（筋脉相引而急），则吴所据本犹不误。治疗瘈病（即筋脉相引而急，手足拘挛），《宣明论方》一，用建中汤加减主之，似可参考。

"故令人有大病矣"

按："大"疑当作"卒"，与"猝"义同。"大"是"卒"的坏字，"卒"字并不是臆测的。"卒病"与上"卒发"是前后相应。王注："故令病气亦不次而生。""不次而生"这句话，就是"卒"字的释文。由此可见王冰所据本，字还是作"卒"的。

"若人一息五六至"

按："息"似应作"吸"。"息""吸"声误。林校"息"当作"呼"。"息""呼"二字声形并异，似不如作"吸"较为妥切。一吸五六至，一息就当在十动以上，这是属于急虚卒至之脉，所以当死。

"赜赜然"

按：《病源》卷十五《肝病候》"赜赜"作"赜赜"（"赜"ze仄），是。《太平圣惠方》卷三《肝藏论》引作"啧"。"啧"与"赜"同见《荀子·正名》杨注。《易·系词上》释文引郑注："赜当为动。""动"有"震"的意思。据上，"赜赜然"就是"震震然"，它是形容按脉绷紧欲动之意。旧注并以"赜赜然"连上读。其实"赜赜然"与上"如循刀刃"句，文义联系不上，它的致误原因有二：一是对于"责责"二字理解得不够；二是由于不知下文"按琴瑟"三字之应作"新张弓"，所以解释都属附会。试想"如按琴瑟"，那是象征脉的平和，又焉能作为死脉呢？《病源》作"如新张弓弦"，"如新张弓弦"正是比喻肝脉的劲紧，这不是很明白吗。我看应该根据《病源》改正这几句的误字、句读，作"中外急，如循刀刃，赜赜然，如新张弓弦"，那文义就比较切合了。

"真肺脉至"

按："真肺脉至"一条，《素问》《太素》似都误倒了。盖言真脏，是按五脏相生顺列的，它的次序，是肝、心、脾、肺、肾，这证以《三部九候论》"真脏脉见者胜死"句，王注所引本节经文就清楚了。《病源》所列五脏病候，和王注次序是相同的。因此说"真心脉"后，应该是

"真脾脉至"其后是肺脉、肾脉，这是不该紊乱的。

"搏而绝"

《太平圣惠方》卷七《肾藏论》引"搏而绝"作"坚而沈"。

按："坚而沉"较"搏而绝"似乎合理。肾脉宜沉，那是肾之平脉。但在脉的沉静里，应该兼有软滑调匀的迹象，那才合乎肾水沉潜的意思。如果坚沉太过，就会阴气坚凝，而肾的真脉见矣。

三部九候论篇

"故人有三部"

按："人"是"脉"的误字，应据《类说》改。

"独小者病"

按："独"乃表态副词，有"只是"的意思。"独小"者，并不是说仅仅一部病脉，而是说各部之脉皆小。下"独大""独疾""独迟""独热""独寒""独陷下"，它的意义都是相同的。《脉经》卷一《杂脉法》云："脉小血少，病在心。"它的说法，就是脉状偏小主病的证明，其偏大等亦类此。

"以左手足上，上去踝五寸按之，庶右手足当踝而弹之。"

按："以左"三句，似不明白。敦煌残卷亡名氏《脉经》作"以左手去足内踝上五寸，微指按之；以右手指当踝上微而弹之"。文义比较明显。

"中手浑浑然者病"

按：亡名氏《脉经》"浑浑"作"恽恽"。夹注云"恽恽者"，来无力。

"中手徐徐然者病"

按：亡名氏《脉经》夹注云："徐徐者，似有似无也。"

"必先知经脉"

按："经脉"与下"病脉"是对文，则"经脉"是指无病的脉。

《诗·小旻》传:"经,常也。""经脉"就是"常脉",而"常脉"的意思,其实就是"平脉"。所谓"平脉",据《脉经》卷五引《扁鹊脉法》说:"平和之气,不缓不急,不滑不涩,不长不短,不刚不柔,此为平脉。"明代医家滑寿更具体说:"三部之内大小浮沉迟数同等,尺寸阴阳,高下相符,男女左右,强弱相等,四时之脉不相戾,命曰平人。"(《诊家枢要》)他的话,将"平脉"的情况清楚地描绘出来。

"其脉候亦败者"

按:"亦"副词,有"又"的意思。王注把它理解为"应"字,恐不合。

"其脉疾者不病"

按:"不"字是衍文。"疾"乃"数"脉之疾者,"疾"与"急"通。《脉经》卷一:"数脉去来促急。"《诊家枢要》:"疾,盛也,快于数而疾,呼吸之间脉七至,热极之脉也。""疾"为阳极,阴气欲竭,怎能说没病。"疾"与下"迟"为对文,脉疾(数)者病,脉迟者病,文义极为明显。后人只以王注有"气强盛故"的话,就认为"脉疾"不是病,其实过盛就是病,王氏的意思并没有错误,只是有人将它体会错了,于是妄增"不"字,以成其义,那就恐更错了。

经脉别论篇

"汗出于肾"

按:《难经·四十九难》虞注引"汗出"作"必伤",疑近是。上下"汗出"字样,似均应据改。盖本节主要问题,是"生病起于过用",那"饮食饱甚""惊而夺精""持重远行""疾走恐惧""摇体劳苦",这些都是过用的举例。如果说仅仅"汗出",怎能够就会"生病"呢?"不适其性,而强云为",那才是生病的主因。所云"伤胃""伤心""伤肾""伤肝""伤脾",就是"过用生病"的理之所必然。像这样,文义就极显然,是无劳烦解的。如旧作"汗出",就必须曲说以附会之。

"浊气归心"

按:"心"字误,应作"脾"。沈思敏说:"《灵枢·阴阳清浊篇》曰:'受谷者浊,受气者清。'又曰:'诸阴皆清,足太阴独受其浊。'既曰'诸阴皆清'则心之清可知;既曰'足太阴独受其浊'则浊气归脾之外,更无一脏再受其浊可知。"(《吴医汇讲》卷四)其说可以参证。

"上输于脾"

王注:"《灵枢经》曰:'中焦如沤。'"

胡氏古林堂刻本,元·读书堂刻本,元刻残本(存卷四、卷五、卷六,中国中医科学院藏)。"沤"并作"枢"。

按:作"枢"是。"沤""枢"形近易误。"中焦如沤"应用已久,为了说明"沤"字之误,略抒鄙见。就三焦说,上焦之"雾",下焦之"渎",都是名词,而中焦之"沤",却是动词。古人行文,用词极注意严整，上焦、中焦、下焦平列三句，名词之中，夹杂动词，明显是有错误。如果中焦作"如枢"，"枢"是门枢，也就是俗说门上的转轴，这样，"雾""枢""渎"，在词性上就一致了。所谓三焦，存有几种说法，但以脾胃主中焦，比较是有根据的。脾胃的功能，在《灵兰秘典篇》说："脾胃者仓廪之官。"在《刺禁篇》说："脾为之使，胃为之市。"一般说，胃司受纳，脾司运化，一纳一运，化生精气，所以历代医家把脾胃视为人身的重要脏器。但脾胃在人体内，不是仅有消化作用，而最重要的是它在体内所起到的升降运动。"中焦如枢"正是脾胃升降的说明。"脾为阴土而升于阳，胃为阳土而降于阴，五行之升降，升则赖脾气之左旋，降则赖胃气之右转。"（《医学求是》）除此以外，就是肝肾之气上升，亦需要脾阳载之以升；心肺之气下降，亦需要胃阴载之以降，脾胃升降，实关系到心肺肝肾四脏的升降运动。总而言之，"枢"是说门之开阖，仗着"枢"之转动，它比喻着，脾胃在体内的枢转功能，假如失掉作用，那么脏器的升降运动都要受到相当影响，就会引起这样、那样病来。因此说元刻本"中焦如枢"的"枢"字是正确的。如旧刻的"如沤"，那就是说脾胃功能只是腐熟水谷，未免显得太局限了。

"三阴也"

按："三阴"下，似脱"之过"二字。如果没有"之过"二字，仅仅"三阴也"三字，能够说明什么意思呢？"少阳独至"曰"一阳之过"，"太阴脏搏"曰"三阴之过"，其句例是相同的。王注："五脏脉少，胃气不调，是亦太阴之过也。"似王所据本有"之过"二字，故王注云然。

"一阴至"

按："一阴"下脱"独"字。前如"太阳独至""阳明独至""少阳独至""太阴脏搏""一阳独啸"，都是说明经脉偏盛，则"一阴"不宜平至，其意显然可见。如"一阴"果得其平，则"真虚痟心，逆气、自汗"等症状，就不会发生了。

"发为白汗"

按："白"是误字，应作"自"。"自"古钟鼎文多作"白"，与"白"形似，传抄易误。"发为自汗"是说心痛发作就会自汗出，与临证所见是符合的。

脏气法时论篇

"开腠理致津液通气也"

按："气"字下，应据《甲乙》卷六第九补"墬"字。"墬"与"隧"通。《汉书·王莽传》："不隧如发。"这是假"隧"为"墬"；"通气墬"，却是假"墬"为"隧"。《国语·鲁语》韦注："隧，道也。""气隧"就是气道。"开腠理"三句是总结五味治五脏的功效，王冰既以此三句属肺肾言，滑寿又疑此三句是注文，似于经文均欠体会。

"持于冬"

按："持"谓执持。《后汉书·苏章传》贤注："持，执也。""执持之意，像是说病不愈亦不加剧。"《六元正纪大论》："徐者为病持。"则其义可证了。《病源》卷十五《肝病候》"持于冬"作"待于冬"。下"待于壬癸"亦作"待于壬癸"。其余"持"均作"待"。"持""待"二字义孰胜，本人不便妄订，似俟明智定之。

"禁犯焠㶼热食温炙衣"

按："犯"字是衍文，律以前文"禁当风""禁温食热衣""禁温食饱食湿地濡衣""禁寒饮食寒衣"各例，"禁"下并无"犯"字，"犯"乃"禁"的旁记字，传写误入正文。"温炙衣"的"温"字，亦是衍文。应据《病源·肾病候》删。

"则头痛耳聋不聪颊肿"

按：《脉经》卷六第一"头"下有"目"字。肝厥阴脉，自目系上出额与督脉会于巅，则"目"字应据《脉经》补。"不聪"二字，疑是衍文，"耳聋"就是"不聪"，何须再加"不聪"二字，以释之呢？《云笈七签》卷五十七第九引无"不聪"二字，应据删。

"胁下痛"

按："胁"字与上"胁支满"重复，疑是误字，应作"腋"。《灵枢·经脉篇》："心手少阴之脉，其直者，复从心系，却上肺，下出腋下。"而王注心脉循行"抵腋"，与《灵枢》是一致的。据此，则"胁"字之应作"腋"字，自是不容置疑。《云笈七签》引作"肋"，亦不确切。

"善瘛"

按："瘛"与"瘈"（zhì 制）通。"瘈"有"曳"的意思，见《诗·小毖》传。"善瘈"就是走路足常曳地，一般说是抬不起脚来，这与上"足不收行"的意义是一贯的。吴崑说："瘛为手足抽掣。"孙鼎宜说："瘛读蹶。"都是不妥当的。

"虚则腹满肠鸣"

按："满"字未是。《甲乙》《病源》《云笈七签》引"满"并作"胀"。满多实，胀多虚，本条既是脾虚病，自以作"胀"为是。《圣济总录》卷四十四："草豆蔻汤、乌药沉香丸治脾虚胀闷，白术散治脾虚腹胀不能食，补脾人参汤治脾虚腹胀肠鸣，藿香汤治腹胀虚鸣，并可参证。"

"尻阴股膝髀腨胻足皆痛"

《云笈七签》引无"髀"字，日本田中清左卫门刻本《素问》旁注谓"尻"下无"阴"字。

按：以上并近是。

再按："尻股膝腨胻足皆痛"八字亦似有误。证以《灵枢·经脉》膀胱是主所生病有"尻腘踹脚皆痛"之语。则"尻股膝腨胻足皆痛"似不应在肺病之中，而应属于肾病"憎风"之下，传抄以肺肾两节皆有"汗出"之句，以致误行窜移，人亦习焉不察而已。

"耳聋嗌干"

按：《太平圣惠方》卷六《肺脏论》引"耳聋"作"胸满"，似较作

"耳聋"为合。《灵枢·经脉》肺是主所生病，有胸满症。

"或缓或急"

按："或急"二字是衍文。所谓散、收、缓、坚、耎是承上辛、酸、甘、苦、咸说的。"急"字尢着落。传抄增"或急"二字以配"或缓"，而不知成个赘疣，那是应该割去的。

宣明五气篇

"脾为吞"

按:《说文·口部》:"叹,吞叹也。""为吞"之"吞"字,应据此解释。脾在志为思,思而不遂或思甚自伤,都会产生"为吞"的情况。"吞"有欲言不能,吞恨而叹的意思,这与脾主思之义是符合的。旧注谓"吞"为吞酸,或谓为吞水谷,并非是。《云笈七签》卷五十七第七引"吞"作"笑",那就更不合了。

"并于心则喜"

按: 喜笑乃心火过盛。刘河间治一人笑不休,口流涎,用黄连解毒汤加半夏、姜汁、竹沥而愈。见《医通》卷六《喜笑不休》。

"是谓五禁,无令多食"

按: "无令多食"四字是衍文,上文已就气、血、骨、肉、筋各病,分别指明无多食,在文尾已无须再赘。《医说》卷五引无"无令多食"四字,似应据删。

"是谓五邪皆同命,死不治"

按: "命死不治"四字是衍文,此当作"名曰不治,是谓五邪皆同。"这是说当其时而得相胜之脉,则本脏之气已竭,勿论那个季节,同样是不能治的。细绎致衍之因,盖上文"阴出之阳病善怒"七字,新校正已谓是错简,而此"命"字,蒙上"名"字致衍,"死不治"三字,又蒙上"不治"致衍。吴注本删去"命"字,那是对的,但尚存"死不治"三字,仍未完全切当。

血气形志篇

"今知手足阴阳所苦"

按：《太素》卷十九《知形志所宜》无"今知"八字。核上文既说"足阴阳"，下又说"手阴阳"，这就不用再以"手足阴阳"这类话总结上文了，并且上文仅是说了阴阳表里，却未提到它的病害，而"所苦"二字又是承什么说的呢？检《太素》"手之阴阳"句下，杨注有"今知手足阴阳所在"之文，因此知经文"今知"八字，乃是后人误据杨注窜补，又涉下文而将"所在"改为"所苦"，它的窜改迹象是极明显的。在《古书疑义举例》里，有涉注文而衍之例，而这"今知"八字的衍文，应该是属于这一类例的。

"病生咽嗌，治之以百药"

按：病去咽嗌，而泛用百药治疗，这是讲不通的。须知这两句文理都有错误。检林校引《甲乙》"咽嗌"作"困竭"。这是对的《太素》《医心方》卷一"以"下并无"百"字。较有"百"字固然是较为合理，但在说理上仍感不足。《甲乙》卷六第二"百"作"甘"。据以上各点，则此两句，应作"病生困竭，治之以甘药"。这样，从文义说，从医理说，都是恰合的。《灵枢·邪气脏腑病形篇》："阴阳形气俱不足，勿取以针，而调以甘药。"与此是可互证的。

"是谓五形志也"

按："志"字是衍文。核上文只有志苦二、志乐二，不得谓为"五志"。《太素》形下无"志"字，应据删。此"志"字，本是下文句中之字，由于本篇"五形"句下，脱"故曰"二字，而此"志"字无属，传抄者就以形志连文缀附于此，误矣。《甲乙》"五形"下有"故志曰"三字，是应据以补正的。

宝命全形论篇

"留淫日深"

按："留淫"就是留滞淫衍。《吕氏春秋·圜道》高注："留，滞。""淫衍"与"淫溢"的意义相同，都是双声定纽。《楚词·九辩》王注："淫溢，积渐也。""留淫日深"，就是说形之所病，虽然轻浅而滞积于内，病就会慢慢地一天天加深了。

"夫盐之味咸者"

按："味"字是衍文。王注："咸谓盐之味苦。"疑"味"字是传抄据王注误增。袁刻《太素》无"味"字，是可证。

"其音嘶败"

按："败"字疑衍。《汉书·王莽传》颜注："声破为嘶。"王注"嘶"作"嗄"解。"嗄"亦有声破的意思（"声破"指声变）。"败"与"破"义相近，它是"嘶"的旁记字，传抄误入正文。"其声嘶"与"其叶发""其声哕"句法一律，如作"斯败"，就与"发""哕"的名例不一致了。《太素》卷十九《知针石》杨注："声嘶知琴瑟之弦将绝。"是杨所据本无"败"字。

"木敷者，其叶发"

《太素》"敷"作"陈"。

按："陈"是误字，应作"柛"。"陈""柛"声形易误。《尔雅·释木》："木自弊，柛。"木弊叶落，这就无须烦解。"发"原作"落"，检林校所引可证。《太素》"发"作"落发"，那是传抄以释文混入正文。于鬯谓："木陈为木久旧，叶发为叶废。"其说究不了当。

"血气争黑"

《太素》"黑"作"異"。

按："血气"如何"争黑"？王注："恶血久与肺气交争，故当血见而色黑。"其说令人不明白。《太素》"争黑"作"争異"，循着这个线索，疑"黑"是"矣"的误字。作"黑"作"異"都似不对。盖"黑""異"是形误，"異""矣"是声误。从文理看，这句话本是上文的结语，是谓病邪已深，药不能治，针不能刺，在表则绝皮伤肉，在内则血气相争。人以血气为本，血气失调，则病日坏。"矣"乃语末助词，表事实上、理论上必然之结果，故曰"血气争矣"。旧注未谙"黑"是误字，望文生义，幸《太素》误"黑"为"異"，犹可循迹知为"矣"字音误。否则，其义就很难讲清楚了。

"能存八动之变"

按："八动"犹云"八风"，"动""风"叠韵。《广雅·释诂一》："风，动也。""存"有"察"的意思。"能存八动之变"，犹云能察八风的变化。

"呿吟至微"

按：《玉篇·口部》："呿，张口貌。"《说文·口部》云："吟""呻"二字互训。段注："呻者，吟之舒。吟者，呻之急。""呿吟"就是张口发出痛苦哼哼的细声。

"土得木而达"

按："达"与"伐""灭""缺""绝"之义不类，旧注多失解。《素问绍识》谓："达当作夺，声误耳。"其说虽较旧为胜，但改字作解，仍嫌未安。清·于鬯说："此'达'字当主义为说。《说文·辵部》：'达，行不相遇也。'则'达'之本义，竟是不通之谓。凡作通达义，却以相反为训。惟此'达'字为得本义耳。'土得木'者，木克土也，土受木克而曰达，非行不相遇之义乎！'达'字与伐、灭、缺、绝等字同一韵，义亦一类。"于说极可取。

"黔首共餘食"

按： 林校引全本 "餘食" 作 "饱食"，是。"饱" 古文从釆作 "餽"，"餘" 篆文作 "餘" 二字形近，传抄不识 "餽" 字，遂误为 "餘"。《太素》 "餘" 作 "饮"，亦备一解。

"二曰知养身"

《太素》 "知" 作 "治"。

按： 作 "知"、作 "治" 都不合。作 "治" 是蒙上衍，作 "知" 是涉下衍。杨注引 "太上养神，其次养形"。以其文核之，则本句当作 "二曰养形"。林校引《太素》 "身" 作 "形"，"治神" 与 "养形" 对文，当据改。

"後乃存针"

按： "後乃" 文倒应作 "乃後"。《太素》 "後乃" 作 "迺缓"。"迺" 是 "乃" 的古文，《列子·天瑞》释文 "迺，古乃字。"缓" 是 "後" 的误字，"缓""後" 形误。"乃" 有 "然" 义，"然" 古读若难，与 "乃" 双声，故 "乃後" 就是 "然後"。王注："然後乃注意于用针之法。"解释是正确的，但他对于 "乃" 与 "然" 的关系，好像是不清楚的。

"外内相得"

按： "外内" 指色脉言。张介宾说 "外内是表里" 恐不是。本书《征四失论》："外内相失。"王注："外谓色，内谓脉。"彼云 "相失"，此云 "相得"，两篇之文，前后反正成义。这是说针刺首先要察色辨脉，不能仅以观察病人形体了之。杨注："不惟形之善恶为候。"其说可取。

"间不容瞚"

按：《太素》 "瞚" 作 "眴"。《广韵·二十椁》 "瞚""眴""瞬" 同是一字。它的释义："瞬，目自动也。"盖上言用针应慎，追审之既的，就当及时发针，在此迟速之交，不容一瞬，这就是所谓 "无失其机"。

"针耀而匀"

《太素》"匀"作"眴"。

按：作"眴"似误，"眴"乃蒙上所致，其字多目旁。"旬"与"匀""均"义并通，"均"有通体得宜的意思。《针灸大成》卷二引《标幽赋》："且夫先令针耀而虑针损。"杨注："言欲下针之时，必先令针光耀，看针莫有损坏。"其言可作本句解释的参考。

"静意视义"

按："义"是误字，应作"息"。这是涉王注而致误的。王注："故静意视息，以义斟酌。"据注看，是王本"视义"原作"视息"。后人以王注有"以义"之文，遂妄改"息"为"义"。其实"以义斟酌"是下文"观适之变"的释文，不审其意，而以注文改正文，非。

"观適之变"

柯逢时《素问》校本"適"作"敵"。

按："適"与"敵"通。《礼记·玉藻》释文"敵本作適"。《尔雅·释诂》："敵，当也。"《汉书·贾谊传》颜注："適，当也。"是"敵""適"二字义同。"观適之变"就是观察当然的变化。王注以"义"字释"適"字，那是"当然"的变语，其义极为精核。

"不知其谁"

《太素》"知"作"见"，"谁"作"雒"。

按：《太素》是。"錐""雒"偏旁致误。"不见其雒"是说针道之妙，虽云鸿飞冥冥，乌乌稷稷，而实有迹可寻，了然不乱，故曰"不雒"。

"伏如横弩"

按："横"是误字，应作"彉"。《济生拔萃》卷二《窦太师流注指要赋》引正作"彉"。《卫生宝鉴》卷二十引"彉"作"彍"。"彍"与"彉"同。《广雅·释诂一》："彉，张也。"张弩与"发机"是对文。"张弩"乃喻持针之静慎，"发机"则喻进针之敏捷。

八正神明论篇

"故血易写气易行"

按：上文"天温日明，则人血淖液，而卫气浮。"与下"天寒日阴，则人血凝泣，而卫气沉。"是对文。此"故血"七字，侧附"天温，卫气浮"下，与后"天寒，卫气沉"之文不相对称，疑有衍误。《云笈七签》引无"故血"七字。据以细核上下文义，始知"故血"七字乃"人血淖液，卫气浮"之旁注，误入正文。《古书疑义举例》载先秦古书例此者甚多，旧注不审致衍原因，妄增字句，如吴崑注本于"卫气沉"下，就增"凝则难写，沉则难行"八字，以配上文，那是不合的。

"天温无疑"

元残本、赵本、吴本、明抄本、周本、藏本"疑"并作"凝"。

按：《移精变气论》"不知日月"句下王注引亦作"凝"，与各本相合。但"无凝"与上"无刺"，终究是不太相称。《针灸大成》卷二《标幽赋》杨注引"疑"作"灸"。"天温无灸"与上"天寒无刺"正相对。在医理上说，亦是极通的，但杨氏改"疑"为"灸"，不知他是根据什么而这样说的。

元残本：存卷四、卷五、卷六，中国中医科学院藏。

周本：明绣谷书林周曰校刻本。

"血气扬溢"

按：《移精变气论》王注引"扬"作"盈"。"盈溢"双声同义。古书多用"盈溢"之联系词以喻富贵之盛，如《后汉书·霍光传赞》："富贵盈溢。"《魏志·徐邈传》："仓库盈溢。"在此却借以喻血气之盛，它的用法虽然不同，但都是以比盛实则是一致的。

"星辰八正何候"

按："八正"下似脱"四时"二字，下文"四时者"十九字正承上言。再以前文"必候日月星辰四时八正之气"句证之，则"四时"二字亦应有。

"言形气荣卫之不形于外"

按："形气"之"形"字，涉下致误，似当作"血"字。在本句前一再言"血气"，如"则血气实""而调血气""血气扬溢"，何以于此出一"形气"？旧注说"形"是指"形之肥瘦"言，试问人体的肥瘦一望而知，所说"不形（表现）于外"，又将如何解释呢？

"八正之虚邪气也"

按："气"字衍。以前"八正之虚邪而避之勿犯"句例之可证。王注："八正之虚邪，谓八节之虚邪也。"是王所据本无"气"字。

"知诊三部九候之病脉处而治之"

按："之"与"病脉"误倒，"之病脉处"应作"病脉之处"。《离合真邪论》："刺不知三部九候病脉之处。"取以律此，则其误显然可见。

"目冥冥"

《甲乙》卷五第一"冥冥"作"瞑瞑"。

按："冥"与"瞑"通。《庄子·列御寇》释文："冥本亦作瞑。""瞑瞑"视不审貌（看不清楚）。见《荀子·非十二子》杨注。张介宾说："目冥冥，见粗者不见其精也。"这样的解释是无根据的。

"昭然独明"

按：此"独"字是副词，应作"又"解。与上文的"独见""独悟"的"独"字（表态副词）意思不同。本句上"适（作'才'解）若昏"，下接"昭然又明"，上下文义一贯。旧注对这些多忽略。

离合真邪论篇

"则经水波涌而陇起"

按： "陇"与"壠"通。《尔雅·释丘》释文："陇本又作壠（即壠字）。"它的本义，据《说文·土部》就作"丘壠"讲。段玉裁解释说："高者曰丘壠。""陇起"就是说波涌高起。张介宾谓"陇、隆同"，不知何据？"陇"字，引申有隆起之意，如谓两字相同，似未必。

"经之动脉"

按： "脉"字误倒，本句应作"经脉之动"。王注："言随顺经脉之动息。"是王所据本不误。

"弹而怒之"

《难经·七十八难》"怒"作"努"。《窦太师流注指要赋》引作"弩"。《卫生宝鉴》卷二十引作"挐"。

按： "怒"与"努"通用，作"弩"、作"挐"都是妄改。《后汉书·赵壹传》贤注："凡针之法，弹而怒之，搔而下之，此运手爪也。"可征唐前所引是以作"怒"为是。如以同音异义的字来代替，似不合。"怒"是致使性动词。王注："弹而怒之，使脉气膜满也。"杨注："以指弹之，使其膜起。"这两家的解释，都表达了"怒"的意思。张介宾讲得更清楚了，他说："以指弹其穴，欲其意有所注则气必随之，故脉络膜满如怒起也。"但亦有不究古义，滋生异说者，如《针灸大成》卷四《南丰李氏补泻》竟说："努者，以大指次指捻针，连搓三下，如手颤之状，谓之飞。"这是以经注我的方法，而他所说的也就不是《素问》的本义了。

"温血也"

按："温"似为"寫"之误字，下"刺出其血，其病立已"与此"寫血"之意是相承的。"寫血"亦针法之一，攻邪，一般可用"寫血"。《灵枢·厥病》所谓"出其血"是也。由于"寫""瀉"有时通用，以致"瀉""温"形近致误。张琦谓"温"疑作"蕴"。可备一说。

"虽有大过且至"

明抄本（南京图书馆藏）无"虽有"二字。

按：无是。"且"助动词，有"将"意。"大过"是说误治变证，由于针刺不知病脉，就要发生大过，故下文承以"工不能禁"。

通评虚实论篇

"皆从其物类始"

按："类"字是衍文。"类"是"物"字的旁注。《国语·晋语》韦注："物，类也。"传抄时将旁注误入正文，在古书里多有此例。王注："物之生则滑利，物之死则枯涩。"是王所据本无"类"字。

"喘鸣肩息者脉实大也"

按："喘鸣"九字似蒙上衍。《全生指迷方》卷一引无此九字，作"脉缓则生，急则死。"与王注合。

"肠澼下白沫"

按：此似指寒痢而言。姜国伊《经说》下："白沫有二，寒湿与阴液。脉沉为寒结于内，若兼紧或弦者，可与枳实附子汤；脉浮则内无阳而阴脱。"《千金》卷十五下："马蔺子丸治积冷痢下白脓。"（马蔺子丸为马蔺子、附子、干姜、甘草、神曲、麦蘖、阿胶、黄连、蜀椒）

"身不热，脉不悬绝"

按："身"下"不"字是衍文，应据《脉经》卷四第七删。盖上云"身热则死""脉悬绝则死"，已经说得明白。此则黄帝又以"身热，脉不悬绝"另发问难，借以推究其理，语意甚明。否则，"身不热，脉不悬绝"，顺逆判然，又何必问呢？

"痈疽不得顷时回"

《太素》"回"作"因"，属下读。

按：作"因"未合。"回"与"徊"通。《汉书·杨雄传》："徒回回以徨徨兮。"《文选·甘泉赋》作"徊徊"。"徊"谓"徘徊"有犹豫不决的意思。痈疽已成，急应该用针泻去它的毒和恶血，不能够顷刻迟疑。否则，就会有腐筋烂骨、穿脏彻腑的变患发生，故云"痈疽不得顷时回"。王注："回"作"转"解，其义与《说文》合，但于此嫌不相合。

"刺而热不止"

按: "而"假设连词，与"如"义同。"刺而热不止"，意思是说刺手心主天池穴及手太阴经络者大骨之会各三。

"凡治消瘅仆击"

按: "仆击"二字误倒，应据《灵枢·九宫八风》"则为击仆偏枯"句乙正。"击仆"谓如被击而仆，实即今之卒倒者是。

"暴厥而聋"

按: "而"是误字，应作"耳"。"而""耳"声误，应据《太素》卷三十《病解》杨注改。

"故瘦留著也"

按: "瘦留"二字误倒，应乙作"留瘦"，"留瘦"叠韵幽部。王注："故留薄肉分，消瘦而皮肤著于筋骨。"玩王注意，其所据本即作"留瘦"。《三部九候论》："留瘦不移。"是本书原有"留瘦"这样的词例。

"癫疾厥狂"

按:《甲乙》卷十一第二作"厥癫疾狂"。其实"癫狂"二字应连文。以王注核之，本句应作"癫狂厥疾"。"厥"似指"暴厥"言，如作"气逆"解释，那就与下"久逆"之句不合了。

"头痛耳鸣，九窍不利，肠胃之所生也。"

按:《类经》卷十七《杂病所由》张注："头耳九窍，皆手足阳明经脉所及，故病由肠胃之所生。"他的说法，是解释了"九窍"和"肠胃"的关系。尤怡《金匮翼》卷五云："胃中痰火，壅热生风，上攻清道，因而耳鸣筑筑然，气闭而不通，鼻塞不利，口不知味，痰多，鬲热不清，《内经》所谓头痛、耳鸣，九窍不利，肠胃之所生也。宜半夏曲、橘红、甘菊、茯苓、甘草、知母、酒芩、麻黄、石膏、桔梗、桑皮之属。"其说较王注"肠胃否塞，则气不顺序"的说法具体。

太阴阳明论篇

"食饮不节，起居不时。"

按：姜国伊《经说》下云："食饮，指炎暑饮冷及饮酒过度等；起居，指久视、久坐、久立、久行、久卧。"其说似较一般明确。

"其脉贯胃属脾络嗌"

按：《灵枢·经脉》"贯胃"作"络胃"，"络嗌"作"夹咽"。

阳明脉解篇

"厥逆连脏则死，连经则生。"

按：《广雅·释诂四》："连，及也。""连脏"何以死，"连经"何以生？张介宾说："连脏者，败及三阴故死，连经则肌表之疾耳故生。"章楠说："邪内入则连脏，故死；外出则连经，故生也。"其说均明顺，却不深透。近人刘复《素问·痿论释难·厥逆论略》云："脉之大者为经，脉之小者为络。气血厥逆，一上不下，若脉络未破者，或至半日，远至一日，仍可循经而复返于下，即所谓'连经则生'；若脉络已破者，则血必溢出而浸脑，脑亦藏也，即所谓'连藏则死'。"其说新颖。

热论篇

"其两感于寒而病者"

按："其"有"若"义，古书两字通用，《史记·范雎传》："王其欲霸。"《秦策》"其"作"若"。"其两感于寒"，犹云若两感于寒。"两感"谓表里俱受邪，虞抟《医学正传》卷一引本文，"其"即作"若"。虞所见则是，但径改其字，却可不必。

"故头项痛腰脊强"

按：《伤寒论》太阳病，"项背强几几"。《史载之方》卷上引"脊"亦作"背"。"背"与"脊"义有别，"背"，自外兼骨肉而言，"脊"，但名其内骨，此当以作"腰背"为是。《甲乙》卷七第一"脊"下有"背"字，由此可知皇甫亦觉"脊"义之未安也。

"五脏不通则死矣"

按：《太素》卷二十五《热病决》"五"作"府"是。上云"五脏六腑皆病，则此就不应举脏而遗腑。""腑"作"五"者，"五脏"习称已久，抄写易误。《伤寒论》成注引"五"亦作"腑"，与《太素》合。

"渴止不满"

按：《甲乙》《伤寒补亡论》卷四引"止"下并无"不满"二字，应据删。上云："少阴脉，口燥舌干而渴。"此云："少阴病衰，渴止。"前后是相合的。《太素》杨注："少阴病愈渴止。"是杨所据本亦无"不满"二字，而今本《太素》之有"不满"二字，那恐是后人据《素问》妄加的。

"治之各通其脏脉"

按：柯逢时校本"脉"作"府"。是。《卫生宝鉴》卷二十四《阴证阳证辨》引亦作"府"，与柯校合。

"而热有所藏"

按："藏"有"残"义，见《淮南·说林》高注。"热有所藏"是说热已衰退，但是还有余热未尽。《太素》杨注："大气虽去，犹有残热在藏腑之内。"其义极精核。

"其脉应与其病形"

按："其脉"候何？岐伯竟无答词，疑有脱文。《伤寒总病论》卷一《两感证》曾为补四十六字。当然这乃庞氏所增，于古无据，但亦可备参考。兹录其文如下：

"凡沉者皆属阴也。一曰脉当沉而大，沉者少阴也，大者太阳也。二曰脉当沉而长。三曰脉当沉而弦，乃以合表里之脉也"。

刺热篇

“小便先黄”

按："小便"二字与"先"字误倒,应乙作"先小便黄",与下"先不乐""先头重颊痛""先淅然厥""先腰痛胻酸"各句例合。《伤寒总病论》卷四引亦作"先小便黄",应据改。张璐说:"肝热者,频欲解而赤涩梗痛,时觉凛凛,或发寒热,六味丸多加牛膝;脉盛气实者,龙荟丸。"(《医通》卷七)其说可参。

“其逆则头痛员员”

按："员"谐声孳生字为"痪"。《说文·疒部》:"痪,病也。"桂馥谓"病"指头眩,肝热头眩,上下义合。"员员"重文,是形容头眩的厉害。这"员员"二字的诂解,与下"员员澹澹"句之"员员"二字,其意义是有区别的。

“先头重颊痛”

按："颊"是误字。《太素》卷二十五《五藏热病》、本篇林校引《甲乙》"颊"并作"颜","颊""颜"形误。《说文·页部》:"颜,眉目之间也。"本节是说脾热病,脾脉交颏中,颏中是鼻梁,介于眉目之间。"颜痛"就是鼻梁痛。有人认为"颊"如作"颜",就会与下"颜青"之"颜"字重复,其实"颜青"二字是衍文,那是应该根据《太素》《甲乙》《病源》卷九《热病候》《太平圣惠方》卷十七《热病论》删去的。

“先淅然厥,起毫毛”

按："淅"上脱"洒"字。《释音》出"洒淅"二字可证。"厥"字是衍文，应据《太素》删。《甲乙》"淅然"作"悽悽"。"悽悽"无寒义，皇甫氏之改是不对的。综合以上各点，则本句应作"先洒淅起毫毛"。《调经论》云"洒淅起于毫毛"与此句例相似。

"出血如人豆"

按："大豆"二字误倒。《伤寒总病论》引作"豆大"，应据乙正。所列五脏热病，仅是刺肺热有"出血"的话，其他四脏并未言及。然热病系邪郁火盛，出血能够写去热邪，比较合理。在本节虽是仅举出肺热应刺出血，而以古书参互见义之例衡之，那肝心脾肾的热病，当然也是可以出血的。

"诸治热病"

按："诸"指示形容词，有"凡"的意思，"诸治热病"犹云"凡治热病"。《伤寒补亡论》卷九《汗然二十四证》引"诸治"作"治诸"，他是把"诸"字作为数量形容词，所以和"治"字颠倒过来，那不是合适的。

评热病论篇

"而脉躁疾不为汗衰"

按:《病源》卷十《温病候》"疾"作"病"。它是"脉躁"二字断句，"病"字属下读。《灵枢·热病》言热病脉，如"尚躁""不躁""躁盛""盛躁"，未及脉躁疾的记载。《伤寒百证歌》引"而脉躁疾不为"六字作"脉躁病不解"，"汗衰"另为句，意思就显得更明白，它可与《病源》互证的。

"病名阴阳交"

按:"病名"下脱"曰"字。《阴阳类论》:"阴阳交期在溓水。"王注引本句有"曰"字，应据补。至于王冰解释本句，云"交谓交合，阴阳之气，不分别也。"这样说，是含混的。章楠说得好:"邪势弥漫，外感阳分之邪，与内发阴分之邪，交合为一，而本元正气绝矣，故病名'阴阳交，交者死'。非阴阳正气之相交也。"(《医门棒喝·二集》卷六) 其说是精切的。

"病名曰风厥"

按:"风厥"应如何治? 徐大椿《兰台轨范》卷一说:"气逆即名风厥，此当治风。"王贶《全生指迷方》卷二认为风厥这种病，应该用泽泻汤治疗(泽泻半两，白术、防风各二两，石膏、赤茯苓各一两，共为散，每服五钱，水煎)。以上两说，录备参考。

"劳风法在肺下"

按:"法"是误字，应作"发"。"法""发"声误。《医垒元戎》卷九引作"发"，近人丁甘仁《医案》卷四亦引作"发"，可知医家早知其误。张璐说："治此者，惟金匮桂苓五味甘草汤加姜汁、竹沥，差堪对证。若痰逆势甚者，又当作桂枝二越婢一汤，小青龙加石膏汤，禀气素虚者，炙甘草汤皆为合剂。奈何守真《宣明论方》特举苄枳丸专治此证，未审何所见而云然，是予不敢附会也。"（《医通》卷四《咳嗽》）从以上所引可以看出前人的不轻易苟同，这是应该取法的。

"使人强上冥视"

按："上"字难解。于鬯谓："'上'疑'工'字之误，'工'盖'项'字之借，'项'偕'工'声，故借'工'为'项'，强工即强项。张介宾解释"强上"是"不能俯首。"张氏所说"不能俯首"是对的。但它对于"上"是误字，似还未认识到。

"此为劳风之病"

按："此为"六字是衍文。盖上既说"其为病也"，在这又说"此为劳风之病"，就会显得重复。《千金方》卷八第一引无"此为劳风之病"六字，应据删。

"以救俯仰"

按：劳风一证，如唾出若涕，恶风振寒，涕状如脓，而终以伤肺则死。推究它的症状，明显的确是肺病。王注所云："止屈伸于动作，不使劳气滋蔓。"就是说让劳风病人应该休息，而不应使过于动作。这样的说法，似乎近于合理。而张介宾说："风之微甚，证在俯仰之间。"但"俯仰之间"，表现出什么症状，张氏却未说明。"救俯仰"，众说纷纭，如尤怡说："救俯仰，即利肺气，散邪气。"孙鼎宜说："救俯仰，即针强上。"群言淆乱，我看还当以王注为是。

"从口中若鼻中出"

按："中若"二字是衍文。"鼻中出"下脱"为善"二字，当据《千金方》《医心方》卷三补。

"邪之所凑，其气必虚"

按:《文选·做曹子建乐府白马篇》善注"凑，聚也"。"邪之"两句，非谓邪凑则气虚，乃言气所虚处，邪必凑之。其说见《素问绍识》。

逆调论篇

"为之热而烦满者"

按:《甲乙》卷七第一上"而烦"上无"为之热"三字，律以下文"故热而烦满"的答语，则"为之"二字是衍文，"热"字不衍。则《甲乙》亦未尽合。"满"与"懑"通，见《汉书·佞幸传》颜注。"懑"有"闷"的意思。

"是人多痹气也"

按:《甲乙》卷十第一下"痹"下无"气也"二字。《太素》卷三十《身寒》"痹"下有"气"字。多痹中寒，阳虚阴盛的病人，在《宣明论方》卷一载有附子丸治疗这种病证，其方是以附子、乌头、官桂、川椒、菖蒲、甘草、骨碎补、天麻、白术九味组成。

"人有四支热"

按:"四支"下似脱"先"字，应据《太素》卷三十《肉烁》杨注补。本句是说有人先从四支发热，若沾了风，更像火烤似的。《全生指迷方》卷二《热证》"四支"下有"发"字，似不如补"先"字，显得症状更清楚。

"逢风寒如炙如火者"

按:"寒"字是衍文。律以下文岐伯答词，只说"逢风"可证。《全生指迷方》引亦无"寒"字。

"肝一阳也，心二阳也"

按：孙鼎宜说"肝"当作"胆"，与全经方合。"胆"为少阳，少阳相火也；"肝"为一阴，属风，与火无涉。"二阳"当作"二阴"，"心为少阴，故曰二阴，二阴，君火也"。孙氏的说法，似较旧注为胜。

"病名曰骨痹"

按："骨痹"就是肾痹的别名，因为肾主骨，所以为名，并非痹在骨节的意思。《宣名论方》卷一云："肾脂枯涸不行，髓少筋弱，冻慄故挛急，附子汤主之。"其方为附子、独活、防风、川芎、丹参、萆薢、菖蒲、天麻、官桂、当归、黄耆、细辛、山茱萸、白术、菊花、牛膝、甘草、枳壳十八味组成。

"是阳明之逆也"

按：治"阳明之逆"，可用四磨汤、七气汤，其说见《医通》卷四。

"此肺之络脉逆也"

按：治"肺络"的气逆，可用杏子汤、小青龙汤、苏子降气汤，其说见《医通》。

"不得卧，卧则喘，是水气之客"

按：此症状，参悟岐伯答词，知病出于肾，治肾气之逆，可用麻黄附子细辛汤、肾气丸、灵砂丹，其说见《医通》。

疟论篇

"夫痎疟皆生于风"

按：《太素》卷二十五《疟解》"痎"作"瘖"。"痎""瘖"音义并同。"痎疟"是混言，其实"痎"与"疟"两字的意思是有区别的。《说文·疒部》载疟的意义有三字，一曰"疟"义指寒热休作；二曰"痎"义指二日一发疟；三曰"痁"义指有热疟。王注："痎，犹老也，亦瘦也。"这样说，是"痎"的引申义，就是说"疟"疾经久不愈，可以使人瘦弱或衰老，但这不是"痎"字的本义。"疟"有轻重之分，"痎"是疟疾之重者。臧琳《经义杂记》云："痎为二日一发之疟，谓三日之中，歇二日一发。疟有频日发者为轻，间日一发稍重，二日一发难愈为最重，故俗人仍呼二日一发久不差者为痎疟"。臧氏的说法，可说是很明确了。《类经》张注："痎，皆也。疟，残疟之谓，疟证虽多，皆谓之疟，故谓痎疟。""痎"谐皆声，但无皆义，未知张氏何据云然？再本句所谓"痎疟"，是说疟疾的或轻或重皆生于风，而不是什么残虐，张氏之说似近于望文生义。

"头痛如破，渴欲冷饮"

按：《病源》卷十一《痎疟候》"头痛"下无"如破"二字，《太素》卷二十五《疟解》无"痛"字。而杨注云："头痛甚。"是杨所据有"痛"字，却无"如破"二字。疑"如破"二字为"头痛"之旁注，传写误入正文。《素问校讹》引古抄本"头痛"两句作"头痛而渴，渴欲冷饮"可以参证。

"愿闻其道"

按："道"介词，有"由"的意思。本句就是说"希望听听它的原因"。这与各篇"愿闻其说""愿闻其方""愿闻其故""愿闻其事"等句例相同的。马莳谓："'道'当以'路'训之。"作为"道"的单字讲，马说原不算错，但对于本句文义来说，却不相合。

"三阳俱虚"

按：本节"三阳"只言阳明、巨阳，而未及少阳。喻昌说："寒热往来，亦少阳所主，谓少阳而兼他经之证则有之，谓他经而全不涉少阳，则不成其为疟（《医门法律》卷五）。据喻说是少阳已以"寒热"隐括，并不是有什么阙文。《三因方》卷六《疟叙论》补"少阳虚，则身体伱，心惕惕然"十二字，似有蛇足之嫌，而滑寿尚拾其说，喋喋地絮说不已，就未免太多余了。

"此令人汗空疏"

按：《太素》《甲乙》《病源》"汗"下并有"出"字。本篇林校引全本亦有"出"字，应据补。再《太平圣惠方》卷五十二《治瘅疟诸方》引"空"作"肉"。"汗出肉疏"那文义就更明显了。

"其间日发者"

按：本节是帝问"作日晏与其日早"，岐伯答不到"间日"之发。《太素》无"其间日发者"五字，这样那下文的"故间日乃作"又如何解释呢？其实"其间日发者"以下四十四字，与上文语意不相衔接，明显地看出是错简来。高注本将"其间日"以下四十四字移前，作为帝问"其间日而作"的答语，置于"其气之舍"的文上，其说是可信的。

"藏于腠理皮肤之中"

按"腠理"二字蒙上衍。前文一云"藏于皮肤之内"，又云"舍于皮肤之内"，都未及腠理。《太平圣惠方》引无"腠理"二字，似可据删。

"则少气烦冤"

按:《太平圣惠方》引"冤"作"踠","踠"与"烦"连文,它有什么意思说不清楚。疑"踠"是"惋"的误字,《楚词·思美人》:"蹇蹇之烦冤兮。"王注:"冤一作惋。"盖"烦冤"与"烦惋""烦闷""烦懑"并叠韵元部,它们的意思基本上是相同的。

"外无气"

按:"外无气"三字,疑为"阳虚阴盛"的旁注,混入正文。"阳虚阴盛,故先寒慄";"阴虚阳实,故先热而渴"上下相对。假如插入"外无气"三字,语意不甚明确。《素问玄机原病式》增了"阳"字,更说明它是"阳虚"的注文。

"病极则复,至病之发也"

按: 林校引《太素》《甲乙》及全本"至"字连上读。我认为"复"就是说的疟之寒热往复,用不着说"复至"就可明白。"至"字属下读似较恰当。《汉书·东方朔传》颜注:"至,实也。""实"犹是也。"至病之发"犹云"是病之发"也。下接"如火之热,如风雨不可当也",文义豁然。

"疟之且发也"

按:"且"助动词,有"将"义。《吕氏春秋·音律》高注:"且,将也。"

"邪气不能自出"

按:"邪气"上当有"若"字,文义才明确,其说见何梦瑶《医碥》卷二《春温》。

"肌肉消"

按:《太素》"消"作"消泽","消"与"销"通用,"泽"未必是。据《病源》《外台》卷十一、《太平圣惠方》应作"释"。"泽""释"形近易误。《礼记·月令》:"冰冻消释。"彼用"消释"是喻冰冻化解;此用

"消释"是喻肌肉削瘦。如作"销泽"那只是说肌肉失去润泽，似不如作"消释"更贴切。

"气内藏于心"

按："气"上脱"邪"字，应据《金匮·疟病脉证并治》第四、《千金》卷十第六补。"心"为"里"之误字，应参《卫生宝鉴》卷十六《瘴疟治验》引文考虑。

刺疟篇

"熇熇暍暍然，热止汗出"

按:《太素》卷二十五《十二疟》本两句作"渴渴止汗出"，它未出"熇熇"两字，核本篇林校引全本及《巢元方》《甲乙》亦无"熇熇"两字，"暍暍"作"渴渴"同。检《说文·火部》:"熇，火热也。"而"暍"字本义，据《广雅·释诂三》:"暍，煗也。"王氏《疏证》云:"煗与煖同。""煖"俗作"暖"。引申有"热"的意思。后人以"熇"字火热之义明显，于"暍暍"加旁注，传抄误入正文。《太素》"暍"作"渴"，"暍""渴"并从"曷"声，义可相通。"渴渴止汗出"是说盛热已止而汗出来了。

"寒不甚，热不甚"

按:《甲乙》卷七第五无"热不甚"三字，是。如有"热不甚"三字，则下"热多"二字，将何以解?

"洒淅洒淅"

按: 此衍"洒淅"二字，所存"洒淅"二字连下"寒甚"读，作"洒淅寒甚。""洒淅"双声，寒貌。《圣济总录》卷三十六、卷百九十二引、《医垒元戎》卷五引并不叠"洒淅"二字。

"喜见日月光火气"

按:《病源》《圣济总录》引"日"下并无"月"字，是。但在此处并疑有窜误，为什么这样说呢? 如病在阴者阳虚，才喜见"日光火气"，而今属于足阳明疟的症状，就说不通。检《阳明脉解篇》云:"足阳明之脉，病恶人与火。而此却说"喜见日光火气"，虽说一是说症，一是说脉，但喜恶不应这样悬殊。将足阳明疟之"令人先寒……乃快然"与足少阴疟之"令人呕吐……欲闭户牖而处"两相比勘，则少阴疟的呕吐症状，乃是胃气逆上；热多寒少，乃是阳盛；欲闭户牖而处，乃是恶人与火，其所云云，恰为足阳明之症状，则足阳明疟与足少阴疟其中似有相互错简之处。可否改作"足阳明之疟，令人呕吐甚，多寒热，热多寒少，欲闭户牖而处，刺足阳明跗上"。这样医理、文理似均符合。

"欲闭户牖而处"

按：上已言及足阳明疟与足少阴疟之误窜，兹就本句再补言之：《灵枢·经脉篇》云："足阳明之脉，是动则病，独闭户塞牖而处。"怎又能属于少阴呢？王注不究其致误原因，而曰"土刑于水"，未免近于牵强。如上所云，本节应改作"足少阴之疟，令人先寒，洒淅寒甚，久乃热，热去汗已，喜见日光火气乃快然，其病难已，刺足少阴"。

"即取之"

按："取之"下疑有脱文，如只言"取之"，取何处呢？再律以"足太阳疟刺郄中出血"，"足少阳疟刺足少阳"，"足阳明疟刺足阳明跗上"，"足厥阴疟刺足厥阴"各例，而此"足太阴疟"，为何不详所刺呢？检《甲乙》"取之"下有"足太阴"三字，应据补。

"其病难已"

按：依各节文例，在病证后均云"取某""刺某"，而此仅云"其病难已"，疑有脱文。核王注例，如足少阳疟，"刺足少阳"王注："侠溪主之。"如肺疟，"刺手太阴阳明"王注："列缺主之"。而此注云"太钟太溪悉主之"，是王所据本有"刺足少阴"四字，否则，则"太钟太溪"又因何说起呢？《甲乙》"难已"下有"取太溪"三字，虽然写出穴名，但与前后文例不一，似不如补"刺足少阴"四字比较切合。

"如癃状"

按：《图经》卷五《太冲》条作"状如淋"。似是。"淋"古作

"痳"。《释名·释疾病》："痳，懔也，小便难，懔懔然也。"《说文》无"懔"字，《仌部》："癛，寒也。""懔"是"癛"之俗字。"如癛状"是说小便频数而涩，有时像寒战似的。"瘷"字本训，则作"罢病"解。本书《宣明五气篇》有"膀胱不利为瘷"的话，但不能据作"瘷"字的本义。《太素》杨注："小便不利如瘷，瘷，淋也。"注文是明确的。

"寒甚热"

按：《千金》卷十第六"甚"下有"则发"二字。语意比较明显。《外台》作"甚则发热"与《千金》合。《千金》治肺疟用恒山汤，它是用恒山、秫米、甘草三味组成的。

"腰脊痛宛转"

按："宛转"上似有脱文，旧注未曾察及。《医垒元戎》引"宛转"上有"不能"二字，应据补。"宛转"就是"展转"，"宛"、"展"叠韵，"展转"同义复词。《说文·尸部》："展，转。""腰脊痛不能宛转"是说腰脊痛的不能转动。《类经》卷十六《诸经疟刺》张注，说什么"苦于宛转而大便难也"，这是说得多么纡曲啊！

"令人且病也"

按："且"是误字。《太素》作"疸"，应据改正。《千金》卷六第一、《圣济总录》"且"并作"旦"。"且""旦"形误，"旦"是"疸"的坏字。本句由"旦"而误为"且"，"且病"二字的意义就费解了。《甲乙》"也"作"寒"，"病寒"与脾疟"令人寒"相复，仍应从《太素》作"令人疸病也"为是。杨注云："疸，内热病也，胃受饮食，饮食非理，致有寒热，故胃有疟也。"说得正确极了。

"刺足阳明太阴横脉出血"

按：足阳明穴，除厉兑、三里外，其中解溪一穴，王注："在冲阳后三寸半。"新校正云："按《甲乙》一寸半。《气穴论》注二寸半。"它仅指出其异，但未确定何说为是。考《千金》卷二十九、《外台》卷三十九、《圣济总录》卷一百九十一、《医心方》卷二、《资生经》卷一、

《图经》卷二并说"解溪在冲阳后一寸五分"。根据以上引证，当从《甲乙》为是。

"刺手阳明太阴、足阳明太阴"

按："手阳明太阴"谓合谷、列缺；"足阳明太阴"谓陷谷、公孙。

"舌下两脉者，廉泉也"

按：此言足少阴廉泉。《灵枢·卫气》："足少阴之标在背腧与舌下两脉也。"《气府论》王注："足少阴廉泉，在人迎前陷中动脉，左右二也。"它与任脉廉泉不同。顾观光说："针灸书名金津玉液，意即经之所谓廉泉也。"

"先刺足阳明十指间出血"

按："足阳明"应作"足阴阳"，与上"手阴阳"对文（原手少阴阳明，据《太素》应作手阴阳）。手足十指并是十二经脉之井穴，如作"足阳明"，就仅是指足大趾了，怎能说是"刺十指间出血"呢。

气厥论篇

"肾移寒于肝"

按：明抄本（南京图书馆藏）"肝"作"脾"，是。检《太素》卷二十六《寒热相移》、《甲乙》卷六第十、《医垒元戎》卷十引"肝"并作"脾"，与明抄本合。

"心移寒于肺，肺消"

按：《甲乙》、《圣济总录》卷三、《内经拾遗方论》卷一第二十一引"肺消"上并有"为"字，以下"为涌水"句律之，则有"为"字是对的（上文"痈肿少气""痈肿筋挛""狂隔中"三句的句首，据《医垒元戎》引并有"发为"二字，亦可作为参考）。《宣明论方》卷一引"肺消"上有"则"字，"为"与"则"的意思是相通的。"肺消"病，饮少溲多，《宣明论方》用补肺平心黄耆汤主之（此汤由黄耆、五味子、人参、桑白皮、麦冬、枸杞子、熟地黄七味组成）。

"水之病也"

按：《太素》此四字作"治主肺者"。《素问》林校引《甲乙》与《太素》合。《圣济总录》卷七十九《涌水》引"之病"作"然"字，《证治准绳·肠鸣》引"病"作"声"，其义均可通，但未知有无所据，引之聊作参考。治水之病，似以理肺为主，肺气顺则膀胱之气化而水自行，则"治主肺者"是比较切合的。

"肾移热于脾，传为虚"

按："虚"字衍，各脏移传，都未言"虚"，何以于此言及。"传为"

二字应连下读，作"传为肠澼"。王注不审"虚"字是衍文，说是"久传为虚损"，未免曲解。

"上为口糜"

按："糜"应作"麋"。《说文·火部》："麋，爛也。""爛"现写作"爛"。"糜"是"麋"的借字。《太素》"糜"作"靡"，《甲乙》《圣济总录》并作"糜"。"靡""糜"与"麋"声义并通。治疗"口麋"之疾，《素问病机气宜保命集》下云："当用导赤散、五苓散合煎服。"

"为沈"

按：以上脏腑移热，都说为某病。此"为沈"是什么病，说不清楚。高世栻说"沈"下应补"痔"字。孙鼎宜说："沈当作症。"其说并可存参。张介宾说"虑痕者谓其隐伏秘匿，深沉不易取也。"像这样顺文敷衍，令人难信。

"善食而瘦入"

按："入"字疑是衍文。《脉要精微论》："瘅成为消中。"王注："善食而瘦。"王冰就是引用本篇成语而无"入"字。《儒门事亲》卷十三所引与王合。林校引《甲乙》"入"作"又"，连下"谓"字读。姚止庵说"入"系"人"字之误，无据不可从。

"谓之食亦"

按：《本草衍义》卷三引"亦"作"㑊"，核与《脉要精微论》林校引合。《宣明论方》云："食亦，胃中热结，善食不生肌肉，参苓圆主之（该圆为人参、赤茯苓、菖蒲、远志、地骨皮、牛膝六味组成。）

"则辛頞鼻渊"

按：《太素》"頞"作"烦"。袁刻作"额"，"额"是"頞"的误字。作"烦"形误，作"额"声误，仍以作"頞"为是。《说文·页部》："頞，鼻茎也。"鼻茎，即俗所谓鼻梁。"辛頞"是说鼻梁发酸，它才和"鼻渊"的意思相联系。

附注：本条首出之《太素》，指人民卫生出版 1955 年印本。

"传为衄蔑"

按:《太素》"蔑"作"瞲",是。《广韵·十六屑》:"瞲,目赤。《说文》云:'目膜也。'俗作瞲。"胆受胃热,循脉而上于脑,传为衄血,目膜而赤,这样似合。王注以"蔑"为汗血,不如从《太素》为是。

"故得之气厥也"

按:《甲乙》"得之"下无"气"字,全本併此篇于《厥论》,则《甲乙》之无"气"字,似与全本合。王注本作"气厥",旧注以为总结一篇之义,其实不对。《太素》"气厥"作"厥气"。杨注:"此胆传之病,并因逆热气之所致也。"据杨说,"故得之"句,乃是"胆移热"的结文,误窜篇尾,旧注不究所以,从而作解,宜其无当也。

咳论篇

"皮毛者肺之合也"

按："合"谓内脏与形体相应之称，五脏皆有合。本句是说肺合皮毛。其他，如肾合骨，肝合筋，心合脉，脾合肌肉。

"其寒饮食入胃"

按：《太素》卷二十九《咳论》，"饮食"下叠"饮食"二字。"其"假设连词。"其寒饮食"犹云"设若寒饮寒食。"

"肺寒则外内合邪"

按："外内合邪"是指皮毛受寒、寒饮寒食相搏入肺。喻昌说："内外合邪四字扼要，有外邪已去，而内邪不解，有内邪已除，而外邪未尽。夫形寒者，外感风寒也；饮冷者，内伤饮食也。风寒无形之邪入内，与饮食有形之邪相合，必留恋不舍。治之，外邪须从外出，内邪须从下出，然未可表里并施。"其说较明晰。

"五脏各以其时受病"

按：本句解释多歧。孙鼎宜说："以时受病，如春咳为肝之类。如非春时而亦有肝咳之证者，则由肺之传也，余仿此。"其说似简要可取。

"故五藏各以治时"

按："治时"，《类经》张注谓："治令之时。"就是肝治春、心治夏、脾治长夏、肺治秋、肾治冬。

"乘春则肝先受之"

按:《文选·典引》善注:"乘,因也。""先"字是衍文,应据《病源》卷十四《咳嗽候》、《太平圣惠方》卷四十、《咳嗽论》引删正。姚止庵说:"乘有窥伺之意,邪之乘虚为病,亦犹盗之伺隙害人。"它对于"乘"字的解释,只是就乘其不备的习惯用语衍义,未必合。

"甚则唾血"

按:《说文·口部》:"唾,口液也。"这是"唾"的本义。但引申就有"啐"的意思,如"必唾其面"这句话,就可做为例证。张介宾说:"唾血者,随咳而出。""唾"作"咳出"讲,与"啐"是相差不多的。咳嗽过甚就会啐出血来,这是合乎事实的。王肯堂说:"涎唾中有少血散漫者为肾从相火炎上之血。"他认为涎唾中有血源出于肾,大概是根据《宣明五气篇》"肾为唾"说的(《证治准绳·咳嗽血》)。唐容川说"脾不摄血而唾血。"(《血证论》卷二《唾血》)其实本节的"唾血",就是由于寒气袭肺,咳嗽剧烈,以致咳唾有血,不必强分血是从肾而来,或从脾而来,只治其咳,咳止血就会止。治肺咳,可用《千金》五味子汤去续断、地黄、赤小豆,加麦门冬、萎蕤、细辛(《医通》卷四《咳嗽》)。如用刺法,那就是取太渊了(《圣济总录》卷一百九十三《治咳嗽灸刺法》)。

"喉中介介如梗状"

《太素》、《外台》卷十六引《删繁》"梗"并作"哽"。《圣济总录》引作"鲠"。《千金》卷十八第五"梗"下无"状"字。

按:《甲乙》卷九第三"介介"作"喝喝"。从以上所引看,对于理解本句文义,极为有益。"喝"有"塞"的意思,见《后汉书·窦宪传》贤注。"喝喝"是喉中如塞的形容词。"梗""哽""鲠"三字是相通的。《一切经音义·二》:"哽古文髫腰二形,又作鲠。"《后汉书·吴颍传》贤注:"鲠与梗同。""但三字虽然相通,而在本句既不能从"梗"作枝茎解,也不能从"鲠"作鱼骨解,最好是从"哽"作堵塞讲。《庄子·外物》释文:"哽,塞也。""喉中喝喝如哽"是说喉中之气如哽(可参《太素》杨注),而不是会有什么东西挡住。张介宾说:"介介如有所梗,妨碍之意。"讲得含混。

"甚则咽肿喉痹"

按：《阴阳别论》云："一阴一阳结谓之喉痹。"而此所云"喉痹"，却是由于心咳相干所致，它的病因与《阴阳别论》是不同的。《医学纲目》卷十五云："他病相干而致喉痹，取心之俞，盖大陵穴。"

"甚则不可以转"

按：《千金》《外台》引《古今录验》"甚则不可以转"并作"甚者不得转侧"。似较原句为是。《后汉书·王允传》贤注："转侧犹去来也。""去来"引申有行走的意思，这是说，行走多了，就会使咳嗽更加剧烈。如果以"转侧"作转动身躯讲，未必合。

"转则两胠下满"

按："两胠"与上"两胁"无别，"胠"是"脚"的坏字。应据《医心方》引文改正。"满"是指肿言。

"阴阴引肩背"

按：《病源》卷十四《咳逆上气呕吐候》、《医心方》引"阴阴"并作"瘖瘖"。"瘖瘖"古"阴"字，见《文选·思元赋》注。孙鼎宜说"阴读愍，声误。《诗·正月》传，愍愍然痛也。"考《书·洪范》马注："阴，深也。"据此，则王冰之释"阴阴"为"深慢痛"，是合乎古训的。而孙氏之读"阴为愍"，是与王注合。

"五脏之久咳，乃移于六府"

按：张璐说："此二句是指内邪郁发而言，若外邪入伤肺合而咳，原无脏腑相移之例。"他的说法是极确的。

"咳呕胆汁"

按："胆"字蒙上误。《千金》《中藏经》卷上第二十三"胆"并作"清苦"，似是。王注："胆气好逆，故呕温苦汁。"疑王所据本亦原作"清苦汁"。传写误清为温。

"咳而遗失"

按："失"是误字。《太素》《甲乙》"失"并作"矢"。"矢""失"形误。《病源》《医心方》"失并作屎"。"屎"与"矢"同，《史记·廉颇蔺相如传》："三遗矢矣。"索隐："矢　作屎。"《千金》作"粪"，那就是以释文改正文了。

"治脏者治其俞"

按："俞"是俞穴。张志聪说这是指背俞各穴，就是肺俞、心俞、肝俞、脾俞、肾俞各穴。马莳说这是指手足俞穴，就是肺俞太渊、脾俞太白、心俞神门、肾俞太溪、肝俞太冲。两说互异。其实在背之俞穴，与手足之俞穴，都能泄各脏之邪，似无须拘泥。

"治府者治其合"

按："合"是合穴，指胃之三里、小肠之小海，膀胱之委中，三焦之天井，胆之阳陵泉，大肠之曲池。

"浮肿者治其经"

按："经"是经穴，脏腑各有一经穴，如肺之经渠，大肠之阳溪，脾之商丘，胃之解溪，心之灵道，小肠之阳谷，肾之复溜，膀胱之昆仑，肝之中封，胆之阳辅，心包络之间使，三焦之支沟，分经施治，治则有效。而张志聪说什么"取肺胃之经脉以刺之"，岂知五脏六腑皆令人咳，虽所重在乎肺胃，但是，若因他经病咳而致浮肿，就是仅取肺胃经穴，也恐难以收效。况如张说，那对于经文"治其经"的原意，是不吻合的。

举痛论篇

"寒气入经而稽迟"

按：《太素》卷二十七《邪客》"入"下有"焉"字，"而"作"血"。应据增改。"而"是"血"字下横画误倒。"稽迟"就是"留迟"。《说文部首》："稽，留止也。"经血留止，故下文以"泣（即涩字）而不行"承之。

"或痛宿昔而成积者"

按：滑抄本（明万历壬子闽建乔木山房刻木）"宿"作"夙"。"宿"读为"夙"。《说文·宀部》："宿，止也。从宀佰声，佰古文夙。"是其证。"宿昔""夙昔"都是双声心纽。"宿昔"二字同义。《小尔雅广诂》："宿，久也。"《书·无逸》孔疏："昔，久也。""痛宿昔"就是说痛得时间太长了。"成积"是谓小肠疝气，见汪昂说。

"脉寒则缩蜷"

按："脉"字疑是误字。据王注应作"得"。《全生指迷方》卷三引作"得"，与王注合。"蜷"本作"觠"。假借作"卷"。《太素》作"卷"。"蜷""卷"是相通的。《广雅·释诂一》："觠，曲也。""缩蜷"有收缩不伸的意思。

"炅气从上"

按："上"是误字，似应作"之"，篆文"之"写作"屮"，"上"写作"上，"二字形似易混。张介宾说："炅气从上，阳主升也。"它不知"上"是误字，随文衍义，恐不合。

"按之则血气散"

按："血"是误字，它是蒙上之"血不得散"致误。其实上之"血"字，是"而"的误字，应据《太素》改正。本句王注："手按之则寒气散。"是本句的"血"字，王所据本原作"寒"。所以它才说是"寒气散"了。

"冲脉起于关元"

按："关元"是任脉穴，不是冲脉之会。所以说是"起于关元"，它是因为任脉、冲脉及足少阴三者，都是自下而上，部位既近，脉气自然会相通的。《骨空论》"起于气街"的义例，与此是相同的。假如按着经穴来讲，那就不应该及于"关元"。

"其俞注于心"

按：《史载之方》引"其"作"背"，"注"作"主"。它的根据是什么？已经不易查到。但是"背俞主心，相引而痛"，与前帝问"或心与背相引而痛"是相应的。袁刻《太素》"注"作"主"，史与之合。

"厥气客于阴股"

按："厥气"与下"寒气"误倒，以上下各节律之，都是"寒气"二字冠于句首，此"厥气"二字显然是应该在下句的。所以应改作"寒气客于阴股，厥气上及少腹"方合。

"厥逆上泄"

按：柯校本"泄"作"雍"。《宣明论方》引亦作"雍"，与柯校合。王注的"擁冒"（冒，原作胃，据林校改。），也是"泄"作"雍"的明证。"擁""雍"二字是相通的。

"怒则气逆"

按：《圣济总录》卷六十七《诸气》引"怒则"上有"百病所生，生于五脏，肺之所主，独主于气，不足有余，盖由虚实，故所病不同，其证亦异"三十三字，录以存参。

举痛论篇

307

腹中论篇

"故时有病也"

按:《太素》卷二十九《胀论》"故时"五字作"故时痛"。"有"字是蒙上"时有"误衍。《文选·养生论》善注引无"有"字,与《太素》合。"时"时间副词,"痛"与"病"义同,在此不作疼痛解。

"时故当病"

按:《甲乙》卷八第四作"因当风"。柯逢时说:"时疑当移气字(本句下有"气聚于腹"句)上。""病"字蒙上误。《病源》卷十六《腹胀》云:"腹胀者,阳气外虚,受风冷邪气。"由此可以说明谷胀复发的原因有二:一是由于饮食不节,一是由于愈后受风,道理是极明显的。张琦不检《甲乙》,认为"时故当病"于文不词,就说"虽然"下有脱衍。张氏《医通》引本节删去"虽然其病且已,时故当病"十字,而经义就不明了。

"病至则先闻腥臊臭"

按:《内经拾遗方论》卷一第三十引"臭"作"气"。恐不是。"臭"疑应作"鼻"。形误。"鼻"字属下读。《全生指迷方》卷二引正作"鼻"。如此,则下文"出清液"可作"鼻出清液",其文义更跃然纸上。

"一蘆茹"

按:《太素》《甲乙》《政和经史证类备用本草》卷十一"蘆"并作"藘"。"蘆茹"似应乙作"茹蘆"。《广雅·释草》:"地血茹蘆,蒨也。""蒨"即茜草。《广雅》又云:"屈居,盧茹也。"王氏《疏证》云:

"卢与茴同。"是"茹藘""藘茹"本系两种草名，以治血枯言，仍以作"茹藘"为是。

"治之每切"

按:《吕氏春秋·贵直》高注:"每犹当也。""切"有"急"义，见《后汉书·史弼传》贤注。"治之每切"是说治之就更严重。王注以"切"与下"按之"连文，张介宾沿袭其说。而姚止庵认为连文不对，"切"应作"痛"解。我认为姚氏从"切"字断句还是对的。但他对"切"字的诂解，不知是依据什么说的。

"按之致死"

按:《圣济总录》卷七十一《伏梁》引"致"作"至"。孙鼎宜说:"所以按之致死者，以伏梁内包脓血，用手按之，则脓血必有二头而出:出于下则困阴，以脓血不居肠胃之内，不能由二便故道而出，又被重按，不得不向下而流，必浸渍入于二阴而后能出，故伤阴也;出于上则迫胃脘至膈，使胃脘生痈，胃脘正当膈下，故曰至膈。胃脘内非先本有痈，以强按迫，脓血激而上出，浸渍至于脘而生痈。"其说为旧注所未及。

"勿动亟夺"

按:《千金》作"慎勿动亟"，是。《孟子·滕文公上》:"将终岁勤动。"赵注:"动·作也。"《左传》隐元年杜注:"亟，屡也。"王注:"亟，数也。""屡"与"数"的意思是一致的。"慎勿动亟"就是谆嘱病人静养，慎重地别屡屡动作，似无深奥意思。《类经》张注:"动，大便也。"我遍查字书，找不出这样的诂解。它只是为了附会勿夺胃气，而随意臆解，误矣。

"禁芳草石药"

按:"禁"上疑脱"不"字。上文既云"热中消中不可服高梁芳草石药"，这又说禁芳草石药，病就会不好，前后岂不矛盾吗? 王注:"禁之则逆其志，顺之则加其病。"所谓"顺之"正是"不禁"的释文。故以补"不"字为是。

"芳草之气美"

按："美"当作"羑"，形误。《说文》"羑，小热也。"此据孙鼎宜说。

"虚则狂"

按："虚"疑是误字，据王注应作"出"。"出则狂"与上"入则瘖"对文。

刺腰痛篇

"引项脊尻背如重状"

按："如重"是比喻词，像是有沉重的东西压着一样。《针灸资生经》卷五《腰痛》："秩边、治腰尻重不能举。""昆仑，疗腰尻重不欲起。""风市，疗腰尻重。""腰俞，疗腰痛如石。"根据以上各穴主治而言，则"重"字的意思也就可以明白。《甲乙》卷九第八"重"作"肿"。那是不可取的。

"刺少阳成骨之端出血"

按：《甲乙》"成"作"盛"。"成"与"盛"二字通用。《荀子·王霸》："以观其盛者也。"杨注："盛读为成。"《医宗金鉴》卷六十四《周身名位骨度》云："胻骨者，俗名臁胫骨，其骨两根，在前者，名曰'成骨'，又名'骭骨'，形粗，膝外突出之骨也。"即现代所谓的胫骨，位于小腿部的前面。下"成骨在膝外廉之骨独起者"十一字，是本句的释语，传写误入正文。《圣济总录》卷一百九十三引"成骨"十一字作为夹注，犹存其真。

"解脉令人腰痛如引带"

按：《太素》卷三十《腰痛》"如引带"作"如别"、《甲乙》作"如裂。""别"与"列"通用，《书·禹贡》《传》："条列所治水。"释文"列本亦作别。""列"与"裂"同，见《荀子·哀公》杨注。据是，则"别"有"裂"义，"别"《吴尊彝》作"裂"，"裂""裂"形又相近。是《太素》之"别"字，与《甲乙》之"裂"字，它们的意思是一致的。作"如裂"与下文"折腰"义合。如作"引带"那对于折腰就显得不相连贯。盖"引"与"别"形误，传写更增"带"字，以成其义，以致形成讹误。尤怡谓"腰痛如折，乃带脉为病。云解脉者，传写之误。"尤氏不考《太素》《甲乙》以究"引带"之误，转以"引带"附会带脉为病，说似乖离。

"痛如小锤居其中"

按：《太素》"锤"作"针"。考少阳腰痛，如以针刺皮，是言刺痛；同阴腰痛，如锤居中，是言重痛。两者是有区分的。如果此从《太素》作"针"。那与少阳腰痛又有何区别呢？《针灸资生经》云："阳辅、主腰痛如锤居中，肿痛不可咳。"其说可参考。

"怫然肿"

按："怫"与"勃"通，"怫""勃"一声之转。《广雅·释训》："勃，盛也。"《太素》"怫"作"弗"。根据《诗·蓼莪》："飘风弗弗。"陈奂《疏》说"弗"亦有"盛"的意思。"怫""弗"声义并同。"怫然"是形容肿甚之词。王注："怫，怒也，言肿如嗔怒也。"张介宾衍其义，说："肿突如怒。"其实肿与怒毫不相干，这样的形容，可能是不恰当的。

"去地一尺所"

按："去地一尺所"王注就是"承光穴"，固然不对，林校以为"承山"，亦恐有误。《太素》杨注认为是"阳交穴"。考阳交在外踝上七寸，正去地尺许，这是《甲乙》所谓"阳维之郄。"若是"承光"，那就与阳维无关了。

"痛上漯漯然汗出"

按："漯"从"累"得声。"累"古通"纍"。《汉书·五行志下》颜注："累读若纍，不绝之貌。""痛上漯漯然汗出"就是痛则汗出不绝的意思。《甲乙》"漯漯"作"濈濈"。"濈濈"有"疾"义，引申有"骤然"之意，腰痛上来，痛得骤然汗出，虽也讲得过去，但细究文义，似不如说痛得汗出不绝，更好比较些。

"饮已欲走"

按："走"是误字。腰痛的病，虚则"转摇不能"，实则"腰似折"，岂有欲走之理？"走"似应作"溲"，"走""溲"声误。会阴之脉，起于胸中，腰痛，饮后欲溲，这是肾气偏虚，不能摄持，是于病理比较恰合的。

"刺直阳之脉"

按："直阳"应作"会阴"。杨注："直阳有本作会阳。""阳"字沿"直阳"误。林校说"直阳之脉，即会阴之脉，文变而事不殊"。"阳"与"阴"不容混淆，林校似模棱。

"痛上拂拂然"

按："上"与"尚"通，"尚"有"则"义。《太素》"拂"作"弗"。《甲乙》作"怫"。《文选》颜延年《应诏谠曲水诗》善注："拂，弗古字通。""弗"有忧郁不乐的意思，见《汉书·沟洫志》颜注。《集韵·八未》："怫谓心不安。""痛上拂拂然"意思是说腰痛则忧郁不乐或心不安。这与下"甚则悲以恐"的意义是一贯的。

"腰痛侠脊而痛至头几几然"

按："至"下脱"顶"字，应据《灵枢·杂病》补。《太素》"几几"作"沉沉"是。"几"是"沉"的坏字。燕蓟方言谓物之重者为沉，"头沉沉然"是说头感觉着沉重。

"目䀮䀮欲僵仆"

按：前解脉，昌阳之脉都有"目䀮䀮"的证状。此"目䀮䀮"似不可与前同。《太素》"䀮䀮"作"䁊䁊"。近是。《类篇》："䁊䁊，惊视貌。"慧琳《音义》卷七十二："僵仆，前倒也。""目䁊䁊欲僵仆"犹云目惊视而要前仆于地。

"刺郄中出血"

按："出血"二字，蒙上"刺足太阳郄中出血"致误。应作"血络"。

《灵枢》《甲乙》可证，王注亦可证。

"两髁胂上"

按:《甲乙》"髁"作"踝"，误。"踝"是足踝，与"胂"无关。《缪刺论》:"刺腰尻之解，两胂之上。"王注云:"胂谓髁胂也。"《医宗金鉴》卷六十四云:"胂者，腰下两旁、髁骨（即髂骨）上之肉也。"据此，则"髁"字似是"胂"字的旁注，传写误入正文。《太素》"两"下无"髁"字，与《缪刺论》合。

风论篇

"或为风也"

按："或"疑是误字，当作"咸"。"或""咸"形近，传写蒙上致误。滑寿说"或当作均"，于鬯说"或本作同"，"均""同"两字的字形，与"或"迥异，似不如作"咸"为当。《太素》作"或为贼风"。经文答词不及，其误显然。旧注谓"贼风"盖指脑风、目风等，这是附会以成其说，恐未必。

"风者，善行而数变"

按：《医心方》卷三："风者"下有"其气"二字。

"名曰寒热"

按：张氏《医通》卷三《寒热》云："寒热如疟，表里不和者，小柴胡为主药，至夜转甚者，加丹皮、山栀；日久虚痨，寒热不除者，柴胡四物汤、加味逍遥散。"至《宣明论方》以人参、川芎、独活、甘草、麻黄、细辛六味治风成寒热，似不可轻用。

"风气与阳明入胃"

按："与"介词。作"从"解。见《国语·齐语》韦注。

"人瘦则外泄而寒"

按："人"上脱"其"字，"其人瘦"与上"其人肥"是对文，《圣济总录》卷三、卷十三引并有"其"字可证。"而寒"二字是衍文。"则外泄"与上"不得外泄"正相对，"而寒"二字无着。王注："人瘦则腠理开疏，风得外泄。"是王所据本无"而寒"二字，故注不及其义。《医垒元戎》卷十一引本句无"而寒"二字，与王注本合。《医心方》卷三第一云："瘦人有风，肌肉薄则恒外行。"字句虽然与此不同。但亦可作为应无"而寒"二字之旁证。

"散于分肉之间"

按："分肉"二字误倒，据王注应作"肉分"。为什么这样说？因为"分肉"是近骨之肉，与骨相分者，这样，就与上"行诸脉俞"义不相贯。"肉分"是肉之分理，有大分小分之别，如股肱之肉，各有界畔，是为大分；肌肉之肉，各有文理，是为小分。《气穴论》所谓"肉分之间，溪谷之会，以行荣卫"是也。《太素》作"分理"，亦不合。

"故使其鼻柱坏而色败"

按："而"是误字，应作"面"。"而"与"面"形似致误。"面色败"与"鼻柱坏"相对。《病源》卷二《恶风鬚眉堕落候》"而"就作"面"，当据改。

"皮肤疡溃"

按：王注："皮肤破而溃烂。"细绎王注"破"字，是王所据本"疡"是"伤"字。故其注云然。《太素》《病源》《太平圣惠方》卷二十四引"疡"并作"伤"。与王注合。但作"疡"亦不是误字，"疡""伤"并从易声，在古书里两字有时通用。《左传》襄十七年："以杖扶其伤。"释文"一本作疡"是其证。如果仅将"疡"作"疮疡"解释，那是不够全面的。

"或名曰寒热"

按：滑抄本无"或名曰寒热"五字。柯校"或名"五字疑衍，与滑抄合。四库本无"疠风或名曰"五字，"寒热"二字连上为句，但前既有"名曰寒热"，则此就不应再重复，且与上文亦不合。

"则为偏风"

按:《病源》卷一《偏风候》云:"偏风者,风邪偏客于身一边也。其状或不知痛痒,或缓纵,或痹痛。"检《外台》卷十四有治偏风方九首。《圣济总录》卷九有治偏风二十九方,并叫参考。

"风入係头"

按:"係头"二字误倒。《甲乙》注云:"一本作头系。""係""系"通。"头系"是头中之目系。目系,是目睛入脑之系。《太平圣惠方》"风入係头"作"风入脑而引目系"。可为应作"头系"之旁证。

"焦绝"

按:"焦绝"二字费解,旧注均难信。《医心方》卷三第一引《小品方》"焦绝"作"憔悴"。"焦"与"憔"通。《后汉书·应劭传》贤注:"焦萃,憔悴古通字。""悴"原作"脆","脆"与"绝"形似,传写遂误"憔脆"为"焦绝",而原来意思就隐晦了。

"善怒嚇"

按:以"善怒"属于"心风",是不对的。"善怒"应该属于"肝风",而"肝风"之"善悲",却应属于"心风",两节之文误互窜移。《医心方》引《小品方》作"喜悲",是可据改的。《太素》"嚇"作"赫","赫"下有"者"字,属下读。与"善悲"无关。《太平圣惠方》卷四:"龙骨散,治心风悲伤不乐;镇心丸,治心风情意不乐。"更证明"心风"是有善悲症状的。《类编朱氏集验医方》卷一《诸风》引"善怒嚇"作"喜怒不常",那是以意臆改,无征不可信的。

"诊在口"

按:高注本"口"作"舌"。考《三因方》卷二《五脏中风证》引作"舌",与高注本合。证之《阴阳应象大论》:"心主舌。"《病源》卷三十《口舌疮候》:"心气通于舌。"那能说"诊在口"呢?王注既说"心脉主舌"，又说"口唇色赤，而诊在焉"。一条注文它竟说了两样，何也？

"色薄微黄"

按："薄"与"微"意思重复，"薄"是衍文。《太素》杨注无"薄"字，可据删。"微"表态副词，有"略"义，"色微黄"与前"色微苍"句法是一致的。

"脊痛不能正立"

按："正"是误字，当作"久"。应据《外台》引《删繁》、《医心方》引《小品方》改。

"诊在肌上"

按：《太素》"肌"作"颐"。《三因方》作"耳"。杨注："颐上，肾部也。"这与《刺热论》："肾热病者，颐先赤"的说法相合。不过一是肾风，一是肾热，尽管病证不同，但肾病都可诊察"颐"部，这还是一致的。"耳"为肾之官，耳黑为肾病，此可两存。高注本"肌"改作"䐸"。《说文·肉部》："䐸，颊肉也。""肌"与"䐸"不是通同字，高氏改"肌"为"䐸"，不知何据。

"颈多汗恶风"

按：《病源》卷十七《水谷痢候》"颈"作"头"。于胃脉不切。《三因方》引作"额"，似是。《灵枢·经脉篇》："胃足阳明之脉，循发际，至额颅。"

"诊形瘦而腹大"

按："诊"下脱"在"字。核以五脏各节"诊在"之例，就显然可证了。《云笈七签》卷五十七第九引"诊"下有"在"字，当据补。

"汗出泄衣上"

按："泄"字误，应作"沾"，"泄"与"沾"乃形误。"上"字亦误，应作"裳"，"上"与"裳"是声误。《医心方》引《小品方》"泄衣上"作"沾衣裳"，与林校引孙思邈文合。

痹论篇

"风寒湿三气杂至"

按:《国语·越语》韦注:"杂犹俱也。"风寒湿都能为致痹之因素,如三气俱至,那就要发生痹痛。《医通》卷十四《腰痛》改定三痹汤治风寒湿气合病,气血凝滞,手足拘挛(人参、黄耆、白术、当归、川芎、白芍、茯苓、甘草、桂心、防己、防风、乌头、细辛、生姜、红枣)。张氏所谓"杂合之气,须杂合之方"。验之临证使用,似有效验。

"骨痹、筋痹、脉痹、肌痹、皮痹"

按:筋骨五痹的诠解,旧注不详。《医宗金鉴》卷三十九《痹病总括》云:"骨痹,骨重痠疼不能举也。筋痹,筋挛节痛,屈而不伸也。脉痹,脉中血不流行而色变也。肌痹,肌顽木不知痛痒也。皮痹,皮虽麻尚微觉痛痒也。"其说能补旧注之所不及。

"各以其时重感于风寒湿之气也"

按:《太素》卷二十八《痹论》"风寒湿"作"寒温"。"温"是"湿"的误字。《太素》无"风"字,足以证明"风"字是后来加的。黄以周说:"王氏于'重感寒湿'句,妄增'风'字,下又窜入《阴阳别论》一段,以致'风气易已'句文义不属,经恉全晦。"(《儆季文钞》旧钞本《太素经》校本《序》)

"上为大塞"

按:"大"应作"不","大""不"形误。"不"与"否"古义通。《广雅·释诂四》:"否,不也。""否"与"痞"通。《释名·释疾病》:

"胉，否也，气否结也。""胉"即"痞"字。据是，则"大塞"就是"痞塞"，其义是不待烦言而解的。

"中气喘争"

按：王注："肠胃中阳气与邪气奔喘交争。"经文无阳气与邪气之分，王氏为了解释"争"字而举出来，这属增文生义，是不对的。费伯雄说："气化不及膀胱，水不下行，逆而犯肺，故中气喘争。"其言简而义赅。

"饮食自倍"

按："自"假设连词，有"若"的意思。"饮食自倍"就是说饮食假如过多。

"亦令人痹乎"

按：本句应作"亦合为痹乎。""令""合"形误，《太素》作"合"。"人"是"为"字的草书坏字。"荣卫之气，亦合为痹乎？"与下"不与风寒湿气合，故不为痹"前后是相应的。杨注："此问营卫二气，何者与三气合为痹也。"是杨所据本不误。

"洒陈于六腑"

按："洒陈"就是"散布"的意思。《文选·江赋》善注："洒，散也。"《广雅·释诂三》："陈，布也。"

"或燥"

按："或燥"二字是衍文，核以下文答词，并未涉及"燥"义。

"在于脉则血凝而不流"

按："血"字衍，应据《甲乙》卷十第一上册删。"凝而不流"与下"屈而不伸"句法一律。

"在于筋则屈不伸"

按："屈"下脱"而"字，应据《圣济总录》卷八十五引补。

痿论篇

"则生痿躄也"

按：《太素》卷二十五《五脏痿》"躄"作"辟"。考"躄"篆作"躄
"。《说文·止部》"躄，人不能行也。"段注谓"《荀卿书》《贾谊传》皆
假'辟'为之。"是"躄""辟"古通用。《吕氏春秋·重己》高注："痿
躄，不能行也。"

"筋膜乾则筋急而挛"

按："挛"证有寒有热，此则属于热者。据《医通》卷六《挛门》：
"热挛宜六味丸加牛膝、当归之类。"其说与王肯堂所谓"筋膜乾者，用
生地、当归之属濡之"之说是相合的。

"有渐于湿"

按：《太素》杨注："渐，渍也。"渐渍"双声从纽。《文选·博奕
论》济注："渐渍犹浸润也。"《史记·孝武纪》正义引颜师古注："渐，浸
也。""浸"有浸透的意思。

"脾热者色黄而肉蠕动"

按："动"是"蠕"的旁记字，误入正文。《太平御览》卷
三百七十五引"蠕动"作"耎"，正无"动"字。《史记·匈奴传》索
隐引《三苍》："蠕音耎。"《太素》"蠕"作"濡"。"濡"亦与"耎"通。
"蠕""濡""耎"三字音义并同。

"主闰宗筋"

按："闰"是"润"的坏字，应据明吴悌刻本、明万历四十年朝鲜刻本改。"宗筋"就是"众筋"。《太素》杨注所谓"足三阴筋及足阳明筋皆聚阴器，故曰宗筋"是也。

厥论篇

"阳气起于足五指之表"

按：林校引《甲乙》"起"作"走"。以足之三阳，从头走足核之，当以作"走"为是。《文选·叹逝赋》善注："表，外也。"此"表"字指外侧。

"寒厥何失而然也"

按："失"是误字，应作"如"。律以下"热厥何如而然"句可证。

"胃不和则精气竭"

按：此"精气"与上"精气溢下"之精气，其意义有所不同。此"精气"指水谷精气说，不能与肾脏所藏精气相混。王注似未清楚。

"此人必数醉若饱以入房"

按：《太素》卷二十六《寒热厥》、《病源》卷十二《寒热厥候》"以"并作"已"。"以""已"音义并通。表态副词。有"甚"的意思。"数"不能作"频频"解。《家语·贤君》王注："数，近也。""若"承接连词，有"而"义。"此人"句，是说这个人差不多醉了而又过饱入房。

"愿闻六经脉之厥状病能也"

按："病能"二字疑衍。"病能"就是病态，似为"厥状"二字的旁注，传写误入正文。王注："请备闻诸经厥也。"似王所据本即无"病能"二字。"厥状"就是厥病状态，无须重出"病能"二字。

"则腫首头重"

按："腫"是"踵"的误字，应据《太素》改。"头"是"首"字的释文，不应重出，据杨注"头"应作"皆"。"踵首"二字，柯校说是误倒，应作"首踵"，总的来说"腫首头重"应是"首踵皆重"，换句话说，就是头足都觉着重，这与下文"足不能行，发为胸仆"的意义是一贯的。王注谓作"踵"非。其实作"腫"才是不对的。

"则暴聋颊肿而热"

按：《病源》"而"作"胸"是。胆脉下胸中，是所生病有胸痛。

"谵言"

按：《甲乙》"谵"作"讝"。检《释音》出"讝"字，与《甲乙》合。但"讝"字乃后之孳生字，似未可据改本篇之"谵"字。此"谵言"与阳明证异，肝藏魂，主语，厥则神魂乱，故谵言。全元起所谓"气虚独语"是也。

"不得前后"

按："前后"指大小便言。《史记·仓公传》："令人不得后溲。"索隐云："前溲谓小便，后溲谓大便。"

"机关不利"

按：少阳为枢，厥逆，故机关不利。

"痓"

按："痓"是"痉"的误字，应据林校引全本改。"痉"谓颈项强急，与"痓"义异。在医书里，"痓""痉"二字易混。如《伤寒论·辨痓湿暍脉证第四》成注："痓当作痉，传写之误。"《说文》有"痉"无"痓"。王筠《说文释例》云："六朝写书用草字，因讹为'痓'，后人别为之音。"其说是。

病能论篇

"人病胃脘痈者"

按:《太素》卷十四《人迎脉口诊篇》"脘"作"管"。检《说文·肉部》:"脘,胃府也。读如患。""脘"一音管,见《集韵》。《太素》是以读音改字,"脘"与"管"并不相通。《医通》卷十四《胃脘痈门》云:"射干汤治人迎逆而盛,热聚胃口成痈。"(该汤为:射干、栀子仁、赤茯苓、升麻、赤芍药、生白术,为粗末,煎去渣入地黄汁再煎,日晡发热,每服加犀角、丹皮各一钱。)

"及精有所之寄则安"

按:《太素》卷三十《卧息喘逆》"之"作"乏","寄"作"倚","则"下有"不"字。检林校引《太素》无"乏"字。但玩杨注"入房太甚,泄精过多,有所不足"之语,似《太素》原有"乏"字。《甲乙》卷十二第三作"情有所倚,则卧不安"。与《太素》异。《三因方》卷十三引作"情有所倚,人不能悬其病,则卧不安"。文义比较明顺。盖"卧不安"的病因有二:一是"脏有所伤",如心肝肾虚;一是情有所偏("倚"作"偏"解,见《荀子·解蔽》杨注),如喜怒悲惊之过甚。"悬"作"消"解,见《太元·进》范注。"人不能悬其病"是说人不能除去所伤所偏的毛病,就会导致卧而不安的证候。这样,才与"人有卧而有所不安"之帝问相合。王杨注本似皆不妥。《三因方》有十四友丸,补心肾虚,睡卧不安(该丸以人参、熟地黄、茯苓、茯神、当归、黄芪、阿胶、枣仁、柏子仁、紫石英、远志、肉桂、朱砂十三味组成)。

"其真安在"

按：王注："欲闻真法何所在也。"以"真"作"真法"解，真善于附会。《甲乙》卷十一第九"真"作"治"，似得其谛。"其治安在"与"阳厥"、"酒风"之"治之奈何"意思是同样的。《庄子·山木》："真冰禹日。"释文"真司马本作直"。是"真""直"二字，在古书里有时相混。本句"治"之误"真"，似先由声而误为"直"，后又由形而误为"真"。注者不究所以，随文衍义，误矣。

"宜以针开除去之"

按："除"字疑衍。"除"是"去"的旁记字。《左传》闵二年，释文："去，除也。"《太素》杨注："宜以针刺开其穴，写去其气。"是杨所据本无"除"字。

"因暴折而难决"

按："决"有"开"义，见《文选·甘泉赋》善注。"开"与"解"可以互训。本句是说阳气宜于畅达，骤然受了挫折，难以畅解，就会郁而多怒。旧注谓"决"为"剖决"，为"散"，都不恰合。

"下气疾也"

按："下"有"去"的意思，见《周礼·司民》郑注。"气疾"是概括的病名。《素问识》云："狂易癫眩，惊悸痫瘛，心神不定之证，宜概称气疾焉。"据此，则"下气疾"是去掉气疾一类的病。

"博者大也"

按："博"是误字，似当作"搏"，传写偏旁致误。"搏者大也"是说阴阳搏击，其脉就会大的。

奇病论篇

"胞之络脉绝也"

按："之络"二字误倒。以下文"胞络者"句律之，则其误显然。应据《太平御览》卷七百四十《瘕疝》引文乙正。张琦说："胎至九月而大，九月又足少阴养胎，胞络于肾，胞大则肾脉为胞所阻绝而不得上通，故瘖。"其说极明切。

"以成其疹"

按："疹"是"胗"的籀文。慧琳《音义》卷二十七引《三苍》云："胗，肿也。""肿"与下文"病独擅中"的意思正合。所谓"擅中"是说有形之物，独擅腹中，似指癥瘕之类。《甲乙》卷十二第十"疹"作"辜"。《一切经经抄音义》引《汉书音义》："辜，固也。""固"就是固形之物，与"肿"的意思亦不相背。本节与上重身而瘖无关。它是对"刺法无损不足益有余，以成其疹"的解释。旧注家牵及妊娠，所以前后文义合不上。

"积为导引服药"

按：《汉书·严助传》颜注："积，久也。"息积病是气息痞于肠下，不在脏腑营卫之间。治之难以速效。需要久为导引，使气流行，病可渐渐告愈，不能单凭药饵，故下文承以"药不能独治"。本句"导引"下之"服药"二字似可商。《圣济经》卷一第六引无。

"人有病头痛以数岁不已"

按："以"表态副词，有"甚"的意思。这是说有患头痛的甚至几年不愈。《医通》卷十四云："治大寒犯脑厥逆，头痛齿亦痛，用羌活附子汤。"

"当有所犯大寒"

按："当"犹"定"也。"当"与"定"舌头双声。"定"表态副词。本句是说"必定是侵犯了大寒。"《永乐大典》卷一万一千七十七引无"当"字，那是不妥的。

"脑逆故令头痛"

按："令"字是衍文，似涉王注致误。《针灸资生经》六《齿龋》《头风》两引均无"令"字，应据删。

"五病之气有余也"

按："五"字是衍文（据张琦说）。"之气"二字误倒，应乙作"气之"。"病气之有余"与下"亦病气之不足"句法是相对的。

大奇论篇

"肝满肾满肺满皆实"

按:"满"字疑误,以后文"心脉""肝脉"句律之,"满"字当作"脉"字,"满""脉"声误。"实"脉,是浮中沉搏指有力,主邪气盛满。如诊得这种脉象,必有大邪大热,故下文就以"即为肿"承之。

"即为肿"

按:"肿"字不能泛言,"肿"指"癰"说,下"肺雍、肝雍、肾雍"就是承"肿"字说的。"雍"是"癰"字的省文。慧琳《音义》卷五引《说文》:"肿,癰也。""癰瘇"叠韵东部。《甲乙》卷十一第八"瘇"作"瘇""瘇""瘇"通用。祁坤《外科大成》卷三有"肺癰、肝癰、肾癰"主治方。

"脚下至少腹满"

按:"脚"是误字,应从《太素》卷十五《五脏脉诊》、《甲乙》改作"胠"。它的致误原因,是由传抄时,于"胠"字误增节旁。《太素》杨注云:"督脉上至十四椎,属于带脉,行两胠,故从两胠至少腹满。"

"肝脉小急"

按:"癫痫瘛疭,筋挛抽搐,是由木火上乘,肝经气血窒塞郁结,所以肝部之脉就表现了小急。"急"与"紧"通。"小"是形容其凝聚而不涣散。"紧"谓力量坚劲。"小紧"就是坚凝有力之象。《平人气象论》:"脉小实而坚者,病在内。"

"肝脉骛，暴有所惊骇"

按：旧注以"骛暴"为句，似不合。此应"骛"字断句。王注："骛谓驰骛，言其迅急。"是王断句不误，肝脉迅急的现象，用何梦瑶的话可以解释明白。他说："大惊多见跳动的脉，盖惊则心胸跳突。故脉亦应之而跳突。"(《医碥》)"骛"，迅急，与跳突的意思是相近的。"暴"有"猝"义。"暴有所惊骇"如猝然听到巨响，目击异物，都能使人产生惕惕之惊。旧注泥于上文"满大""小急"之例，而以"骛暴"配之，失之不审。

"肾肝并沉为石水"

按："肾肝"二字下并脱"脉"字。《脉经》卷五"肾肝"作"肾脉"。那"肾脉"固然是对了，但叔和未审这是有脱文。"肝"字仍是要有的，如无"肝"字，下面的"并沉""并浮""并虚""并小絃"将如何解释呢？核王注"肾肝"下并有"脉"字，应据补。《千金》卷二十一第四以桑白皮、谷白皮、泽漆叶、大豆、防己、射干、白术等味治膀胱石水，四肢瘦，腹肿。

"并小弦欲惊"

按："欲"字误。《太素》卷二十六《经脉厥》作"亦"亦误。"欲惊"与上"为石水""为风水""为死"不合。依上文例，"欲"应作"为"。《甲乙》卷四第一下作"欲为惊"。我认为有"为"字就有"为"字就对了，那"欲"字恐是赘文吧！《全生指迷方》卷一《诊诸病证脉法》引"欲"作"为"，应据改。

"肾脉大急沉、肝脉大急沉，皆为疝"

按：疝则小腹坠痛，控引睾丸，这是肝肾之气结塞为病，所以肝肾之脉应之。古论脉之所谓"急"，有坚凝的意思，并非只言其疾，更非只喻有寒，"沉"是说病在下焦；"大"是说病势方进。

"心脉搏，滑急为心疝"

按："搏"应作"博"，"搏""博"形误。《太素》卷十五《五脏脉诊》"搏"作"揣"。"揣"与"博"同。《史记·贾生传》"控博"。《汉书》作"控揣"是可证。《广雅·释诂一》："揣，动也。""心脉博"是说心脉之动，而不是说其搏指。"滑急"就是滑紧。"滑"字当以刚劲有力为义，非柔滑之滑。张琦谓"滑"字疑衍，似于"搏""滑"两字未加深究。

"肺脉沈搏为肺疝"

按：准上文例，"搏"亦应作"博"。"沈搏"二字应乙，其断句当作"肺脉博，沈为肺疝"。

"心肝澼亦下血"

按：此句疑有窜衍之误。王注以"澼"为肠澼，亦牵强。"澼亦下血"四字，是蒙上肾脉之"肠澼下血"误衍。下"脉小沈涩为肠澼"七字，应在"心肝"二字之下。只以传写既误，又于"脉"字上妄增"其"字以成其义，而窜衍之迹，就难察了。《全生指迷方》引正作"心肝脉小沈涩为肠澼"。这样，就与"肝脉小缓为肠澼""肾脉小搏沈为肠澼下血"上下句例一致。

"胃脉沈鼓涩"

按："鼓"字涉下衍。本句应作"胃脉沈涩"。盖脉贵中和，此"沈涩"是说偏于阴，下"外鼓大"是说偏于阳，无论偏阴偏阳，都能导致偏枯。假如"沈鼓涩"，那就与理不合了。

"皆鬲偏枯"

按："鬲"是误字，应作"为"字。"鬲"字的象形体与"为"字的古文体，二字形似致误。"皆为偏枯"与上"皆为瘕""皆为疝"句法是一致的。《全生指迷方》引"鬲"作"为"可证。旧注作"鬲噎"解，那是望文生义。

"脉至如喘"

按：《释名·释疾病》："喘，湍也。"《史记·河渠书》："水湍急。"集解："湍，疾也。""脉至如喘"是以水之湍疾，比喻脉象。患暴厥的，其脉盛急，就会上冲头脑，所以不知与人说话。所谓"血之与气，并走于上，则为大厥，厥则暴死"者是。王注："喘谓卒来盛急，去而便衰。"意思还是对的，但又说"如人喘状"，那就看出他对"喘"字仍是未弄清楚。

"脉至如数，使人暴惊"

按：《脉经》卷八第十三："寸口脉动而弱，动则为惊，弱则为悸。""动""弱"对言，则"动"是指脉急、脉躁言，而不是厥厥如豆之动脉。"脉至如数，使人暴惊"与"动则为惊"的道理，是可以互发的。

"脉至浮合"

按："脉至"下脱"如"字。律以以下各条"脉至如"云云，那就显然看出本句是有脱文。王注："如浮波之合。"是王所据本有"如"字，应据补。

"浮合如数"

按："如"与"而"同义，是承接连词。张琦不审文义，轻率地谓"浮合如数"是衍文，误矣。

"是经气予不足也"

按："予不足"就是"之不足"。"予"与"于"通，《仪礼·士丧礼》郑注："予古文为于。""于"与"之"同义。本句犹云："是经气之不足也。"下各"予"字，并应作"之"解。

"病善言"

按："善言"谓多言。《诗·载驰》郑笺："善犹多也。"多言就会语无伦次，非邪热攻中，即神明失守，故为死徵，谢星焕谓"善"当作"妄"字解（《得心集医案》卷二）。核与古训无徵，难信。

"如此其人不得坐"

按："不得坐"是说肾病已极，腰不能支持。《脉要精微论》云："腰者肾之府，转摇不能，肾将惫矣。"

脉解篇

"则为瘖俳"

按：《说文·人部》："俳，戏也。"《文选·上林赋》善注引《三苍》"俳，倡也。"王注："俳，废也。"他的诂解，于古训是无所稽的。张介宾引其说，而又谓："无所取义。"是已觉得王氏之解不妥。《太素》卷八《经脉病解》"俳"作"痱"。当据改。《说文·疒部》："痱，风病也。"痱病是由营卫气血不养于内外，故身体不用，机关不利，精神不治，口不能言。而致病之因，从本条说，则责之肾虚。此赵养葵所谓："肾水虚衰不能制火，阴虚阳实。阴虚有二，阴中之水虚，当以六味丸为主，阴中之火虚，专以地黄饮子为主。"其说不为无见。

"所谓不可反侧者"

按："反侧"犹"展转"。见《诗·何人斯》郑笺。"不可反侧"就是卧而不能辗转。这与《至真要大论》"心胁暴痛，不能反侧"之义同。高世栻说"反侧犹转侧"。这就可商。"转侧"与"反侧"的意思，毫不相同。《后汉书·王允传》贤注："转侧犹去来也。"这那能与"反侧"之义相混呢？

"所谓甚则跃者"

按："跃"应指病言，才与前后各节文例合。但"跃"是何病？讲不清楚。王注："跃为跳跃。"杨注："跃为勇动。"都不切。姑阙疑。

"少阴者肾也"

按："肾"是误字，应作"申"。"肾""申"声误。"少阴申"与前

"太阳寅""少阳戌"（"戌"误"盛"，此据《太素》改）"阳明午""太阴子"及后"厥阴辰"义例一律。

"十月万物阳气皆伤"

按："十"是误字，应据《太素》改作"七"。"七"与"十"形误，"七月建申，与少阴者申也相合。杨注："七月秋气始至，故曰少阴。七月之时，三阴已起，万物之阳已衰，太阳行腰，太阳既衰，腰痛也。"其说是"七月阳气皆伤"的确解。

"所谓色色不能久立久坐"

按：《类经》张注："色色误也，当作邑邑。"其实"色色"不误，"色"与"邑"古通。《汉书·酷吏传》颜注："邑或作色。"《太素》"色色"作"邑邑"。"邑"与"悒"词。有愁闷、不安的意思。杨上善所谓"邑然怅望"，极得其解。

"所谓腰脊痛不可以俯仰者"

按："脊"字疑衍。据《灵枢·经脉》："肝足厥阴之脉，是动则病腰痛。"无脊痛。

刺要论篇

"不及则生外壅"

按："生"字是衍文，涉下"后生"句致误。王注"不及则外壅"，是王所据本原无"生"字。

"浅深不得"

按："不得"谓"不当"，"得""当"双声。"不当"是说不合宜。

"病腹胀烦"

按："烦"下有脱字，应据《甲乙》卷五第一下补"满"字。于义方足。《千金》卷十五上第一："脾脉沈之而濡、浮之而虚，苦腹胀烦满。"

"体解㑊然不去矣"

按："然"字比事之词。"体解㑊然"喻言人体怠倦的状态。《广雅·释诂一》："去，行也。""不去"是说不想行动。

刺禁论篇

"肝生于左，肺藏于右"

按：杨注："肝为少阳，阳长之始，故曰生；肺为少阴，阴藏之初，故曰藏。""左右"是阴阳之道路。肝应春，东方阳生之始；肺应秋，西方阴藏之初。故肝体居右，而其气则自左升；肺居膈上，而其气则自右降。治肝则疏之达之，治肺则敛之降之，一则调其阳，一则养其阴，所谓各顺其性。

"胃为之市"

按：《内外伤辨惑论》卷中引作"肠胃为市"。"肠"字是东垣以意加的，于"市"字之义不合。《周礼·司市》郑注："市，杂聚之处。""胃"是水谷之海，功在容纳，故以"市"字比喻它的功能。"肠"是以通为用，混与"胃"为一谈，是不对的。

"刺中心"

按：《太平圣惠方》卷九十九引"刺"下有"若"字，下"刺中肾""刺中肺""刺中脾""刺中胆"同。"若"假设连词，假设如增"若"字，文义似显得更明通。

"其动为语"

按：《甲乙》卷五第一上"语"作"欠"。其实作"语"是对的。本书《宣明五气》篇："肝为语。"与本篇"其动为语"前后相合。王注"肝在气为语"，正与经义相符。而林校谓王改作"语"，言外似有责意。但"其动为语"如作"其动为欠"，则"肝为语"，亦将改为"肝为欠"耶?

"刺中肺，三日死"

按:《诊要经终论》"三日"作"五日"，是。本篇及《四时刺逆从论》并误。盖金生数四，金数毕，当至五日而死。

"中脑户，入脑立死"

按:"入脑"是说刺得太深。但"脑户"禁不可针，亦不可妄灸。在《图经》卷三说得很明白。则"脑户"浅刺，亦是要慎重的。《圣济总录》卷一百九十四引无"入脑"二字，是耐人寻味的。

"刺足下布络中脉"

按:《广雅·释诂三》:"布，散也。"足下散络，就是足下各经之络脉，误中其脉，而血又不出，就会邪聚为肿。《千金》卷二十九《针灸上》"络"作"胳"，误，"络"与"胳"的意义是有区别的。

"刺郄中大脉"

按:"郄中"下脱"中"字。"刺郄中中大脉"与上"刺跗上，中大脉"句式一律。《针灸大成》卷三《玉龙歌》杨注:"委中，四畔紫脉皆可出血，弱者慎之。"故刺之过禁，就会令人仆倒脱色。

"鼠仆"

按:《千金》《圣济总录》"仆"并"鼹"。与林校引别本合。《尔雅·释兽》:释文引《博物志》:"鼹，鼠之最小者。"在这里言"鼹"，是藉以比喻肿的形状。横骨尽处去中行五寸，有肉核名鼠鼹，误刺气街，血不出则瘀结为肿，就会牵及鼠鼹作痛。《图经》卷五《足太阴脾经》:"箕门穴，治鼠鼹肿痛。"

"刺脊间中髓"

按: 脊间禁刺穴，指灵台、神道二穴。《针灸大成》卷七云:"灵台，六椎下，神道，五椎下，并禁针。"

"中乳房为肿、根蚀"

按：乳上之穴名"乳中"，其内为乳房，其下为乳根。刺乳上过深，误中乳房，则肿。"根"引申有"生"义。"根蚀"是说由肿而生蚀疮。《图经》卷四《膺腧第三行》："乳中，禁不可灸，灸不幸生蚀疮。疮中有清汁脓血可治，有瘜肉者死。"《图经》所言误灸之生蚀疮，与本篇之言刺深之生蚀疮，可以互证。

"刺缺盆中内陷"

按："内陷"是说刺之过深。《资生经》第一《侧颈项部》云："缺盆，不宜刺太深，使人逆息。"

"刺阴股中大脉"

按："阴股"脾之脉，指箕门穴。《图经》卷五载此穴，仅说是可灸三壮，换句话说，就是不应针刺，如果误针，就会出血或血出不止。王注"中"字读平声，误。"刺阴股中（zhòng 仲）大脉"与前"刺跗上中大脉"句法同。

"刺膝髌出液为跛"

按：《说文·足部》："跛，行不正也。""膝髌"指犊鼻穴言。《资生经》第一《足阳明》："犊鼻，在膝髌下骭；用针者不可轻也。"

"刺阴股下三寸内陷"

按："股下三寸"，王注说是肾络。然细核之，股下三寸，并无少阴穴名。考肝经有阴包穴，治遗溺不禁，在膝上四寸，正当股下三寸之处。但是刺之内陷，就会溺反不止。

针解篇

"留针阴气隆至"

按：明抄本"至"下有"针下寒"三字。应据补。"阴气隆至，针下寒去针"与下"阳气隆至，针下热去针"是相对的。《太素》卷十九《知针石篇》"隆"作"降"，误。"降"是"隆"的坏字。"隆"有"盛"的意思，见《生气通天论》王注。

"所谓跗之者"

按：林校"跗之疑作跗上"。"之"篆文作"⊻"，"上"篆文作"⊥"，形近易误。"跗上"指冲阳穴言。"所谓冲阳者"与上"所谓三里者"是并列的句法。"三寸"下的"也"字，是表决定的语末助词，句意已结束了。旧注却释此句为取三里法，未免失之不审。《太素》杨注以"付"为"付阳"，"付阳"为膀胱经穴，亦不合。

"举膝分易见也"

按："举膝分"三字难解，旧注不了了。"举"有"动"的意思。见《国语·鲁语上》韦注。"膝"为"脉"的误字。主注："故曰举膝分易见"。胡本、赵本"膝"并作"脉"。王注的"膝"字既是"脉"的误字，则正文的"膝"字也是"脉"的误字，那是推理可知的。"分"又是"则"的误字，草书"分"（⅋）"则"（彡）形似易误。综合以上各点，则"举膝分易见也"，如果作为"动脉则易见也，"似较合理。《缪刺论》："刺足跗上动脉。"王注说是冲阳穴。冲阳之穴，动脉应手。则此"所谓跗上（冲阳）者，举（动）脉则易见也"，岂不合耶！

胡本　元至元五年胡氏古林书堂刻本。

赵本　明嘉靖间赵简王朱厚煜居敬堂刻本。

"人筋应时"

按:"应"下脱"四"字,应据《太平圣惠方》第九十九《针经序》补。

长刺节论篇

"为藏针之"

按：《尔雅·释诂》："藏，善也。""为藏针之"，是说给病者好好针刺。下文之"无伤骨肉及皮"是和这句话相应的。明抄本"为"下无"藏"字，不妥。王注把"藏"字释为"深"的意思也是不对的。

"刺至骨"

按：此"至"字，一般认为是介词，作"到"解。孙鼎宜说：《秦策》高注：'至犹大也。''至骨'即头之大骨，围二尺六寸者，病在头，故刺之其上，若其穴，则随证选择。"其说足补旧注之所未及。

"病已上"

按：朝本、明抄本"上"并作"止"。是"上""止"形近致误。下"病已止"凡三见，则"上"应作"止"，其证甚明。《类经》张注以"病已"断句，"上"字连下读，说什么"既刺至骨，何得上无伤骨肉及皮乎？盖谓无得妄施补写，谬伤骨肉皮分之气也"。何张氏之不惮烦？

"与刺之要"

按："与"疑为"举"的坏字。"举"有"凡"的意思。凡刺之要，是说无论阳刺阴刺，发针之时，贵浅出其血，以通络脉。《太素》卷二十三《杂刺》"要"作"腰"，误。

"必端内针为故止"

按：《吕氏春秋·知度》高注："故，法。"本节是说刺痈者，不拘于穴，必以直针为法。"止"语末助词。

"病在诸阳脉，且寒且热"

按："且寒且热"四字涉下误衍。

皮部论篇

"上下同法"

按："上下"指经脉言。杨上善说："阳明之脉，有手有足，手则为上，足则为下。又手阳明在手为下，在头为上；足阳明在头为上，在足为下。诊色行针皆同法也，余皆仿此。"

"从阳部注于经"

按："阳部"指络言。"经"字蒙上误，当作"筋"，"经""筋"声误。"注于筋"与"注于骨"是对文。

"从阴内注于骨"

按："阴内"应作"阴部"，"阴部"与上"阳部"相对。《甲乙》卷二第一下作"阴部"，但亦衍"内"字。"阴部"指脉言。

经络论篇

"此皆常色，谓之无病"

按：明抄二夹注云："'此皆常色，谓之无病'八字，当在'随四时而行'之下。"

明抄二　半叶十行，行二十二字，南京图书馆藏，简称明抄二。

"谓之寒热"

按：明抄本"热"下有"此皆变色，谓之有病"八字。

明抄本　半叶八行，行十七字，中国中医科学院藏。

气穴论篇

"未知其所"

按："所"下有脱字，应据《太素》卷十一《气穴》补"谓"字。《列子·说符》张注："谓者，所以发言之指趣。"

"帝捧手逡巡而却曰"

按：《太素》"逡巡"作"遵循"。虽然文异而意义相同，"逡巡""遵循"同是叠韵交部，"遵循"是"逡巡"的假借字。《文选·刘琨劝进表》翰注："逡巡犹退让也。"

"中膂两傍各五"

按："膂"是晚出字。应依《太素》作"侣"。"侣"是"吕"之假借字。《淮南·天文训》高注："吕，侣也。"《说文·吕部》："吕，脊骨也。"篆文"吕"作"膂"。

"目瞳子浮白二穴"

按："浮白"下脱"各"字。王注："左右言之，各二为四也。"是王所据本有"各"字。顾观光谓："依前后文例，当云四穴。"其实不如补"各"字，义更明显。

"两髀厌分中二穴"

按："分"字是衍文，应据《太素》删。王注："谓环铫穴，在髀枢后。"林校谓："后当作中。"据是，则王注本原无"分"字。"股外髀枢，名曰髀厌"，见《太素》卷八杨注。

"巨虚上下廉四穴"

按："廉"字疑衍，应据《太素》删。《图经》卷五《足阳明胃经》："下廉一名下巨虚，上廉一名上巨虚。"据是，则此两穴，如曰"上下廉"，就无用出"巨虚"二字，如曰"巨虚上下"，就不应再出"廉"字。王注本两存之，不合。

"分肉二穴"

按："分肉"穴，又见《刺腰痛论》"刺肉里之脉"王注。林校疑为阳辅。但上"府俞七十二穴"里，已包括阳辅在内，于此再指"分肉"为阳辅穴，那就未免重复了。

"以溢奇邪，以通荣卫"

按：此"以通荣卫"四字，涉下"疾写无怠，以通荣卫"句误衍。

"荣卫稽留"

按：王注："荣积卫留。"似王所据本"稽"作"积"。但"稽"与"积"义不相通，作"积"不对。"稽留"同义复词，有停止和与滞塞的意思。慧琳《音义》卷四十六引《字林》："稽，留也，留，止也。"

"卫散荣溢"

按："卫散荣溢"四字，疑为"气竭血著"之旁注，误入正文。

"留于节凑"

按："凑"是"腠"的误字，应据《太素》《类说》改。《灵枢·九针论》："内舍于骨解腰脊节腠理（理字是衍文）之间。""节"是骨肉相连之处。

"卷肉缩筋"

按：本句应作"寒内缩筋"。《太素》"卷"作"塞"。"塞肉"语意更不明白。检袁刻《太素》知"塞"是"寒"的误字，与林校引全本合。"肉"是"内"的误字，检金刻本、赵本、吴本、朝本可证。综上各点，则"卷肉"之句误已明显可见了。

吴本　明嘉靖间金谿吴悌刻本。

"胁肘不得伸"

按：《太素》"胁肘"作"时"是。"胁"字蒙上"筋"字误衍。《类说》引即无"胁"字。"肘"是"時"之误字，"時"行书作"时"，"肘""时"形似易误。"時"是时间副词，有"常常"的意思。"時不得伸"是承上文说的，盖寒内缩筋，所以常常不得舒展。

"其小痹淫溢"

按："痹"是误字，据王注应作"寒"。"小寒"与上"大寒"相对。"淫溢"有"积渐"之义，见《楚辞·九辩》五臣注。盖大寒留于溪谷，固能留积为痹，而小寒积渐，亦能随脉往来，致为痹痛。其因寒致痹，固有大小之分，而微针调治，其法则同。

气府论篇

"风府两傍各一"

按："风府两傍"，杨谓"天牖二穴"，王谓"风池二穴"。但天牖是手少阳脉气所发，风池是足少阳阳维之会，并与太阳脉气无关。张介宾谓"必其脉气之所会者"，说亦无据，不过推测而已。林校谓："风府两傍，亦复明上项中大筋两傍穴也。"由此而言，则"风府两傍"仍指天柱穴言，似较合理。惟以下文释上文，本篇止此一例，则于义终有未安，此不可强解。

"锐发下各一"

按："锐发"谓发尖锐处，即耳前鬓末，指和髎穴说。《甲乙》卷三第十云："和髎手足少阳、手太阳之会。"《图经》卷四云："和髎手少阳脉气所发。"并与王注"手足少阳二脉之会"异。

"髀枢中傍各一"

按："傍"字是衍文。《图经》卷五："环跳二穴在髀枢中。"林校谓"傍各一者"指左右各一穴。但从本篇文例言，如"客主人各一"，"下关各一"，皆不加"傍"字，而"各一"就是说左右二穴，则此"傍"字之为衍文是极显然的。

"面鼽骨空各一"

按："鼽"是"頄"的假借字。《医宗金鉴》卷六十四《周身名位骨度》云："頄者，頔内鼻旁间近生门牙之骨也。"此与下手太阳穴"鼽骨下"本是两穴。盖"鼽骨空"谓四白穴，《甲乙》："四白在目下一寸，向頑骨髎空。"与此"骶骨空"合。而"骶骨下"是颧窌穴。《甲乙》谓该穴是"在面頑骨下廉陷者中"。与此"骶骨空"异。《太素》杨注认为二者同是颧窌穴,那就错了。

"目外各一"

按:"外"下脱"皆"字。《针灸资生经》第一云:"瞳子髎在目外眦五分。"明抄本有"眦"字,应据补。

"髃骨之会各一"

按:《说文·骨部》:"髃,肩前也。"《医宗金鉴》云:"髃骨者,肩端之骨也,即肩胛骨头臼上之棱骨也。"

"角上各一"

按:林校疑"角上"是"角下"之误。林的说法,它是由王注"角上谓悬厘二穴也"引起的。(《针灸大成》卷七《足少阳经穴歌》:"悬厘、曲周上、颔颥下廉。")但是,根据杨注则"角上"指"颔厌"(曲周下、颔颥上廉)二穴而言。如此,则"角上"不误。吴崑注与杨合。

"下完骨后各一"

按:王注:"谓天牖二穴。"《太素》杨注谓:"天容左右二穴。"杨说似误,天容在耳曲颊后,与完骨无涉。《图经》卷二云:"天牖在颈大筋外,缺盆上,天容后,天柱前,完骨下,发际上。"与王注是相合的。

"面中三"

按:王注:"谓素髎、水沟、龈交三穴。"但"龈交"在唇内齿上,不宜言面中。高世栻说:"面之中央,从鼻至唇,有素髎、水沟、兑端三穴。"其说较合。

"胃脘五寸"

按:"胃脘"下脱"下"字,胃脘下五寸,指中脘、建里、下脘、水分、脐中五穴。如无"下"字,文义就不明白。

"下唇一"

按："下唇"应乙作"唇下"。与上"目下"例同。《图经》卷三："承浆，在颐前唇下宛宛中。"

"断交一"

按："断交"旧注多模糊。惟罗树仁之说可取。他说："下齿中央之穴名断基，属任脉；上齿中央名断交，属督脉，今于任脉所在之穴，不言断基，而言断交者，其意盖以为两断相交，言一穴而两穴俱在矣。否则总数不足，仅有二十七穴，故王注云今少一穴。"(《素问·灵枢针灸合纂》未刊稿)，其说视张介宾所谓"断交，督脉穴、任脉之会"者，更为明确。

骨空论篇

"大风颈项痛"

按："大风"可能是说极剧的风邪,《生气通天论》所谓"大风苛毒"是。杨注云:"大风谓眉发落。"那是以"大风"作为"疠风"了,这样解释,是错误的。《针灸大成》卷七《督脉考正穴法》:"昔巍武帝患风伤项急,华陀用风府穴治效。"

"厌之"

按："厌"与"擪"古通。《说文·手部》:"擪,一指按也。"(朱骏声说"一指当作以指")

"令病者呼谵谵"

按："谵谵"叠韵。《说文·言部》:"谵,痛也。"杨注:"谵谵为病声。"其说与"痛"义不背。此所谓"以手痛按之,病者言谵谵是穴"也。

"从风憎风"

按："从风"犹云迎风。《广雅·释诂三》:"憎,恶也。"《脏气法时论》王注:"内热外寒,故憎风也。"《太素》卷十一《骨空》"憎"作"增",误。"增"是抄写时,行书偏旁致误的。

"鼠瘘寒热,还刺寒府"

按："还"字旧注不详。"还"上疑脱"往"字,"往还"属上为句,应作"鼠瘘,寒热往还,刺寒府。"于文义为顺。又"寒府"据杨注似应作"寒热府。"

"起于中极之下"

按:《医宗金鉴》卷六十八云:"中极者,穴名也,在求腹聚毛处之上毛际也。中极之下,谓曲骨之下会阴穴也。"会阴在两阴间,任脉由会阴而行腹,督脉由会阴而行背。

"上颐循面入目"

按: 林校云:"《难经》《甲乙》无'上颐循面入目'六字。"检现行《甲乙》仍有此六字。盖任脉亦能上行。《太素》杨注引《明堂》云:"目下巨窌,承泣左右四穴,有阳跷脉任脉之会,则知任脉亦有分歧上行者"可证。故上颐循面入目,是说不直交督脉,它由足阳明承泣穴,入目内眦之足太阳晴明穴,始交于督脉,总为阴脉之海。

"冲脉者起于气街"

按: "气街"并非冲脉之会。此谓起于气街者,则以气街之穴,与足少阴之横骨穴甚近,脉络周流,其中多相交互,言其贯通则可,牵强入冲脉穴中则不可,此与《举痛论》"冲脉起于关元"例同。

"立而暑解"

按: "暑"是误字,当作"骨"。其说见尤怡《医学读书记》卷上。

"坐而膝痛如物隐者"

按:《国语·齐语》韦注:"隐,藏也。"本句是说膝痛好像有东西在里藏着。

"若别"

按: "别"与"裂"通。《图经》卷五:"阴谷,治膝痛如离。"彼"如离",与此"若别"的意思是一致的。所谓"如离""若别",都是膝痛的形容词,是说膝痛得像离股、裂开似的。马张两注并解为"别求治法",误。

"治少阳之维"

按: "维"是误字,应作"络"。"维""络"形近致误,核王注原作

"络"。应据改。《类经》张注："维，络也。""维"无"络"义，不知张氏何据？

"在外上五寸"

按："外"下脱"踝"字，应据金刻本补。

"齐下关元三寸灸之"

按："关元"与"三寸"二字误倒，应乙作"齐下三寸关元灸之"，此与下"膝下三寸分间灸之"句法一律。

水热穴论篇

"肺者太阴也"

按:《太素》卷十一《气穴篇》"肺者太阴也"作"肾者少阴。"应据改。黄帝是两问,岐伯先以"肾者至阴"回答"肾何以主水"继以"肾者少阴,少阴冬脉,"以回答"少阴何以主肾",语意极为显然。传写误以下有"其末在肺"之句,故改"肾者少阴"为"肺者太阴"以求相合,其实肾脉上入肺中,故云"其末在肺",杨王两注并及其义,奈何不加以细察呢?

"关门不利"

赵本"门"作"闳"。朝本作"闭"。

按:《太素》作"闭"与朝本合。《释音》出"闳"字,是宋人所见本作"闳",赵本作"闳"与宋本相合。"闳"与"闭"义同。《诗·载驰》传:"闳,闭也。"

"勇而劳甚则肾汗出"

按:"勇"字上脱"故人"二字,应据《圣济总录》卷七十九《风水》引补。"肾"字蒙上"甚"字声衍。下"肾汗出逢于风"句,《太素》即无"肾"字,更可证明此"肾"字之为衍文。王注:"劳勇汗出则玄府开,汗出逢风则玄府复闭。"是王所据本原无"肾"字。

"上为喘呼"

按:慧琳《音义》卷三十引《考声》云:"呼,出息也,气出喉有声也。""喘"为疾息。故"喘呼"犹言喘息疾促。王注:"呼为大呼"。

不切。

"肺将收殺"

按："殺"字疑误，似当作"敛"。"殺""敛"形近易误。《尚书大传·尧典》："秋者，愁也。"注："秋，收敛貌。"《四气调神论》："收敛神气，使秋气平。"并以"收敛"应秋，而即以之应肺。至于以"殺"喻秋，有曰："肃殺。"如《汉书·礼乐志》："秋气肃殺。"是。"肃殺"双声，"收殺"则不词。

"余论其意"

按："论"字费解，"论"似应作"谕"、"论""谕"形近致误。《广雅·释言》："谕，晓也。"

"髓空"

按："髓空"正名"腰俞"，见《刺热篇》王注。据经次谓"云门"等穴为"此八者"，分明指左右言，则腰俞当为双穴，与今言"腰俞"为单穴者不合。旧注于此并无确解。罗树仁谓"长强与腰俞同在二十一椎下，或长强居中，腰俞居其两傍？"其说是否可信？录备参考。

"皆热之左右也"

按："左右"有"经过"的意思，见《汉书·楼护传》颜注。"皆热之左右"是说五十九穴，都是热之所经过，故可刺而写之。吴昆释"左右为习近"是不对的。

"人伤于寒而传为热"

按："传"应作"转"，"传""转"声形易误。王注："故人伤于寒，转而为热。"是王所据本不误。《文选·风赋》善注、《太平御览》卷三十四《时序部》引并作"转"，与王注合。《医垒元戎》卷一引"传"作"变"，是以释文改正文，不可从。

调经论篇

"神有余有不足"

按："神"下似脱"有"字，应据《甲乙》卷六第三补。"有"是传疑副词，与"或"的意思相同。"有余"与"不足"是对文。"有有余，有不足"就是"或有余，或不足"。下气、血、形、志句同。

"不足则息利少气"

按："息"下脱"不"字。王注："肺藏气，息不利则喘。"是王本有"不"字。但王引《针经》"肺气虚则鼻息利少气。"是"不"字又不应有。在一条注文内，上下何以矛盾如此？核之今本《灵枢·本神》："肺气虚则鼻塞不利。"是王注所引《针经》亦脱"不"字。

"适人必革"

按："适"时间副词，有"才"义。"人"是"入"的误字。应据《太素》卷二十四《虚实补写篇》萧校改。"适入必革"，它的意思是才入针就改而浅刺。王注："谓其深而浅刺之。"大意是对的。但又谓"调适于皮"，就不免牵强了。

"肌肉蠕动"

按：《太素》"蠕"作"濡"。《甲乙》卷六第三：作"溢"。并非是。"蠕"篆作"蝡"。《说文·虫部》："蝡，动也。"《荀子·劝学》杨注："蠕，微动也。"肌肉蠕蠕然微动，那就是肉瞤的症状。

"志有余则写然筋血者"

按："然筋血者"林校云："疑少'骨之'二字，'前'字误作'筋'

字。"其说是。《缪刺论》云："邪客于足少阴之络，无积者，刺然骨之前出血。""恶血留内，腹中满胀，刺足内踝之下，然骨之前，血脉出血。""嗌中肿不能内，刺然骨之前出血。"据是，则本句应作"志有余则写然骨之前出血"明甚。《圣济经》"然筋血者"作"然谷之血。"《太素》《甲乙》"血者"下并有"出其血"三字，都是不妥的。

"得之风雨寒暑"

按："暑"是误字，应作"湿"。律以下文帝问"寒湿伤人"可证。

"皮肤不收"

按：《太素》《甲乙》"肤"下并无"不"字，是。"皮肤收"与下"肌肉坚"意义一贯的。杨注："收者言皮肤急而聚也。"

"肌肉坚紧"

按："坚"即"紧"，应据《太素》删去"紧"字。"皮肤收""肌肉坚""荣血泣（涩）""卫气去"句法是一律的。

"虚者聂辟"

按：《太素》"聂"作"慑"，《甲乙》作"摄"。"聂"是"摄"的假借字。《礼记·内则》："聂而切之。"释文："聂一作摄。""摄"与"慑"声同而义不同。"聂辟"是跟上文"皮肤收""肌肉紧""荣血泣""卫气去"来的，则此两字的诂解，就不能与上文的意思有所距离。王注："聂谓聂皱。辟谓辟叠也。""聂辟"就是皮肤有皱纹，重叠。这样解释是与上文相联的。其他注家，有说是"言语轻小，足弱不行"的，有说是"怯弱恐惧"的，不是失之望文生义，就是失之不顾上文，都不可信。

"喜怒不节"

按："喜怒"偏义复词，此侧指怒言。古书中如得失之谓"得"，缓急之谓"急"之例，与此是相同的。林校以"喜"为剩文，那是疏略的说法。

"喜则气下"

按："喜"是误字，似应作"恐"。《举痛论》："恐则气下。"张琦说：

"下应作缓。"那就不对了。因为这是帝问"阴之生虚"，虚，就会使精气消脱。如果人喜气缓，志和意达，又那能够生虚呢？

"上焦不通利"

按："通"字衍，似涉下"玄府不通"致误。

"则血凝泣"

按："则"上似脱"留"字。"留则血凝泣"与"凝则脉不通"句式一律。

"动气候时"

按：《太素》"动气候时"作"动无后时"，林校引《甲乙》与《太素》合。检今《甲乙》脱"无"字。"气"一作"炁"。传写既以"无"为"炁"误于形，又以"后"为"候"误于声，声形皆误，说遂多歧。其实"动无后时"就是说进针出针应该及时，并无深义。

"故得六府与为表里"

按："故"与"固"通，《史记·鲁周公世家》集解引徐广："固一作故。"

"病在骨调之骨"

按："病在"六字是衍文。盖"燔针劫刺"句，是说调筋的方法，应用蟠针劫刺其下和筋拘急的地方，它是紧承调筋而言，如以"病在骨调之骨"六字横格其中，则文义就不连属了。此六字是涉下"病在骨焠针药熨"误衍，应据《太素》删。

"焠针药熨"

按："焠针"与"燔针"似无区别。《灵枢·官针》："焠刺者，刺燔针则取痹"是也。旧注强分为二是不对的。《太素》"焠"作"卒"。杨注："卒，穷也。痛痹在骨，穷针深之至骨，出针以药熨之，以骨病痛深故也。"其说可以解惑。

缪刺论篇

"夫邪之客于形也"

按："形"指"身"言。《左传》昭七年孔疏："有身体之质名之曰形。""邪之客于形"与《脏气法时论》"邪气之客于身"句式是一致的。

"而生奇病也"

按：此"奇病"与《玉版论要篇》所言"奇病"的意义，是极不相同的。本句的"奇"字读如基。《太平御览》卷七百五十引《风俗通》："奇，只也。"在人身说，"只"就是偏于一边。"奇病"是病在络，左右止病一侧。假如病在经，就会左右相牵为病，那就不能说是"奇病"了。

"二日二痏"

按：本句下脱"渐多之"三字，应据《刺腰痛篇》"以月生死为痏数"句王注引文补。

"十六日十四痏"

按：本句下脱"渐少之"三字，应据《刺腰痛篇》王注引文补。

"令人留于枢中痛"

按："留于"二字衍。应据《针灸资生经》卷五《足杂病》删。

"刺其脉入齿中"

按："齿龋"刺手阳明既然不已，就会牙龈肿硬，血凝不散，势将化脓，与通常之齿痛不同，非从齿中肿硬处刺取恶血，无以解结出毒，故曰："刺其脉入齿中。"旧注未及此，令泛指齿痛，不切。

"令人身脉皆动"

按："皆动"二字疑有脱误。王注："言其卒冒闷而如死尸，身脉犹如常人而动也。"寻绎注文与经文不相合拍。检《千金》卷三十第四、《针灸资生经》卷五《尸厥》引"皆动"并作"动如故"。据是，则本句原作"令人身脉动如故"，故王注云："身脉犹如常人而动。"其他旧注均随文演义。

"后刺足中指爪甲上各一痏"

按："中指"应作"大指次指"。《医心方》卷二："厉兑在足大指次指之端，主暴厥欲死，脉动如故，其形无知。"

"以竹管吹其两耳"

按："两耳"下脱"立已""不已"四字。盖尸厥刺五络应立已（已作愈解），不已则吹耳；吹耳应立已，但仍不已，就须要鬄左角之发燔治，推寻上下文义，极为明显。本句下如脱"立已、不已"四字，就与下文不相连贯。《针灸资生经》引有此四字，应据补。

"鬄其左角之发方一寸燔治"

按：《甲乙》卷五第三"鬄"作"剔"。"鬄"与"剔"同，见《仪礼·士丧礼》郑注。"剔"义同"剃"，见《庄子·马蹄篇》释文引《字林》。"燔治"就是烧发研治为末。

四时刺逆从论篇

"少阴有余病皮痹隐轸"

按:《永乐大典》卷一万三千八百七十七引"轸"作"疹"。"隐轸"即"癮胗"。"胗""疹"古今字,籀文作"胗",篆文作"疹"。"癮胗"叠韵。《切韵残卷·十八隐》:"癮胗,皮上小起。"慧琳《音义》卷七十四引《考声》:"癮疹,皮上风起也。"按以上所引推究,隐疹似现在所谓之荨麻疹。

"涩则病积善时巅疾"

按: 明抄本"积"下无"善时"二字。"善时"二字误倒。应乙作"时善"。"时善巅疾"与上"时善惊"句法一律。"善"有"多"的意思。

"令人解㑊"

按:《诊要经终论》"夏刺春分"句,林校引"㑊"作"堕"。"解堕"即"解惰","堕"是"惰"的假借字。

"内气外泄"

按:"内气"一词,"内"是误字,应作"血"。《诊要经终论》"冬刺夏分"句林校引本句"内"作"血",应据改。

"精气不转"

按:"转"疑应作"搏"。"转"(莼)、"搏"(抟)草书形误。"精气不搏"与上"与精相搏"相对成文。

标本病传论篇

"标本之为道也"

按："为"字是衍文，应据《圣济经》卷一第六吴注引文删。

"夏晏食"

按："晏食"即"晏哺"。"哺"古作"铺"，"食"为"铺"之省文。《小尔雅·广言》："晏，晚也。""晏食"即晚饭之时。

"诸病以次是相传"

按："是"字是衍文，应据金刻本删。

天元纪大论篇

"御五位"

按："御"有"主"的意思，见《礼记·曲礼》郑注。"五位"是指东、南、中央、西、北五方。"天有五行御五位"，就是说自然界的木火土金水，是主东南中央西北五个方位的。《金匮真言论》："东方青色，入通于肝，其类草木；南方赤色，入通于心，其类火；中央黄色，入通于脾，其类土；西方白色，入通于肺，其类金；北方黑色，入通于肾，其类水。"这段话，可以作为本句旁通的释文。

"臣积考"

按："积"是误字，应作"稽"。"积""稽"声误。"稽考"是同义词。《周礼·小司徒》郑注："稽犹考也。"《小尔雅·广言》："稽，考也。"并其证。

五运行大论篇

"上下相遘"

按:《文选》王仲宣《七哀诗》善注:"遘与構同,古字通。""構"有"合"的意思,见《诗·青蝇》郑笺。这就是司天在上,五运居中,在泉在下,所以叫作上下相合。假如从"遘"字的本义作"遇"来解释,那就不明白了。

"神在天为风"

按:"神"是误字,应作"其"。试以下文律之,就可得到证明。如南方"其在天为热",中央"其在天为湿",西方"其在天为燥",北方"其在天为寒"。从南、中央、西、北的热湿燥寒来看,都是说"其在天",为什么东方独"神在天"呢?"神"显然是错字。

五常政大论篇

"邪伤心也"

按：本句上，疑有脱文。如"委和之纪，其病支废痈肿疮疡，邪伤肝也"，"卑监之纪，其病飧泄，邪伤脾也"，"涸流之纪，其病癃閟，邪伤肾也"。惟"伏明之纪"与"从革之纪"在"邪伤心""邪伤肺"上，并无"其病"如何，律以委和三节，则本句上及从革之纪邪伤肺上，当脱其病句。否则，不仅是前后文例不相一致，就在文义上也不衔接。

"漂泄沃涌"

按："漂泄"就是痛泄。《汉书·中山靖王胜传》颜注："漂，动也。""动"引申有"痛"的意思。"沃涌"就是吐涎沫。王注："沃，沫也。""涌"作"吐"解。张介宾说："漂，浮上也。泄，泻下也。"照他的说法，浮上泻下，又是什么病呢?

"有五气五味五色五类五宜也"

按：朝鲜刻本"五宜"之"五"字作"互"。"五""互"形近。这是致误原因之一。另一原因，是传写者，以为五气、五味、五色、五类，与王注"二十五"之数不合，所以就改"互宜"为"五宜"，以附会二十五之数。其实按王注说五类有二："一谓毛羽倮鳞介，二谓燥湿液坚奭。"这样，以"五气、五味、五色"与"五类"之二合计起来，就是二十五之数。如果作"五宜"，则其数就溢出了。

"静以待时"

按：本句"时"字，与上文之"时不可违"及下文之"无违时"不同。"时不可违"与"无违时"之"时"，是指时序说的。而本句的"时"字，却应作"伺"解（《广雅·释言》）。"伺"有观察的意思。《原病式》引"待时"作"时之"，语意就更明白了。久病而弱的人，在补养调和以后，是要耐心观察的。

六元正纪大论篇

"此其道也，有假者反之"

按："此其"两句误倒，应据"太阴""少阴""厥阴"各节文例，乙作"有假者反之，此其道也"。前后方合。

至真要大论篇

"浑浑焞焞"

按："焞焞"与"沌沌"义同。《集韵·二十三魂》："沌沌，愚也。"《庄子·在宥》："浑浑沌沌。"注"浑沌无知"。本句上是"耳聋"。人的听觉差了，对旁人的意思不了解，就象是无知一样，这样解释，上下文义才相合。

"头痛善悲"

按："悲"是误字，否则，这一"善悲"与下文之"善悲"有什么不同呢？是否头痛之善悲，与善忘之善悲有所不同呢？我认为如果不是误字，那就很难说清它的道理。《史载之方》引作"头痛善恐"。"悲""恐"形误，当据改。

著至教论篇

"诵而颇能解"

按："颇"是误字。《太平御览》卷七百二十一《方术部》引"颇"作"未"似应据改。"未能解"与下"未能别""未能明""未能彰"意义一贯。

"解而未能别"

按：《汉书·杨雄传上》颜注："别，谓分系绪也。""解而未能别"，意思是说懂了但是不能分清头绪。

"明而未能彰"

按："彰"与"章"通。《广雅·释训》："章，行也。""明而未能彰"意思是说，明白了还不能去做。

"不足至侯王"

按："至"是误字，当是"治"字。"至""治"声误。应据吴悌刻本改。

"四时阴阳合之"

按："阴阳"应断句，"合之"二字应属下读。此段上下文之"明""彰""王""阳""光""皇"叶韵。王注以"合之"为句，吴崑注移"合之"于"四时"上，并非是。

"别星辰与日月光"

按：于鬯谓："别字疑当在四时上，合之二字属星辰读。"其说是。

"夫三阳天为业"

按： "天"疑是"之"的误字。"之"字与"天"字草书（ㄓ）形似，传写易误。《尔雅·释诂》："业，事也。"《老子》："治人事天。"王注："事，用也。"此犹云夫三阳之为用也。林校引《太素》"天"作"太"，"太为业"更难索解。

"三阳独至者"

按： "独"读为"浊"，"浊"与"重"双声，"重"有"累"义。此曰"重至"，故下以"并至"申之。若如常解，以"独"作"常独"解，就会与"并至"之义上下不能相合。

"至如礔礰"

按： "礔礰"即霹雳。慧琳《音义》卷三十八："霹雳，大雷震也。"

"阳气滂溢"

按： "滂溢"同义复词，与"滂沛"义同。慧琳《音义》卷五十六引《三苍》："滂沱也。""滂沱，充溢貌。"见《文选》陆机《乐府·吴趋行》滂沱注。"阳气滂溢"，易言之，就是"阳气充溢"。

"是世主学尽矣"

按： "主"字误，应作"至"。草书"主"与"至"，字异而写法类同，故易混误。"至学"与"至道"同义。《说文·皿部》："尽，器中空也。"引申有亡失之义。盖此言阳病及阴，伤及五脏，而消筋骨，理本易明，雷公却惑师教，故帝慨然世之至学亡失。否则，此言医理而又涉及世主，何言之不类耶？

示从容论篇

"皆令人体重烦冤"

按:"体重"由于肝虚肾虚脾虚有所不同,张石顽说得比较中肯,兹录其说如下:

"身重无非湿证,湿证多归重于脾土,为脾病是矣;肾为水脏,肾虚则邪水用事,故又主肾虚;至于肝虚,亦令人体重烦冤者何也?盖肝虚则不能胜土,土无风气,亦必郁热上蒸而为病矣。然肝则重于烦冤,脾侧重于肿重,肾则重于痿弱,不可不辨。"(《医通》卷九《身重》)

"然从容得之"

按:"从容"下脱"分别而"三字,应据《疏五过论》:"从容知之"句王注引补。

"若夫三脏土木水参居"

按:"土木水"三字是衍文,乃涉王注致误。"三脏"承上脾肝肾言。

"浮而弦者"

按:肾为水脏,真阴充则脉不浮;水能涵木,则肝气不横,脉必不弦。如浮而弦,则象征肾气之不足。

疏五过论篇

"故事有五过四德"

按："四德"二字疑衍，全篇只论"五过"，并未涉及"四德"，故全本名本篇曰"论过失"。"四德"二字似涉下篇"四失"误衍。

"良工所失"

按："良"是误字，疑应作"粗"。本篇所谓"为工而不知道""医不能严""粗工治之"都是说医之妄诊。如果名为良工，而竟不知病情，那还能叫作"良"吗？以下节"愚医治之，不知补泻"律此，则"良工"之应作"粗工"，是极显然的。

"此亦治之一过也"

按："亦"字语中助词。《素问识》以为衍文，似未必。

"形体毁沮"

按："毁沮"就是"毁坏"的意思。慧琳《音义》卷四云："沮犹坏也。"《汉书·李夫人传》："形貌毁坏。"盖精气已竭，则形体必坏。王注以"残毁"属之形体，另以"沮丧"属之心神，增文成训，转不合矣。

"病不能移"

按："移"有"去"的意思，见《楚辞·大招》王注。

"切脉问名"

按："问名"犹云"问证"。《春秋繁露·深察名号》云："名之为言真也。""真"与"证"双声，故义相通。"问证"就是问病看症状。王注未审"名"字之义，认为是"问病证之名"，"病证之名"应由医考确诊告知病者，顾反问于病者，而病者又怎能知其病名呢！

"尝富大伤"

按："富"是误字。"富大伤"难以索解。"富"疑当作"负"。"富""负"声误。《史记·黥布传》索隐："负犹被也。"本句是说曾遭受过度劳苦，故下承以"斩筋绝脉"。张介宾说："筋如斩，脉如绝，以耗伤之过"是也。

"必知天地阴阳四时经纪"

按："经纪"二字于上下文不类，疑是"经络"之误，"纪""络"形误。《经络论》云："阴络之色应其经，阳络之色变无常，随四时而行也。"故治病必知之。

"决以明堂"

按："明堂"疑误，应作"精明"。王注："夫明堂者，所以视万物，别白黑，审短长。""明堂"是鼻的别名，所谓视也、别也、审也，只有精明（眼）才有这样作用，至于明堂（鼻）是无这种功能的。王注"夫明堂"云，虽然未出篇名，而实际是引了《脉要精微论》之文，则王所据本之原作"精明"无疑。传抄者附会《灵枢·五色》"决以明堂"之文，臆改本文，并改王注，误矣。

征四失论篇

"不适贫富贵贱之居"

按：《广雅·释言》："适，悟也。""悟"有明白的意思。王注："贫贱者劳，富贵者佚，佚则邪不能伤，易伤以劳，劳则易伤以邪。"其说精核。

"不明尺寸之论，诊无人事"

按："论"字与下"诊"字误倒，王注所据本不误。粗工治病，对于贫富贵贱、饮食、寒温，往往忽略不问，故曰："论无人事。"

"治数之道"

按："治数"就是阴阳逆从及脏腑经脉之度，此张琦说。

"遗师其咎"

按：本句"师""咎"两字误倒。应改作"遗咎其师"。王注："遗过咎于师氏者。"是王注所据本不误。

"汝不知道之谕，受以明为晦"

按："道谕"误倒，"之"字衍。本句应作"汝不知谕道"。王注："不能晓谕于道。"是王所据本未曾衍倒。"谕"与下"明"字异文同义，《淮南·修务》高注："谕，明也。""谕道"即明道。这两句是说汝不知明道，故受明道而反暗昧也。

阴阳类论篇

"三阳脉至手太阴"

按:"三阳脉"三字疑衍,律以下文"二阳者,阳明也至手太阴""一阳者,少阳也至手太阴",同本句上既云"太阳为经",就不应再出"三阳脉"三字。

"上空志心"

按:"空"字误,应作"控"。传抄烂去偏旁。王注:"故上控引于心。"是王所据本原作"控"。《素问校讹》引古抄本作"控",与王注合。"上控至心"者,盖脾脉主缓,今见伏鼓不浮,是脾病也,脾病必上引心部,脾胃之脉配在右,病则兼见于左。

"交属相并"

按:《左传》哀二十七年服注:"属,会也。""并"有"聚"的意思。"交属相并"是说六经之脉交会相聚于气口。

"缪通五藏"

按:此"缪"字,与《三部九候论》"则缪刺之"及《缪刺论》之"缪"的意义不同。《广雅·释诂四》:"缪,缠也。"此沈祖緜说。

"四支别离"

按:"别离"疑应作"剖梨",声误。《淮南·齐俗训》高注:"剖,判梨,分也。""四支剖梨"是形容四支懈散,像梨剖分似的。

"病在土脾"

按："土"字是衍文。"病在脾"与上"病在肺""病在肾"的句法是一致的。

"阳气不能止阴"

按："止"是误字，当作"制"。"止""制"声误，应据王注改。但王注"制心"无义，"心"应作"阴"。"心""阴"亦声误。

"皆归出春"

按：《甲乙》卷六第八"出"作"于"。"归"有"死"义，见《尔雅·释训》注引《尸子》"皆归于春"犹云皆死于春也。

"期在濂水"

按："濂水"是喻初冬的时候。《文选·寡妇赋》善注引《说文》："濂濂，薄冰也。"初冬有结薄冰的可能，故云："期在濂水。"

方盛衰论篇

"阴阳气尽"

按:"阴阳气尽"与下"人病自具"文义不相承接。疑有误。因阴阳之气果尽,则病已不可为,具知何用。王注:"诊备盖阴阳虚盛之理,则人病自具知之。"细绎其意,似本句应作"诊备阴阳",故王注云然。本篇论诊,一曰"调之阴阳",再曰"先后阴阳而持之",又曰"追阴阳之变",则本句改作"诊备阴阳",前后文义,正相贯通。

"散阴颇阳"

按:"颇阳"就是偏阳。《汉书·匈奴传上》颜注:"颇亦徧也。"

"弃阴附阳"

按:《广雅·释诂》:"附,盖也。""弃阴附阳"与上"持雌失雄"相对。上谓偏于补阴而伐阳,此谓偏于补阳而耗阴。

"地气不足"

按:"不足"二字似应作"微","天气绝"与"地气微"句法相配。"不足"二字,是微字旁注,传写致误,应据王注改正。

"诊消亡"

按:"诊消亡"三字,似不成句,"诊"字下疑有脱文。下文"诊道乃具",与此比勘,本句"诊"下应补"道"字。"诊道消亡"与"诊道乃具"正相对。

"守学不湛"

按:《文选·高唐赋》善注:"湛,深貌。"盖守学不深,就会偏知其一,知得阴而不知得阳,知得阳而不知得阴,此诊道之所以消亡。

"起所有余"

按:"起"有"举"义,见《国策·秦策》高注。

"逆从以得"

按:"以"是"已"的假借字。《论语·先进》"毋吾以也。"《释文》郑本作"已"。

"故不失条理"

按:"故"字是衍文,蒙上致误。

解精微论篇

"卑贱富贵"

按："卑"是误字，当作"贫"。应据《太素》卷二十九《水论》杨注改。

"则气和于目"

按："和"有"集"义，上文"人有德"《太素》"德"作"得"。《广雅·释诂三》："德者得也。""有得"与下"有亡"对文。盖人有所得，就会气集于目，而显得神采奕奕。

"是以水流而涕从之者"

按："水"字误，似应作"泣"。杨注："涕之与泣，同为水类，故泣之水出，涕即从之。"是杨所据本原作"泣"。今作"水流"，是以释文改正文矣。

"哭不悲也"

按："哭"字误，应作"志"。以前文"志独悲，故泣出"核之可证。

医论

目　录

医
论

《黄帝内经》的形成

现在学中医，究竟应该从什么途径入手？我是老生常谈，认为首先学好《黄帝内经》是必走的第一步。《黄帝内经》包括《黄帝内经素问》（简称《素问》）《灵枢》，它是中医理论的基础，亦是中医治疗的原则，更是针灸治疗法则，所以要学好中医，应该谙熟《内经》。而摆在我们面前的，应先了解这部书的来龙去脉，也就是说，要了解《素问》《灵枢》的著作时代和成书经过。

一般说，两书是创始于战国时期，在不同程度上，各自吸收了当时的各种学派思想营养，经过若干年、经过若干人手的不断补充完善，直到西汉末年才将流行的单篇论文，分别拼合成书，见于著录最早的是《汉书·艺文志》，记载了《黄帝内经》十八卷。对于这种说法，我认为比较合乎发展实际，是可信的。因此，我就这一问题，予以分别说明：

一、《黄帝内经》的著作年代

（一）《素问》著作年代

《素问》之著作时代问题，众说纷纭。考证各种文献，可归纳为以下五种说法：

①认为是上古黄帝、岐伯所作，如晋·皇甫谧。

②认为是春秋战国时人所作，如宋代邵雍、程颢，明·方以智，清·魏荔彤。

③认为是战国秦际的人所作，如明·方孝孺，清·崔述。

④认为成书于西汉，如清·郎瑛（他乃引宋·聂吉甫的话）。

⑤认为起于汉晋之间，如清·纪昀是。

以上，除皇甫氏之说，是托古无稽不足取外，其他四种说法，可以说都从不同角度、不同程度上，涉及成书年代的实质，但是不太确切，见仁见智，学术上是允许的。清·姚际恒说："(《素问》内容）有古近之分，未可一概而论。"他虽未说明哪些篇章是古的，哪些篇章是近的，但他的基本看法还是比较客观的。

（二）《灵枢》著作年代

中医治疗疾病的手段，开始是用针砭，在《灵枢》八十一篇中，大多篇章讲的是针刺，足见它的创始是很早的，不过它的书名，令人滋生了疑惑。或曰《九卷》，或曰《针经》，参差混淆，其实它的过程，前人讲早就清楚了。

唐·王冰《素问·序》云："班固《汉书·艺文志》曰:《黄帝内经》十八卷，《素问》即其经之九卷，兼《灵枢》九卷，乃其数焉。"

宋·林亿《新校正》云："译王氏此说，盖本皇甫士安《甲乙经》之序。又《素问》外九卷，汉·张仲景及西晋·王叔和《脉经》只谓之《九卷》，皇甫士安名为《针经》，亦专名《九卷》。杨玄操云:《黄帝内经》二帙，帙各九卷，《隋书·经籍志》谓之《九灵》，王冰名为《灵枢》。"

从以上文字来看，《灵枢》是一书三名。因为这样，宋·晁公武，元·吕复都对它发生怀疑。清·杭世骏则更进一步说是王冰伪记的。如果不给我加上苛责古人之咎，我敢大胆说杭氏之说是欠深考的。关于这个问题，请再听以下意见:

俞嘉锡说:"《灵枢》即《针经》。《中兴书目》具有明文，林亿亦无异说，乌得诋为伪撰，此书历为《难经》《甲乙经》《脉经》《外台秘要》所采，流传自古，远有端绪，而杭氏以文义短浅诋之，过矣。"

周贞亮说:"《灵枢》之文，古祇称为《九卷》，杨氏（上善）据之，其传甚古。王冰谓《灵枢》即《内经》十八卷之九，其言确有可征。"

综观前文及俞、周二氏之说，尽管《素问》《灵枢》两书的形成过程不尽相同，但它都创始于战国时期，同样不是出于一人之手，也不是成于一个时代，这样说，大致是不会错的。

二、《黄帝内经》成书经过

（一）《素问》成书经过

1.战国时期，整个社会极为动荡，经济发展或衰落，各地区亦不平衡，但从文化上看是异常灿烂的。诸子百家，互相争鸣，医学领域亦受到浸渍，这不是臆测。例如：秦国丞相吕不韦，组织其门下宾客编著的《吕氏春秋》在该书《恃君览达郁》中有一段话："凡人三百六十节，五脏六腑，肌肤欲其比也，血脉欲其通也，筋骨欲其固也，心志欲其和也，精气欲其行也，若此，则病无所居，而恶无由生矣。病之留，恶之生也，精气郁也，故水郁则为污，树郁则为蠹。"其他如《孟春纪·本生》《仲春纪·情欲》等篇，也多有涉及医学、养生的精辟理论。生活在当时的医生们，耳濡之下，左挹右取，吸引有用部分，写出医学篇章，有的散佚，有的流传，刘向使李柱国校方技时，广泛搜集，有的就收入了《黄帝内经》里面，这不仅是想象，而事实上是可能的。

2.《素问》中的精气学说，与战国时期齐国稷下（山东临淄县）的宋罐、尹文学派倡导的精气学说观点相一致，它们都认为精气是构成万物，乃至人体之最基本物质。故《金匮真言论》说："大精者，身之本也。"

3.《素问》里，有些老庄思想，如"恬惔虚无""去世离俗""独立守神"等语，反映了老庄"清静无为""抱朴守真""养神全形"的思想。王冰他有眼力，看透了这点，在《素问·上古天真论》的注释中，引了《老子》九处、《庄子》一处例证，这证明医家思想与各家思想观点是能互相渗透的。

4.《素问》中有些内容与战国时期的著作互相比较，也有许多相似之处，如《周礼》中对五行、五味、五病、五毒、五谷、五果、五色、五声、五气、九窍、九脏，四时发病的论述，多与《素问》雷同。又如《四气调神大论》"渴而穿井，斗而铸锥"的句子，在《晏子春秋》《列子》中都有体现。

5.《素问》中信医不信巫的思想，与战国时期人们破除迷信，放开思想的社会背景也相一致。《五脏别论》所说"拘于鬼神者，不可与言至德"，与《史记·扁鹊仓公列传》医有六不治中"信巫不信医"的思想也相同，他们一从正说，一从反说，就是使巫、医分离。

6. 从《素问》医学观点和医疗水准来看，大体似在扁鹊以后，如《素问·缪刺论》中对疾病发展过程的论述，与《史记·扁鹊传》中对诊视齐桓侯论述的疾病发展过程大体相一致，都认为疾病是由外而向内发展的，但《扁鹊仓公列传》所说的还不如《素问》详尽。扁鹊是战国初期名医，后来居上，无疑《素问》里是有承袭扁鹊思想的部分。

7. 《素问》采用了战国时期许多医书，古代医书在《汉书·艺文志》里著录不多，而《史记·扁鹊仓公列传》有公乘阳庆传给仓公的十部医书的记录，那就是《黄帝扁鹊之脉书》《上经》《下经》《五色诊》《奇咳术》《揆度》《阴阳外变》《药论》《石神》《接阴阳禁书》。将它和《素问》中所引古医相比，其中有同异增减，不甚一致。但是这十种医书的资料是非常可贵的。《疏五过》说："《上经》《下经》《揆度》《阴阳》《奇恒五中》，决以明堂，审于终始，可以横行。"是说，如果学习了《上经》等书，他的医术可以横行天下。其重视这批医书是达到何等程度，公乘阳庆把它传给仓公，其中一部分也被《素问》录编或改编了。《病能论》说："《上经》者，言气之通天也。"那《生气通天论》就据此名的篇题，这只是显露的一鳞半爪而已。

8. 《素问》治病，针石并用。《异法方宜论》说："东方之域，其治宜砭。""南方之域，其治宜微针。"在战国时期，冶铁工业，刚刚兴起，所以当时治病，采用了微针（铁制的），我们证以《山海经·东山经》"高氏之山多针石"的话，《素问》不是与之相合吗？

（二）《灵枢》成书经过

《灵枢》在长期编著过程中，同《素问》一样，吸取了先秦学说和汉初著作中的有益资料，例如：

1. 湖南长沙马王堆三号墓出土的有关医学帛书，其中《足臂十一脉灸经》《阴阳十一脉灸经》，试与《灵枢》相勘，看出有许多问题，《灵枢》是受到以上两种《灸经》的影响，尤其是《经脉篇》，似在《灸经》基础上，再经过增补，改编而形成的。

2. 马王堆汉墓出土古医书中，有《脉法》一种，其中有云："听（圣）人寒暖足，治病者取有余而益不足。"《灵枢·九针十二原》也说："凡用针者，虚则实之，满则泻之，苑陈则除之，邪胜则虚之。"这些总则，显然是受《脉法》的思想影响而演绎出来的。

3. 安徽省阜阳双古堆汝阴侯墓里发现的太乙九宫占盘，说明九宫八风的预防医学在西汉初年已经形成，而《灵枢·九宫八风》的内容，有些地方与之大体一致，这就否定了过去怀疑《灵枢》为王冰伪证的说法。

4. 在先秦古籍中，首先提出"筋脉"名词的是《管子·水地篇》说："水地，地之血气，如筋脉之通流。"而《灵枢》里将"经筋"标为篇目，是承袭了这一说法。

5. 汉武帝罢黜百家而定一尊，是用儒生董仲舒的建议。生活在当时的医生，呼吸着正流动的政治气息，而思想随之左右，那是势所必然的。《春秋繁露·人副天数》云："天以终岁之数，成人之身，故小节三百六十六，大节十二分，内有五脏，外有四肢。"《灵枢·邪客》也说："天有四时，人有四肢；天有五音，人有五脏；天有六律，人有六腑；天有冬夏，人有寒热；岁有三百六十五日，人有三百六十节。"看！这是多么相似啊。

6. 《灵枢》在吸取诸子学说时，甚至引用兵家之说来指导刺法，如在《逆顺篇》提出了《兵法》一书。战国以降的兵法之书，载在《汉志》的，计《孙子兵法》《楚兵法》《太壹兵法》《神农兵法》《鲍子兵法》《杂家兵法》等六种，而《灵枢》采用的是哪家之言，已不可考。但《灵枢》说过用针微妙处要"守机"（《灵枢·九针十二原》），而兵家的要点在"权谋"，以奇用兵，（尚）用技巧其变化无端，对施针手法，不无启发相通之意，《灵枢》引兵家言，显然是有深义的。

7. 《灵枢》篇章内，引用《大要》《外揣》《刺法》《九针六十篇》《刺节》节，无疑这些都是古代针刺之书篇，流行在秦汉时期，遗憾的是《汉志》未曾著录，《灵枢》里似存有这些古刺书的大量内容。当然，这是一种揣测，其可能性也不是没有。

三、《黄帝内经》与《素问》《灵枢》

也就是《黄帝内经》是否就是《素问》《灵枢》的问题。

《汉志》著录有《黄帝内经》十八卷，并无《素问》《灵枢》之名，以后张仲景在《伤寒论·自序》中说："勤求古训，博采众方，撰用《素问》《九卷》。"而他并未说这《素问》《九卷》就是《黄帝内经》，说它是《黄帝内经》的见于皇甫谧《甲乙经·自序》："《针经》九卷，《素问》九卷，二九十八卷，即《内经》也。"对两者的关系是说得非常清楚了。其说沿袭一千七百余年，至今未变。但其间也有不同意见，如明·胡应麟，清·姚际恒都有另外看法，惟崇信的人不多。下面我引余嘉锡先生一段话，来结束这个问题，他说：

"刘向、班固以前，没有《内经》之名，以单篇形式流传的有关黄帝、岐伯论医之简帛，医家自行整理编辑成帙，而冠以书名，《素问》《九卷》《针经》《九虚》《九灵》等名称，或许当时已有，而未被刘、班所采用。古书经过的年代越久，它的名称存佚越难考订，但根据历史考察，今本《素问》《灵枢》，就是《汉志》中的《内经》，还是可信的。"

通过以上论证，可以看出战国时期的高明医生，曾在诸子各家思想影响之下，寻找有关医学资料进行短简长帛的编写，秦汉之际，又经医家们不断增补生理、病理、治法、诊法、针法等有关医疗资料，最后分别成书，它的定型大约在西汉末年。但有人要问，《素问》《灵枢》成书后，为什么迟迟到东汉末年，才由张仲景提出呢？这可能由于医家们保守思想作祟，孙思邈说过一句话："江南医师秘其书不传"。再看《素问》《灵枢》一再提及"非其人勿教，非其真勿授""非其人勿传""非其人勿言"的话，它的情况不是很明显吗？

另外，要说明的，本文未提及运气七篇的形成过程，俟后再为介绍吧！

王冰整理次注《黄帝内经素问》概述

《黄帝内经素问》(简称《素问》) 一书，是中医学理论的基石，被历代医家奉为圭臬。但由于成书年代久远，文义古奥难懂，复经辗转传抄而产生许多衍误脱倒之处，故历代校订注疏者甚伙。其中影响大者，当属唐代王冰的次注。

本文仅就其次注《素问》的几方面问题，进行初步探讨，以就正于同道。

一、整理次注《素问》的时代背景

王冰整理次注《素问》的年代，其序曰："时大唐宝应元年岁次壬寅序。"考宝应元年，即公元 762 年。序中并："历十二年，方臻理要，询谋得失，深遂夙心。"从宝应元年上溯十二年，可知其注释《素问》为公元 750 年至 762 年。

公元 618 年，李渊、李世民父子夺取了农民起义的胜利果实，建立了大唐帝国。李氏王朝崇奉道教，致使道家成为当时的正统派。为了适应社会发展的需要，于武德七年，在太医署设有医学教育机构，分科教授医学，遂使唐代医学在魏晋的基础上，又有了较大的发展。如孙思邈的《备急千金要方》，孟诜的《食疗本草》、王焘的《外台秘要》及唐朝组织编修的《新修本草》等，均是这一时期的著作。故王氏的次注《素问》，是时代的产物，亦是医学发展的必然结果。

二、整理次注《素问》的方法

王冰为编注《素问》，曾"精勤博访"，确下了一番功夫。其编次方法，据自序有四点：

其一，凡"简脱文断、义不相接者，搜求经论所有，迁移以补其处"。如本书《腹中论》："帝曰：人有身体髀股骺骨行皆肿，环脐而痛，是为何病？岐伯曰：病名伏梁"，王注云："此二十六字错简在《奇病论》中，若不有此二十六字，则下文无据也。"

其二，凡"篇目坠缺、指事不明者，量其意趣，加字以昭其义"。如卷二《阴阳应象大论》"阳之气，以天地之疾风名之"句，王注："旧经无名之二字，寻前类例故加之。"

其三，凡"篇论吞并、义不相涉、阙漏名目者，区分事类，别目以冠篇首"。如本书《刺齐论》与《刺要论》原为一目（据《新校正》《刺齐论》），经王氏编次，分为两篇。

其四，凡"错简碎文、前后重叠者，详其指趣，削其繁杂，以存其要"。如本书《离合真邪论》在全元起本别立《经合论》与《真邪论》两篇，而文字相同（据《新校正》语）。经王氏重新编次，削去《经合论》，立为一目。

三、整理次注《素问》的学术特点

王注的学术特点，据初步考究，大体可体现在如下三方面：

（一）重视养生防病

王冰重视养生防病的思想，除其自称"夙好养生"外，从他编次《素问》中亦可看出，《素问》最早的注本是全元起《素问训解》，它保存了刘向编校的原样。王氏次注《素问》，也是以此本为依据的。宋代高保衡、林亿等的《重广补注黄帝内经素问》，亦参考此本，在《新校正》中注明了全本分卷分篇的次第。全本的前五篇是：《平人气象论》《决死生》（即《三部九候论》）《脏气法时论》《经合论》（即《离合真邪论》）《宣明五气篇》（包括《宣明五气篇》《血气形志篇》两篇），主要论述诊法内容。经王冰整理，他将主要反映养生防病方面内容的几篇移至卷首，即《上古天真论》《四气调神大论》《生气通天论》《金匮真言论》《阴阳应象大论》。这些篇章，着重指出了保精、调神、养气、应四时阴阳的重要性，反映了"不治已病，治未病"的思想。

（二）宣扬道家思想

王冰"弱龄慕道"，受道家思想影响颇深，故号"启玄子"。在其整理次注《素问》中，也反映出这一特点。在篇目数字上，他将《素问》列为八十一篇，以应《道德经》之数；在篇目次序上，他把可以发挥道家思想的《上古天真论》列为篇首；在次注《素问》所引书目上，他大量引用了道家的著作，如《老子》《庄子》《真诰》等，并用来解释《素问》的具体内容，在《素问》注文中，宣扬道家所提倡的"清静无为""清心寡欲"等。如对"恬惔虚无，真气从之，精神内守，病安从来"注为"道法清净，精气内持，故其气从，邪不能为害"。

（三）倡导运气之学

从全元起《素问训解》篇目、杨上善《黄帝内经太素》及《备急千金要方》《外台秘要》等引用的《素问》内容来看，均无《天元纪大论》《五运行大论》《六微旨大论》《气交变大论》《五常政大论》《六元正纪大论》《至真要大论》等七篇，即后人谓"七大论"或"运气七篇"。据《新校正》考证，疑此七篇为王冰所补入。显然，这与王氏倡导运气之学是分不开的。他除了把有关运气之内容补入《素问》一书外，又"别撰《玄珠》，以陈其道"，专门对运气学说进行了发挥。可以认为，五运六气学说能够得以流传至今，是同王氏补入"七篇大论"，倡导运气学说分不开的。

四、整理次注《素问》的功绩

对王冰重新整理次注《素问》的功绩，历史上已有学者、医家给予了充分的肯定。清·莫熺在《医门约理》中谓："王太仆注，依经注解，理入化机，发明奥理，羽翼《圣经》。"我们认为，其次注的功绩主要在于：

（一）通过整理，使《素问》藉以流传

由于历史上种种原因，王氏整理次注前的《素问》已是脱落遗佚，错乱不堪，频于失传。王序云："世本纰缪，篇目重叠，前后不伦，文义

悬隔，施行不易，披会亦难，岁月既淹，袭以成弊。或一篇重出，而别立二名；或两论并吞，而都为一目；或问答未已，别树篇题；或脱简不书，而云世阙……节《皮部》为《经络》，退《至教》以《先针》，诸如此流，不可胜数。"若无王冰及时的整理编次，恐今已不得复见。经其拾遗补缺，不但使这一经典得以保存，并使其系统性，"犹是三皇遗文，烂然可观"。王氏对《素问》的注解，广征博引，深入浅出，确能做到通过"究尾明首，寻注会经"，而达到"开发童蒙，宣扬至理"的作用。

（二）通过次往，发挥了中医学理论

王氏对中医学基础理论的研究颇深，故在注释条文中，多有发挥。如《四气调神大论》"春夏养阳，秋冬养阴"其注云："阳气根于阴，阴气根于阳，无阴则阳无以生，无阳则阴无以化，全阴则阳气不极，全阳则阴气不穷。"对阴阳互根之理作了精辟的阐发。《至真要大论》："诸寒之而热者取之阴，热之而寒者取之阳。"注云："益火之源，以消阴翳；壮水之主，以制阳光。"此论，实开"补元阳，益真阴"治则之先河。

遍检王注，他对《素问》的发挥之处颇多，为中医学理论的日臻完善，做出了不可磨灭的贡献。但次注并非尽善尽美，后世医家亦曾有过不少责难。明·马元台云："王冰有注，随句解释，逢疑则默，章节不分，前后混淆。"(《黄帝内经素问注证发微·自序》) 清·姚止庵云："如所言赘词重出者，太仆存之而未去；残缺赝作者，太仆仍之而不删；又如脱误讹舛，以至颠倒错杂之类，太仆或聊且顺文而无所发明，或旁引滥收而安于浅陋。"(《素问经注节解·自序》) 尽管某些批评有言之过甚之处，但通过考究确有不同程度的存在。

王氏之删繁也有欠慎重处，并对经文有些做了不适当的改动。这些无不直接削弱《素问》的内容，或影响了《素问》的原始面貌。

总之，王冰次注《素问》是有功有过的，则其功绩应是主要的，这也正是至今被人们所称颂的原因。

编者注：本文由郭霭春、高文柱合撰。

医

论

393

《黄帝内经素问》经注管窥

  《黄帝内经素问》（简称《素问》）一书，是中医学的理论基础，学习中医如果不把这部书专研好了，就像无源之水一样，其他是不足言的。但是这部书，前人说它"其文简，其意博，其理奥，其趣深"。因此读起来普遍感觉困难。虽然在唐代经王冰注解过，尽管他说："文字昭晰，群疑冰释。"在宋代经林亿等校正过，尽管他说："舛文疑义，于是详明。"但是其中罅漏纰谬，难以通晓的地方，仍然不少。所以金·刘完素说《素问》这部书，仍是"重重差误，不可胜举"。

  到了明清时代，关于《素问》的注释，大约有两种类型：一如马莳、吴崑、张志聪、高世栻等所著的书，是属于逐篇训解的；一如张介宾、李念莪、汪昂等所著的书，是属于分类解释的，这些《素问》注释的书，对于帮助人们的理解，都有它的一定作用。但是《素问》难读的问题，还是未能解决。关键所在，因为《素问》这部书，是先秦古医籍，在文字上存在许多古音古训，并且流传了两千多年，辗转抄刻，衍误脱倒的地方也很多。以前研究《素问》的人，忽视了这些方面，多是"句外添意，凿空臆测"，所以使读的人感到"茫若汪洋，味如嚼腊"，那是不足为怪的。固然在清代，也有朴学家，像俞曲园、胡澍、孙诒让、张文虎、于鬯等，他们都用经师治经的方法研究了这部医经。这对于学习《素问》是有很大益处的。但他们都局限于短短的几篇，或某篇字句，不能完成全书，这不能不令人感到遗憾。可是他们所用"一义必析其微，一文必求其确"的方法，仍然可取。请让我依样画葫芦，以请大雅狗尾续貂之诮吧！

《素问·四气调神大论》

广步于庭，被发缓形，以使志生

按：此三句的意义是一贯的。所论述的是为了适应春天发生之气，在举止方面，使意志舒畅的养生方法。《太素》卷三《顺养》杨注正是将这三句连在一起注释的。"广"与"宽"意义相通。"宽"有"缓"义（见于《史记·贾谊传》索隐）。像"广步于庭，被发缓形"这样的动作，是为了什么？如依张氏《类经》之注，认为"举动和缓"那实际是消极颓废，对养生来说，又何益呢？《太素》杨注："广步于庭，劳以使志也，被发缓形，逸以使志也。"其说值得玩味。因为养生，应该掌握习劳、处逸两个方法，使劳、逸两个方面安排的适宜，才可以应春气，适养生，如果仅仅强调无拘无束安逸的一面，那是所谓放浪形骸，未必能达到养生的目的，也未必是经文的原义。

夏为寒变

按："寒变"二字，张介宾解释为"变热为寒"，这样的说法，未必是。准以下节夏之"秋飧疟疾"、秋之"冬为飧泄"，冬之"春为痿厥"来说，春夏秋冬同是季节，疟疾、飧泄、痿厥同是病名，为什么"寒变"却不是病名呢？由于"寒变"的症状，不像疟疾、飧泄、痿厥那样常见，所以人多忽略了它。只有喻嘉言讲得清楚，他说："寒变者，夏月得病之总名，缘肝木弗荣，不能生其心火，至夏心火当旺反衰，得食则饱闷，遇事则狐疑，下利奔迫，惨然不乐，甚者，战栗如丧神守，（治此）全在发舒肝木之郁遏。"它的说法，各注家都未言及，只有日人喜多村直宽说"寒变"是病名，和喻氏的见解是一致的。

此冬气之应，养藏之道也

王注："……小寒之节，初五日，雁北乡。次五日，鹊鸟厉疾。"

按：王注在"雁北乡"下脱三候，据明熊宗立种德堂仿元重刻本。在"雁北乡"下有"次五日，鹊始巢；后五日，野鸡始雏，次大寒气；初五日，鸡始乳"二十三字。这样才与王注所称"六气一十八候"相合。明万历甲申周对峰刊本。也有与此大致相同的一节文字。至于现存较早的刻本，如元至元五年古林书堂刻本、元读书堂刻本及明周日校刻本，朝鲜内医院刻本等均与现在的通行本、影印明顾从德翻宋本，都没有这段注文。甚至连莫友芝校本也没校出来。顾观光《素问校勘记》以《释音》出"雊"字，认为宋本有此一段文字。实际顾氏并未看到宋本，可能是从《月令》中补出的。日人度会常珍《素问校讹》引古抄本有《新校正》云等三十四字，恐是后人传抄假证林亿妄加。由此看来，前人所谓"书非校不可读"是有一定道理的。

《素问·阴阳别论》

肝至悬绝急

按："急"字是衍文，核以心肺肾脾各脏，都说的是悬绝，并无"急"字。为什么独于肝说是"悬绝急"呢？这乃是后人附会《玉机真脏论》"真肝脉至中外急"而妄加的。应该根据《太素》删去。滑寿《读素问钞》无"急"字，它是很有见地的。至于"悬绝"二字，究竟怎样解释呢？我认为"悬绝"有"悬殊"的意思，"肝至悬绝"是说肝部真脏脉独见，与心肺肾脾各部悬殊。因为是仅仅本部独见，所以还能够延至数日以后才死。假如各部都见了真脏脉，那是胃气全无，很快就会死去的。旧注以"悬绝"为脉象，那是不对的。

其传为风消

按："风消"的"风"字是形容人的形体消瘦，好像草木经风，枝叶枯落一样。心痹之病，血虚气郁，日久阴液消耗，渐渐瘦弱，是与风邪为病无关的。但是王冰却说什么风热，刘完素又说什么风胜气消。它们的说法，都是误解了"风"字。治"风消"病方，《宣明论方》主黄芪羌活汤，药证好像不太相合。陈念祖主张用归脾汤加丹皮、栀子、地骨皮、芍药。(《女科要旨》卷一) 陈氏的见解，似较完素为胜。

《脉要精微论》

阴气未动，阳气未散

按："阴""阳"二字误倒。平旦是阴阳之交的时候，阴气欲尽，何云未动？阳气方受，何云未散？由于习惯说法，先阴后阳，以致传抄时二字误倒。在《素问》里，有多处是先言"阳"而后言"阴"的，如"阳虚而阴盛""并于阳则阳胜，并于阴则阴胜""阳已伤，阴从之"。以上仅是举了《疟论》篇内几个句例。其实还不仅此。张介宾不知"阴阳"二字误倒，他既引《营卫生会篇》云："平旦阴尽。"又申释说："平旦初寤之时，阴气正平而未动。""尽"与"正平"，能够说是一个意思吗？这就是牵强附会。

此寒气之肿

按："肿"是误字，应作"钟"。"肿""钟"声形易误。"钟"有"聚"义，见《左传）昭二十一年杜注。"寒气之钟"，就是说"寒气所聚"。《医学纲目》卷十八云："痛疽因寒邪客而发，治法则《精要》十宣散、五香汤，洁古苍术复煎散等发表之剂是也。"其说有参考价值。

《平人气象论》

但代无胃曰死

按："代"是误字，应该作"弱"。律以上下文例：如"春胃微弦"，以后就说"但弦无胃"；"夏胃微钩"，以后就说"但钩无胃"；"秋胃微毛"，以后就说"但毛无胃"；"冬胃无石"，以后就说"但石无胃"。据此，则"长夏微软弱"以后，自然应作"但弱无胃"，那才合乎文例、医理。但"代"字所以致误，这是由于《宣明五气篇》有"脾脉代"之文，而后人据以妄改，那是错误的，我们应该把它改正过来。

《经脉别论》

上输于脾

按：王注引《灵枢经》曰："中焦如沤。"胡本、读书堂本、元刻残本"沤"作"枢",这是对的。"沤""枢"形近易误,就三焦说,上焦、中焦、下焦是平列的。而上焦之如"雾",下焦之如"渎","雾""渎"都是属于名词。中焦之如"沤",那"沤"字却属于动词。从用词来看,就有错误。如果作"枢","枢"是门枢也就是门上的转轴,这样"雾""枢""渎",在词性上就一致了。所谓三焦,虽有几种说法,但以脾胃主中焦,还是比较正确的。脾胃的功能,《灵兰秘典论》说:"脾胃者仓廪之官。"《刺禁篇》说:"脾为之使,胃为之市。"一般说,胃司受纳,脾司运化,一纳一运,化生精气,所以历代医家把脾胃视为人身的重要脏器。但脾胃在人体内,不仅起消化作用,而最重要的是它在人体内具有升降运动功能,"中焦如枢",正是脾胃升降功能的说明。"脾为阴土升于阳,胃为阳土而降于阴,五行之升降,升则赖脾气之左旋,降则赖胃气之右转"(《医学求是》)。进一步言,就是肝肾之气上升,亦需要脾阳载之以升;心肺之气下降,亦需要胃阴载之以降。脾胃升降,关系着心肺肝肾的升降运动。脾胃如"枢"是说门无枢不能开阖,它比喻如脾胃失去"如枢"的作用,而脏器的升降运动,就会都受到严重影响。这个"枢"字,充分显示出脾胃在人体内的重要性。如说脾胃功能,只是腐熟水谷,那脾胃的作用就未免太局限了。

《黄帝内经》校勘举例

　　《黄帝内经素问》(简称《素问》)一向被认为是一部难读、难懂的书,从六朝时期就有全元起、杨上善等人进行训解、诠释。唐、宋以后,又经过王冰、林亿等再行次注、校正。在他们看来,已是"文字昭晰……群疑冰释","舛文缺义,于是详明"。尽管如此,到了金、元时期,名医刘完素还认为"《素问》层层差误,不可胜举"。所以明、清两代学者继续对《素问》整理研究。他们大体分成两派,一派是逐篇训解,像马莳、张志聪、张琦等;另一派是分类注释,像张介宾、李念莪、汪切庵等。这些人研究《素问》下的工夫很大,对后学嘉惠也很深,遗憾的是有很多地方仍然没搞清楚,读起来困难重重。这里边的关系主要是文字问题,从校勘学角度讲就是衍、误、脱、倒现象严重,从训诂学角度讲就是古音、古义特别多。这些问题不解决,空谈医理,往往是不切中的。所以我们要想学好《素问》,第一步是文字的校勘训诂工作。

　　什么是训诂学? 清代诗人黄公度说过:"古文与今言,旷若设疆圉。"这就是说古代语言同现代语言的距离,如同两个国家两个民族一样,我们把它弄懂,就叫作训诂。什么是校勘学? 又如黄公度所说:"多歧道易亡,举烛乃笔误。"意思是人走到多叉路口容易迷离。"举烛"二字本来是从郢书燕说来的,这些需要用校勘学来订正。当然,"训诂学""校勘学"都是专门学问,不是用一两句话能讲清楚的,我这里只是通俗得打个比方而已。

　　对于校勘学,近人陈垣先生提出了四种校勘方法,就是"对校""本校""他校""理校",就是对历代校勘方法的总结和概括,也是对清代学者所提出的"内校""外校"两种方法的进一步发展。我认为陈先生的提法是科学的、实用的。那么如何理解它呢? 我们可以温习一下毛泽东同志讲过的四句话，叫作"去粗取精，去伪存真，由此及彼，由表及里"。深入理解这四句话，对于我们认识和进行校勘工作是有帮助的。今天我们不谈训诂学，不讲校勘学，也不具体解释四种校勘方法。仅就《素问》中所涉及的校勘问题举几个例子，来帮助大家学习《素问》。

《上古天真论》

以妄为常

此上句是"以酒为浆"，下句是"醉以入房"，一是嗜酒，一是好色，容易理解。"以妄为常"费解，王冰注解是"寡于信也"，这是不对的，说瞎话影响身体健康一般来说是讲不通的。张介宾认为"妄"是"肆乎行"，就是一切不受绳墨的拘束，我认为这样解释也是欠妥的，与上下文句例不合。那么如何讲呢？"妄"是错字，应作"安"，用校勘术语说，是"形近致误"。我说改作"安"是有根据的，《甲乙经》卷十一引正作"安"。《甲乙经》是晋朝人所作，是比较近古的，是可信的。"以妄为常"意思是"好逸恶劳"，结合上下句是好酒色、好安逸，这些都是足以戕生的。《素问·宣明五气》所云"久卧伤气，久坐伤肉"意即指此。孙思邈说过"流水不腐，户枢不蠹"，也是提倡运动健身的。清代学者颜习斋先生说："一身动则一身强"，这些哲理是符合医理的。

《生气通天论》

足生大丁

清朝有的学者认为"足"作"能"讲，这样理解是可以的。但是我们认为关键问题不在于此，主要是在"丁"字上。《黄帝内经》讲"丁"只此一见，包括《灵枢经》。《灵枢·痈疽》篇中讲了各种疮疡、痈疽性质的疾病，就是未提到"丁"，说明在《黄帝内经》成书时期还没有"丁"。如果我们承认《中藏经》是六朝时期的作品，很可能"丁"是六朝以后有的，因为"丁"在《中藏经》中有详细记载，在此书以前则遍检未见，由此来看这里"丁"是错字。如何错的呢？我们从字形上看，

"丁"古字作"〇","疽"是"且"的孳生字,古写作"𠁣"。确切地说,在今文里"丁"和"且"相似,形近致误。应致作"疽"。这一点古人早有察觉,褚澄的《褚氏遗书》有人说是伪书,我们这里不作辨伪,但肯定它是唐以前的作品。他在这本书里说:"高粱之变,足生大疽。"元朝罗天益在《卫生宝鉴》里有一个"黄连解毒汤",在其主治范围里提到,"高粱之变,足生大疽"。综上述,一是从疾病史上看,当时无"丁"之病;二是从文字上看"丁""且"形近易误;三是从古人引书上看《褚氏遗书》和《卫生宝鉴》并作"疽"。所以我们说这里"丁"是"疽"的误字,理由是充分的。"高粱之变"的"变",不是"变化","变"在这里训作"害",就是说多吃膏粱厚味,日久积滞血热,能够生疽。

《生气通天论》

受如持虚

王冰注解这句话是:"外温既侵,中热相感,如持虚器受此邪毒,故曰受如持虚。"王氏解释成"如像拿着空家伙一样",是不合适的。上边讲的"妄"作"安","丁"作"疽"是误文,这里是倒文。"如持"二字互倒,应是"受持如虚"。我说这里有倒文,不是凭空讲的,根据是《素问病机气宜保命集》。对这本书作者有争议,我们不作考证,但这本书是有价值的,可信的。"持"训作"得","如"训作"从"。毒热太重,发生大疮,从哪里发呢?应该是哪经虚就从哪里发。如果太阳经虚可生搭背,如果督脉虚可生砍头。这就是"得病从虚",这在《素问病机气宜保命集》中都可以看出来。因此,我们认为把"如持"乙作"持如"是正确的。

《五脏别论》

藏于心肺

这句话很好懂,用不着解释,但如果联系上下文就讲不通了。这段原文是:"五气入鼻,藏于心肺,心肺有病,而鼻为之不利。"我们知道"肺开窍于鼻""心开窍于舌",这里上言"五气入鼻",下言"鼻为之不利"，肺对鼻，心对什么呢？我们读书不能学陶渊明的"不求甚解"，应该是一丝不苟。古人抄的书易错，孙思邈说过"人诚知惜命，罕通经方，抄字方书，专委下吏，承误即录，纰缪转多，近智之徒，不见正本，逢为经抄，以此而言，可为深诫"。这里是抄错了，而古人校书又很难找到善本加以订正，不像我们今天有社会制度的优越性，可以利用国家图书馆资料，所以他们校书多从文字上下功夫。对于这句话，孙鼎宜早有质疑，他认为"心"当作"胸"，应该读作"藏于胸肺"，但无据不可信。宋人曾慥《类说》中引这句话作"藏于肺"，"肺"上无"心"字，我们认为是正确的，应据删。下句"心肺有病"之"心"字亦应该删。用校勘术话讲，"心"在这里是衍文。

《奇病论》

积为导引服药

《圣济经》卷一第六引这句话无"服药"二字，应据删。《圣济经》是宋徽宗御纂，这个皇帝对医药很有研究，他首先组织编修了一部大型方书，叫《圣济总录》，是当时载医方最多的一部方书，后来他组织医官又编了《圣济经》。宋末考试医官，理论部分不考《灵枢》《素问》，只考《圣济经》，因为《圣济经》也是根据《灵枢》《素问》编写的，所以我们认为把它作为校正《素问》的根据是可靠的。这句话的意思是"久病要导引"，"积"作"久"讲，"导引"相当于气功，久病作气功是对身体有利的，现在人们对"导引"之术解释不一，简单地说就是气功疗法。为什么要去掉"服药"二字呢？下面一句话是"药不能独治也"，就是说单纯用药物治疗是不行的，要配合气功。根据上下文义，这两个字是多余的，用校勘术语讲是涉下而衍。

《调经论》

喜则气下

此篇"喜则气下"与《素问·举痛论》中"恐则气下"的理论相矛盾，我们认为这里的"喜"是"恐"的误字。拿本书前后篇互校，是

"本校法"。清朝有个学者叫张琦，写了《素问释义》一书，这本书有一定校法，所以张之洞《书目答问》中列举了这本书。可是张琦不知道"喜"是误字，他把"喜则气下"改作"害则气缓"。"害则气缓"是对的，但与上下文义不衔接。根据上下文义，对照《举痛论》，作"恐则气下"是对的，故"喜"应改作"恐"。

《腹中论》

芳草发狂

古人校书，往往校经又校注，校注对于我们理解经文是有帮助的。我们校《素问》的同时，校正《素问》王冰注，同样有助于我们理解《素问》原文。我在校《素问》的同时，把《素问》王注通校一过，这里也举个例子。

"石药发瘨，芳草发狂。"王注云："石药，英乳也；芳草，浓美也。""英乳"是中药名，"浓美"是指气味芬芳。一个具体讲药名，一个讲药物的气味，上下文例不合，怀疑有问题。可是一直沿用一千多年，注家也搞不清楚怎样解决这个问题。清代柯逢时先生，他对医学很有研究，校对《大观本草》，也校过《素问》。他认为"浓美"的"美"字是错字，应作"果"。"浓果"就是"防葵"，这个药在李时珍《本草纲目》卷十七引《小品方》有论述，"防葵多服，令人迷惑发狂"。根据《小品方》来看，这个药是不能多吃的。如果没有柯先生的校文，"芳草发狂"这句话是不能理解的。这就是通过校正注文，来帮助我们理解经文。

《灵枢·营卫生会》

中焦如沤

我们知道，《灵枢》和《素问》是姊妹篇，从学术上有着不可分割的联系，共同组成《黄帝内经》的一个整体，所以校正《素问》，也就必须参考《灵枢》及《素问》王冰注，可以发现《灵枢》中的一些问题。这里举一个例子。

"上焦如雾，中焦如沤，下焦如渎"，一直被我们所习用。但如果仔细推敲一下，这里边是有问题的。"雾"与"渎"都是名词，而"沤"是动词，上下文例不合。《灵枢略》引"沤"作"沟"，也是不合适的。《素问·经脉别论》有几句话，叫作"饮入于胃，游溢精气，上输于脾"，王冰注云："水饮流下至于中焦，水化精微上为云雾，云雾散变，乃注于脾。《灵枢经》曰：'上焦如雾，中焦如枢'，此之谓也。"这里王冰引作"中焦如枢"是非常可贵的，作"枢"从文理上和医理上都是讲的通的，所以应据改。现在通行的顾氏本仍作"沤"，我说作"枢"是根据元胡氏古林书堂刻本、元读书堂刻本、元刻残本三个元代刻本讲的。三个元刻本并作"中焦如枢"，一般说来是比较可信的。中焦指脾胃，脾胃的功能不仅是消化吸收，主要是升降运动。

以上我们主要谈了《素问》校勘问题，又围绕《素问》的校勘内容，谈到《素问》王注和《灵枢》的校勘对于帮助学习《素问》的重要性。古人有云："书非校不可读。"所以校书是读书的第一步。

按：此稿是高文柱根据郭霭春先生在中医研究院研究生班讲课记录摘要整理。

《黄帝内经素问》衍误脱倒举例

　　《黄帝内经素问》(简称《素问》)是中医学的重要典籍,其中有些篇章,也是医古文的重要教材。因此学好《素问》一书,能够从两方面都得到收获。但是,学习这部书,约有两点困难,一是难读,一是难懂。所以形成这种原因,主要是由于《素问》成书,年代久远,辗转抄刻,其中存在着许多衍误脱倒问题。金·刘完素说:"《素问》重重差误,不可胜举。"实非轻率之论。

　　《素问》一书,在宋嘉祐二年(1057)虽经孙兆、林亿等校正,"正谬误者六千余字,增注义者二千余条"。但一经比勘,尚有许多遗漏。清咸丰二年(1852)顾观光作过《素问校记》,多处同可补宋臣之阙,但核之实际,仍有未尽之处。

　　唐代名医孙思邈说过:"抄写方书,专委下吏,承误即录,纰缪转多,以此而言,可为深戒。"(《千金翼方》卷二十六《针灸上》)孙氏所谓"深戒"的意思,是告诫人们在读方书时,要注意文字上的脱误,否则,郢书燕说,必致难读难懂。

　　为了弄清医理真谛,像《素问》这部书,读起来就需要先扫清它的文字障碍,至于如何阐述发挥,那须在正确理论的基础上才能去做。如果文字的讹夺,全不顾及,而就随文衍义,侈谈医理,那么所讲的能否确当,怕未必能够深中窍要吧!

　　我在教学过程中,讲述医籍校勘知识,感到像勘校《素问》这类资料非常贫乏。如《古书疑义举例》《史讳举例》等,其所举例证,都是局限于经史诸子的范围,而涉及到先秦医籍的,却是少而又少。因而我想到在教学中有这样窘境的,似不仅止我一个人,因此忘掉疏漏,按照宋臣及近人陈垣校例,对勘善本,旁证医籍,写成《《黄帝内经素问》衍误脱倒举例》一文，供学习《素问》及医古文时参考。然乎？否乎？似还有待于反复商订。

一、关于衍文之例

（一）《四气调神大论》
使气亟夺

按："夺"字衍。应据《医心方》卷二十七第三删。《医心方》"亟"作"極"。"亟"与"極"通。《庄子·盗跖》："亟去走归。"《释文》："亟本作極。""极"与上"得""匿"叶韵。"極"有藏的意思。《公单传》昭十七年徐《疏》引《春秋说》："極，藏也。""使气極"是说使气藏而不泄，与上文"无泄皮肤"之义是一贯的。《太素》卷二《顺养》"亟夺"作"不極"。无"夺"字是对的，但"不"字，亦是衍文。

"交通不表，万物命故不施，不施则名木多死，恶气不发，风雨不节"

按："交通"以下二十五字疑衍。据上下文看，如"交通不表，名木多死"两句，就与下"菀槁不荣"句意重复，至于"恶气不发"无疑是气之和，而"风雨不节"又是气之乖，上下抵触如此，衍误之迹，不是极明显吗？《史载之方》卷下《为医总论》引此段六字，从"云雾不精，则上应白露不下"，即下接"白露不下，则菀槁不荣"。无横隔予中之"交通不表"二十五字，于文于理都是通顺的。虽然仅此孤证，但史氏当有所据，所以把它作为衍文提出。

（二）《生气通天论》
弗能害也，此因时之序

按："此因时之序"五字，疑涉下"虽有大风苛毒，弗之能害，此因时之序也"致衍。其实两处意义各异，"大风"云云，那是说，顺着四时之序，风邪不能侵犯。这是说"阳气固"，贼邪就不能害，两者是不同的。仅仅因为彼在"弗之能害"下有"此因时之序"字样，而此就在"弗能害也"句下，亦加上"此因时之序"一句，那是不合的。

心气抑

按：《黄帝内经太素》卷三《调阴阳》无"心"字，是。"心"字涉下"心气喘满"句误衍。《云笈七签》卷五十七第六引"心气抑"作"气折"，亦无"心"字。"抑"与"折"义近。

味过于甘……色黑

按："色黑"二字疑衍。从酸咸苦辛各味来看，都未涉及应"色"，为何味甘竟独异呢？是否传抄者，探下"肾气"句，而以肾属黑，因之附会妄增"色黑"二字呢？

(三)《金匮真言论》

所谓得四时之胜者，春胜长夏，长夏胜冬，冬胜夏，夏胜秋，秋胜春，所谓四时之胜也

按："所谓得四时之胜者"以下三十二字，系错简，是《六节藏象论》文重出，此柯逢时说。

春不病颈项

按："春不病颈项"五字，疑蒙前衍。本节与前节"俞在颈项"无关。这是上下相对说的，上曰"春善病鼽衄"，这就是说"春不曰衄"。上下正相对照，在这以后，依次说到仲夏、长夏、秋、冬，也是与上文相对，用经文上下对比，这"春不病颈项"五字，显然是赘疣了。

脏者为阴，腑者为阳

按："脏者""腑者"两"者"字衍。"脏为阴，腑为阳"与上"外为阳，内为阴"，"背为阳，腹力阴"句式一律。

(四)《阴阳应象大论》

"其在天为玄，在人为道，在地为化，化生五味，道生智，玄生神"

按："其在天"二十三字，与上下文义都无联属，疑系《天元纪大论》错简。柯校云"其在天为玄"以下二十三字，疑衍。说得极对。日人物茂卿说这几句是"总论，不可属木"。说得更确切。

（"柯校本"，指清柯逢时校本，中国中医科学院图书馆藏）

医
论

九窍为水注之气

按："注之气"三字是衍文。"九窍为水"与上"六经为川""肠胃为海"句法是一律的，加上"注之气"三字，何谓？《五行大义》卷五第二十三、《医说》卷五引并无"注之气"三字，应据删。

故邪风之至

按：《黄帝内经太素》卷三"故"下无"邪"字。我认为应有"邪"字，"风"字涉下"疾如风雨"衍。如无"邪"字，再以"邪"释"风"，为何如此之不惮烦？于鬯说："邪风当作邪气。"也可不必。

（五）《阴阳离合论》

阴之绝阳

按：滑寿《读素问钞》无"阴之绝阳"四字。检《伤寒九十论》第八十四引亦无此四字。柯校云"阴之绝阳"四字疑衍。

（《读素问钞》：明万历壬子闽建乔木山房刻本）

（六）《阴阳别论》

肝至悬绝急

按：《读素问钞》"悬绝"下无"急"字。《黄帝内经太素》亦无"急"字，与《读素问钞》合。核以心肺肾脾各脏，"悬绝"下并无"急"字，而肝为何竟不同呢？疑这是抄刻者附会《玉机真脏论》"真肝脉至中外急"而妄加的。"悬绝"有"悬殊"的意思。"肝至悬绝"是说肝之真脏脉独觅，与其他部脉悬殊。就因为仅是本部独见，所以可迟至十八日才死。假如各部都见了真脏脉则胃气全无，那就很难延长到十八天了。

（七）《六节藏象论》

藏于肠胃

按："肠"字疑衍。似传抄者以仅一"胃"字与上"心肺"不偶，故妄增"肠"字，以"肠胃"与"心肺"相配。《五脏别论》："五味入口，藏于胃。"句法与此相似，下"味有所藏"句。孙鼎宜说："味当作胃，字误。"由其说，"胃有所藏"是跟上文来的，更证明"肠"字之为衍文。

胃大肠小肠三焦膀胱

按：《五行大义》卷三第四、《云笈七签》卷五十七第七引并无"胃大肠小肠三焦膀胱"九字，极是。《五行大义》所列五脏之次，是以相生为序，曰肝、曰心、曰脾、曰肺、曰肾。后人附会十二官之说，既变易其次，又窜入"十一脏取决于胆"一句，因此复增"胃大肠小肠三焦膀胱"九字，以曲合十一脏之数，（于鬯谓"一"字是衍文，孙鼎宜谓："决乃足字之误。"）愈解而愈不可解，幸有《五行大义》旧文，还可资以订正。

（八）《五脏生成篇》

支鬲胠胁

按："胁"字衍。《太素》卷十五"胠"下无"胁"字。"胁"是"胠"之旁记字，误入正文。应据《黄帝内经太素》删。"支"有"拄"义，见《国语·周语》韦注。"支膈胠"是说膈胠，像有东西杵着。这句话，是形容鬲胠的极不舒适。

（九）《五脏别论》

以养五脏气

按："脏"字蒙上衍。《黄帝内经太素》卷十四"五"下无"脏"字，应据删。"五气"谓臊、焦、香、膻、腐。"五味入口，藏于胃，以养五气"与《六节藏象论》"味有所藏，以养五气"之义是相同的。《类证活人书》卷二《脉穴图》引亦无"藏"字，与《太素》合。

五脏六腑之气味

按："味"字是衍文。明抄本无"味"字。《类说》卷三十七引无"味"字，与明抄本合，应据删。

（明抄本：半叶十行、行二十二字，南京图书馆藏。）

藏于心肺

按："心"字衍。肺开窍于鼻，故下云："肺有病，鼻为之不利。"假如掺入"心"字，就不好解释了。《类说》引无"心"字，应据删。至孙鼎宜说："心当作胸。"无据不可信。

二、关于误文之例

《上古天真论》

以妄为常

按："妄"是误字，应据《甲乙经》卷十一第七改作"安"。"妄""安"形近致误。"以安为常"是好逸恶劳的表现。好逸与嗜酒、贪色都可以损害身体健康。《素问·宣明五气》《灵枢·九针论》都说久卧伤气，久坐伤肉，那就是明显的例证。《千金翼方》卷十二第四说："不得安于其处，以致壅滞，故水流不腐，户枢不蠹。"孙氏所讲的"逸"有害人体，那就更清楚了。王注不审"妄"是误字，谓："妄，寡予信也。"说假话，就会影响健康，这样谈医理，那真成笑话了。

其民故曰朴

按："曰"是误字。《备急千金要方》卷二十七第一引本句作"故其民曰朴。""曰"作"日"亦误。我认为"曰"应作"自"。"自"与"日"形近，抄刻先误"自"为"日"，后又误"日"为"曰"。其致误的迹象，还是可以辨出的。王冰注："我无欲而民自朴。"是王所据本原作"自"，否则，王注之"自朴"，是解释什么呢？

《四气调神大论》

心气内洞

按："洞"疑是误字。《太平圣惠方》卷二十六《治心劳诸方》引"洞"作"动"。应据改。"洞"与"动"是声误。"动"有"痛"义。王冰说"洞，心中空也"是望文生义。心气内痛的原因，是由太阳不长，胸阳不运，阴浊留滞，所以乘心而痛。孙鼎宜谓："洞当作恫。"其实《圣惠方》作"动"，与"恫"义同。至《素问病机气宜保命集》卷上引"洞"作"涸"，无据不可信。

愚者佩之

按："佩"应作"背"，声误。《类说》卷三十七、方氏《家藏集要方》引"佩"并作"背"。"背"与"行"是对文。"背"有违反的意思，也就是不行。滑寿《读素问钞》谓："佩当作悖。"于义亦通。胡澍说："佩读为倍。""倍"与"背"声义并通。《汉书·贾谊传》："无倍畔之心。"颜注："倍读曰背。"是其证。

是谓内格

按："内"是误字。据《外台秘要》卷十六引《删繁》"内"作"关"。《素问·脉要精微论》："阴阳不相应，病名曰关格。"而本篇所云之"内格"，其病是出逆于阴阳，正与"阴阳不相应"之义相合。则"内"字之应作"关"似无疑义。但"关格"，与《灵枢》所谓"人迎与太阳脉口俱盛四倍，名曰关格"者不同，这是应该注意的。

《生气通天论》

上逆而效

按："上"字误。《云笈七签》卷五十七第六引"上"作"冬"。应据改。《素问·阴阳应象大论》《灵枢·论疾诊尺》篇并有"秋伤于湿，冬生咳嗽"之文，王注不及"上"字，似其所据本即作"冬"，所以他不解释。雷丰《时病论》卷七说："湿气内踞于脾，酿久成痰，痰袭于肺，气分壅塞，治节无权，直待冬来，稍感寒气，初客皮毛，渐入于肺，潜伏之湿邪，随气而逆，遂成痰嗽之病。"其说可以参考。

"肾气不衡"

按：王冰释本句为"肾不平"。"肾不平"是属于什么症状？很难说清楚。"衡"是误字，应据《黄帝内经太素》《云笈七签》改作"衞（卫）"。"衡""衞（卫）"形误。这是说，由于味过于甘，土抑水气，因而肾失掉自衞功能。说明白些，"肾气不衞（卫）"也就是肾气无力。

《金匮真言论》

各有收受乎

按："收"是误字。明万历四十三年朝鲜内医院刻本"收"作"攸"，是。"收""攸"形近致误，如作"收"，"收受"同义，与上"五脏应四时"义不相承。"攸"助动词，"所"字之义。《吕氏春秋·赞能》高注："受，用也。""攸受"就是"所用"的意思。下文"入通于肝""入通于心""入通于脾""入通于肺""入通于肾"，那就是申明"五脏应四时之用。"旧注不审"收"是误字，致多曲解。

《阴阳应象大论》

酸苦涌泄为阴

按：据柯校："涌，当作通。"刘信甫《活人事证方》："大凡阳病当投酸苦之药，酸苦谓苦参、葶苈、苦青、苦酒之类，能复其阴气。"其说可参。

风胜则动

按："动"是误字。《黄帝内经太素》卷三作"肿"，与下"热胜则肿"重复，亦误。我认为"动"是"痛"的误字。风胜则四肢形体，感觉疼痛，这是不用烦解的。但推究"痛"何以误成"动"字呢？是因"痛"本作"痌"（《费凤碑》），"痌"与"恸"古通用。"风胜则痌"，传刻先作"风胜则恸"，以后烂去偏旁，就误为"风胜则动"了。《类说》卷三十七引"动"作"痛"，当据改。

寒胜则浮

按：'浮'疑是"疛"之误字。"浮"与"胕""府"通。"府"与"疛"形近易误。《吕氏春秋·尽数》："处腹则为胀为府。"席世昌、桂馥并谓："府应作疛。"先秦古书里，"府""疛"易混，这是一个例证。《黄帝内经太素》"浮"作"胕"，更证明《素问》原作"疛"，又误"府"也。苗夔《说文系传校勘记》云："'疛'与'疚'声近义通，皆腹中绞结。"据此，则"寒胜则浮（疛）"是说寒胜小腹就会绞痛，它的意义是极明确的。《卫生宝鉴》卷六："大已寒丸治脏腑虚寒，心腹疞（疞乃疛之俗字）痛。"

热伤皮毛

按："热"是误字，应作"燥"。准上下文例：如"在天为风，风伤筋""在天为热，热伤气，""在天为湿，湿伤肉""在天为寒，寒伤血"，此则上即云"在天为燥"，下自应为"燥伤皮毛"方合。林校引《太素》作"燥"，应据改。

并于上，则上明而下虚

按："明"字误，应作"盛"。"上盛下虚"与下"下盛上虚"相对。《类说》引"明"正作"盛"。

阳之汗

按："阳"是误字，应作"人"。王冰注云："夫人汗泄于皮腠者。"似王所据本原作"人"。传抄蒙上文"阴阳"致误。

《阴阳别论》

鼓阳胜急曰弦

按："急"是误字。《黄帝内经太素》"急"作"隐"亦误。"急"应作"阴"。"急"是"隐"之坏字，"隐"是"阴"之声误。所谓"鼓阳胜阴"的弦脉，是说弦如琴弦之端直，而稍带一分紧急，有阳动而多阴之象。（"胜"有"多"义。见《论语·乡党》"不使胜食气"皇疏。）如由阴而出于阳，阳气犹微，阴气尚盛，这是正常的。假如说阳气胜过于阴，那就是病脉了。

鼓阳至而绝曰石

按："阳"字蒙上误，似应作"阴"。《后汉书·吴良传》贤注："绝，极也。"搏阴至极，冱寒地冻，所以脉象如石。若依"阳"字作解，鼓阳至极，则脉当为洪数之象，哪能说是"石"呢？曰"钩"指夏言，曰"毛"指秋言，曰"弦"指春言，曰"石"指冬言，脉象四时，其序是井然的。

超则熏肺

按："熏"是误字。《黄帝内经太素》作"动"，应据改。《礼记·乐记》郑注："动或为勳。"由此可知本句的"熏"字，是"勳"字烂去"力"旁致误。《黄帝内经太素》杨注以"伤"释"动"。盖"动"有"痛"义，"痛"与"伤"义通。

是故刚与刚

按："与"是误字，应作"愈"。"与""愈"声误。"愈"是表程度的副词，有较前加甚的意思。王注："阳胜又阳。"似王所据本即作"愈"。他是以"又"释"愈"。"刚愈刚"是说脉太过盛，急劲极了，毫无柔和之态，以至阳气散，阴气亦亡。旧注迂曲。

阴阳结斜

按：《黄帝内经太素》"斜"作"者针"。"针"字是衍文，"斜""者"叠韵声误。"阴阳结者"与上"结阳者""结阴者"句法一律。《医垒元戎》卷十引"斜"作"邪"。《舒艺室随笔》谓"斜作纠"都不对。

《六节藏象论》

五味之美

按："美"是误字，应作"变"。"美""变"，草书形近易误。王注：

"目视口味，尚无能尽之。""无能尽之"一语，就是两"变"字的释文。唯五味之有变，故承以"不可胜极。"一般习见美味一词，而误"变"为"美"，那是不难理解的。

神之变也

按:《五行大义》卷三第四、《云笈七签》卷五十七第七引"变"并作"处"，极是。例以下文，肺曰魄之处，肾曰精之处，肝曰魂之居，脾曰营之居。"处"与"居"是异文同义。《诗经·国风·召南》传:"处，居也。"肺肾肝脾皆曰"处"而心何独曰"变"呢? 林校引全本作"处"，与《五行大义》合，当据改。

《五脏生成篇》

诸筋者皆属于节

按:"节"字误。《黄帝内经太素》卷十七"节"作"肝"，当据改《备急千要金》卷十一《筋极》"肝应筋，筋与肝合"。

肝受血而能视

按:"肝"是误字，应作"目"。《注解伤寒论》卷一《平脉法》第二、《宣明论方》卷十一引并作"目"，当据改。"目受血而能视"就是目得血而能视。《广雅·释诂三》:"受，得也。"

上坚而大

按:"上"字误，应作"下"。因为病在肾，积气在小腹与阴，则于脉应之，宜在下，"上坚"是讲不通的。篆文"上"作"二"，"下"作"二"，传抄易混，旧注并误。

三、关子脱文之例

《上古天真论》

以其德全不危也

按:"不危"下脱"故"字。"以"字虽然已表原因，但加个"故"字，语意更明畅。《疏五过论》"故事有五过四德"句，王注引有"故"字，应据补。

《生气通天论》

数犯此者

按：《黄帝内经太素》卷二《调阴阳》"数"上有"谓"字，应据补。"谓"有"如"义。《国策·齐策》高注："谓犹奈也。""奈""如"义同。"谓数犯此者。"犹云如邪气屡犯生气，则邪气就会伤人。从"自古通天"至"其气三"是正说；"谓数犯此"是反说，极为分明。《素问》脱"谓"字，上下文义就不相顾，因此有人怀疑此两句有窜移的可能，如柯校说：此二句，应在"气之削也"句下，如沈校说：此二句，当在"发为风疟"句下，所以滋生这些说法，是由于他们忘掉了检阅《黄帝内经太素》。

清静则肉腠闭拒

按：据柯校："清静上脱'阳气'二字。"但我认为"阳气"二字脱文，应在"肉腠闭"下，"肉腠闭"与"阳气拒"对文。王注："故清静则肉腠闭，阳气拒。"是其证。此"拒"字；并不是拒绝的意思。"拒"有"守"义，见《淮南·本经》高注。"阳气守"与"阳气固"的意义，是前后一致的。

平旦人气生

按："平旦人"下脱"阳"字，律以下文"阳气隆""阳气虚"可证。王注："故平晓阳气生。"是王所据本有"阳"字。魏了翁《学医随笔》引作"平旦人阳气生"。与王注合，当据补。

两者不合

按：《黄帝内经太素》"两"上有"而"字，极是。上文"阳密乃固"本是误句。应依《黄帝内经太素》《病源·寒热候》改作"阴密阳固"。"两者"是指上文"阴阳"说的。"阴密阳固"是从正面讲，"两者不和"又从反面说。如脱"而"字，反正两方而就不清楚。"而"是假设连词，有"如"义。"不和"怎么解释，"不和"就是阴阳偏胜。

《阴阳应象大论》

味厚者为阴，薄为阴之阳

按："薄"与"厚"对文，句法不能蒙上省字。此与下"味厚则泄，薄则通"句式似不同。《备急千金要方》卷二十六第一"薄"作"味薄者"与"味厚者"是上下对言。王注："味薄者为阴中之阳。"与《备急千金要方》合。又"为阴"下脱"中"字，应据王注及《汤液本草》卷上引补。又下文"气厚者为阳，薄为阳之阴"脱误与此同，不再书。

《阴阳别论》

其传为隔

按：据沈校云："此韵文，'隔'下脱一字。"究竟脱何字？沈氏未说。我认为似脱"塞"字。"其传为心掣，其传为隔塞。""掣""塞"协韵。

《五脏生成篇》

心之合脉也

按："合"下脱"于"字。应据《云笈七签》卷五十七第七补。下"合皮""合筋""合肉""合骨"同。"合"者，是说其气性之相类。王冰说得好："火气动躁，脉类齐同""金气坚定，皮象亦然""木性曲直，筋体亦然""土性柔厚，肉体亦然"水性流湿，精气亦然。"

《五脏别论》

拘于鬼神者

按：《黄帝内经太素》"拘"上有"乃"字，应据补。"乃"假设连词，有"若"义。上"凡治病"云云是正说，此"乃拘于鬼神"云云是反说，上下反正相对。如丢掉"乃"字，文次就不清楚了。

四、关于倒文之例

《四气调神大论》

此春气之应，养生之道也

按："养生"二字误倒，应据《类说》卷三十七引乙正。《管子·形势解》："春者阳气始上，故万物生。"本节是说应春气，所以应该说是"生养"。

此夏气之应，养长之遭也

按："养长"二字误倒，应据《类说》乙正。《管子·形势解》："夏者，阳气毕上，故万物长。"本节是说应夏气，所以应该说是"长养"。

此秋气之应，养收之道也

按："养收"二字误倒，应据《类说》乙正。《管子·形势解》："秋者阴气始下，故万物收。"本节是说应秋气，所以应该说是"收养。"

此冬气之应，养藏之道也

按："养藏"二字既倒且误。《类说》引作"藏伏"。似可据改。《管子·形势解》："冬者，阴气毕下，故万物藏。"本节是说应冬气，主要是指潜藏。《类说》"养"作"伏"，比较合理。

逆秋气则太阴不收，逆冬气则少阴不藏

按："太阴"与"少阴"误倒。此应作"逆秋气则少阴不收，逆冬气则太阴不藏。"《汉书·律历志》："太阴者北方，予时为冬，少阴者西方，予时为秋。"更证之《素问·刺禁论》"肺藏于右"句，林校引杨上善说："肺为少阴。"则"少阴"之属肺，确乎有据。这是说肝、心、脾、肺、肾之应四时，与十二经脉之太少阴阳不同，应据《六节藏象论》林校改正。

《生气通天论》

阴者，藏精而起亟也

按："起亟"二字误倒，应依《黄帝内经太素》卷三《调阴阳》乙作"极起"。"极起"与"为固"对文。杨上善说："五脏藏精，阴极而阳起也，六腑卫外，阳极而阴固也，故阴阳相得，不可偏废。"杨氏所谓"阴阳不可偏废"，正是下文之关键。旧注纷歧，似以折中《黄帝内经太素》为是。

味过于甘　味过于苦

按："甘""苦"二字误倒，应据《黄帝内经太素》乙正。"味过于苦"，苦入心，故下文承以"心气喘满""味过于甘"，甘入脾，故下文承以"脾气不濡。"假如"甘""苦"二字颠倒了，则上下文义就不相合，因而医理也就很难讲了。

《阴阳应象大论》

天有四时五行以生长收藏

按："五行"二字窜倒致误，与生长收藏义不相承。细核文义，"五行"二字应在"收藏"句下。其文应作"天有四时，以生长收藏；五行，以生寒暑燥湿风。"王注："冬水寒、夏火暑、秋金燥、春木风、长夏土湿，谓五行之寒暑湿燥风也。"是王所据本不误。又按《天元纪大论》

云："天有五行，御五位，以生寒署燥湿风。"举以例此，更可证明本句"五行"二字移倒之误。

形不足者，温之以气；精不足者，补之以味

按：柯校云："气、味字宜易地。"其语极是。温之以味与前"味归形，形食味"合。补之以气与前"气归精，精食气"合。

《五脏生成篇》

则脉凝泣而变色

按："变色"误倒。《备急千金要方》卷二十六第一作"色变"，应据乙正"色变"与下"毛拔""爪枯""唇褐""发落"文例一律。王注："故脉凝泣而颜色变易。"是王所据本不误。

上虚下实，惊

按："惊"字误倒，应在"喘而虚"下，作"喘而虚惊。"《卫生宝鉴》卷四《饮伤脾胃论》引文可证。"喘而虚惊"之"喘"指喘证言，与上"喘而浮"之"喘"指脉搏者，义自不同。"喘而虚惊"之证，是得之惊而使内。它的治法，不宜急予定喘平惊，应依罗天益法，投以葛花解醒汤。

以上所举之例，仅是《素问》前三卷里剔抉出来的。一得之愚，可能对读《素问》和学习医古文者，有所参考。在此基础上，如再充以日力，扩及全书，也有可能使《素问》存在的疑难之处，转而感到词意明畅，易于了解。（当然有些字句，还要结合训诂，加以确诂。）然后再进一步探索医理，精研医旨，像这样，就容易有所收获了。

编者注：本文属"郭霭春述，郭洪耀整理"。

《伤寒论》六经刍议

　　《伤寒论》是我国第一部理法方药完备，理论联系实际的古典医籍，一向被历代医家所重视，自金·成无己首先注释开其先河，明清以后医家继踵前修，注疏之作至今不绝。其中聚讼之说莫过于"三阴三阳"，即后世所称之"六经"问题。我们认为《伤寒论》的六经，是全书提纲挈领之处，如果惑而不解，则终不能揽其精义。故深入研讨《伤寒论》中六经，是学习《伤寒论》的首要课题。

　　前人在注疏研究六经方面，确也下了一番功夫，提出了各种解释方法。或以脏腑经络，或以部位范围，或以分区地面，或以分证方法，或以证候群学说，或以气化学说……见仁见智各异其趣。由于历史条件的限制，师承学派的影响，此言心仲景之心，彼言志仲景之志，长期以来争论不休，确仍有进一步探讨之必要。

　　古人著述，其观点每见于序言，亦能进一步了解其学术源流。仲景在序言中云："感往昔之沦丧，伤横夭之莫救，乃勤求古训，博采众方，撰用《素问》《九卷》《八十一难》《阴阳大论》《胎胪药录》，并平脉辨证，为《伤寒杂病论》，合十六卷。"可见《伤寒论》的理论基础主要是来源于《黄帝内经》《难经》及当时存世的《阴阳大论》《胎胪药录》等几部古医书无疑。当然，研究《伤寒论》原文是探讨六经实质的关键，但深入研究仲景所撰用之医籍，考镜六经的学术源流，亦是不可忽视的重要途径。鉴于《阴阳大论》《胎胪药录》等书佚不可考，而《难经》是《黄帝内经》发挥性的著作，故本文仅就《黄帝内经》中有关三阴三阳的论述，来追溯仲景六经立论的精神实质。

一、脏腑经络是六经分证的物质基础

早在《黄帝内经》中就已建立了系统完整的脏腑经络理论体系，具备了以象观藏、从经别络的生理病理观及诊治法楷模。其理沦体系并受到当时占支配地位的哲学观——阴阳学说的指导。根据阴阳的属性，《黄帝内经》把脏腑经络分为两大类，继而又根据阴阳可分的原则分为三阴三阳。仲景继承了这一理论，在《伤寒论》中也用三阴三阳代表脏腑经络。这一点前贤曾作了大量的探讨，认为《素问·热论》是其源渊。

《伤寒论》是否继承了《黄帝内经》用三阴三阳代表脏腑经络的理论呢？还是袭其名、更其实？是至今有争议的问题。笔者认为三明三阳代表了脏腑经络应该是无可争议的。因为中医学的理论核心，就是富有哲学思想的脏腑经络学说。任何疾病的发生发展都不可能脱离脏腑经络而孤立存在。当然，外感热病也不例外。这种渊源关系不但从《黄帝内经》三阴三阳病证与《伤寒论》三阴三阳分证的对照中观其大体，还可从以下三点加以佐证：

1. 仲景在《伤寒论》序言中指出"人禀五常，以有五脏，经络腑俞，阴阳会通"，说明他承认脏腑经络分为阴阳。

2.《伤寒论》中多次提到"以行其经尽""过经不解"，以及"随经入腑""肝乘脾""胃家实"等，可证三阴三阳立论实质反映了脏腑经络病证。

3. 在《伤寒论》姊妹篇《金匮要略》中，开章明义第一篇便是"脏腑经络先后病脉证治"，可以看出仲景对脏腑经络的重视。

那么，是否反映了三阴三阳配合脏腑经络的相对应关系呢？这一点亦是无可置疑的。《黄帝内经》中三阴三阳分别代表了相对应的脏腑经络，早已明晰，无须赘述。仲景承前发挥，亦有文可证。仅举太阳一经窥其一斑：太阳包括足太阳膀胱和手太阳小肠，足太阳膀胱经起于目内眦，上额交颠入络脑，下项，挟脊，抵腰至足，故在《伤寒论》太阳病中，出现头项强痛、腰背痛等太阳经气不舒之证；又有小便不利、少腹里急等膀胱气化不利证。出于手太阳小肠经络通于心，所以在太阳蓄血证中还可以出谵妄、发狂等心神症状。其他五经与此例同。

《伤寒论》中六经，实已囊括手足十二经前人所谓"传足不传手"

之说，实属误解。称手足十二经为六经，亦源于《黄帝内经》。《素问·诊要经终论》云："愿闻十二经脉之终奈何？岐伯曰：阳明终者，口目动作，善惊妄言，色黄，其上下经盛，不仁，则终矣。"文中上下经，王冰注云："上谓手脉，下谓足脉也。"阳明，即指手、足阳明二经。此亦是仲景创六经辨证源于《黄帝内经》的见证。《黄帝内经》以三阴三阳分证表明十二经病变，也可见于其他篇章，如《素问·刺疟论》《素问·阴阳别论》《灵枢·经脉》等篇。

太阳经代表了膀胱和小肠二经，为何出现肺卫症状呢？对此多有质疑。回答这一问题，亦要追溯其源。《灵枢·本脏》云："三焦膀胱者，腠理毫毛其应。"又云："肺者，其华在毛，其充在皮。"由此可知，肺主卫气，合于皮毛；膀胱经亦统摄营卫，主一身之表，二者有内在联系，故太阳病出现肺卫症状并不难理解。《素问·热论》："是故百病之始生也，必先于皮毛。"亦是太阳主表之佐证。还应指出，仲景继承《黄帝内经》三阴三阳代表脏腑经络之理论，并非为之拘泥，他从临床实际出发，把肺卫与膀胱经证合并论述，更有利于临床辨证论治。这也是仲景创六经辨证的特点之一。

二、阴阳之气的多少是六经命名的原则

三阴三阳在《黄帝内经》中有多种含义，但有一条总的命名原则，就是根据阴阳之气的多少命名。《素问·天元纪大论》云："何谓气之多少，形有盛衰？曰：阴阳之气各有多少，故曰三阴三阳也。"《素问·至真要大论》亦云："愿闻三阴三阳之何谓？曰：气有多少异用也。"从三阴三阳名称疏义来看：

太者，大极也。《说文》段注云："后世凡言大，而以为形容未尽则作太。"大有多之义，《老子》"大巧若拙"，即作多解（《经籍纂诂》引《老子》注）。言太阳者，是因膀胱经行于背之阳位，其经最长，并与肾相表里，而受肾阳的支持，太阳小肠并受心阳的支持，统一身之卫气，阳气最多之故。

阳明之明，《说文》段注云："夫微而著，由著而极，光被四表，是谓明。"《淮南说林》："长而愈明。"明犹盛也。阳明肠胃，多气多血，含

阳气最盛，故曰阳明。

少者，小也。《说文》："少，不多也。从小。"又云："小，物之微也。"少阳三焦与胆，较太阳与阳明之阳气为少，故曰少阳。

太阴、少阴义同太阳、少阳，是言阴气之多少。

厥者，尽也。《素问·至真要大论》曰："厥阴何也……两阴交尽也。"物至而反，阴尽则阳生，是曰厥。列厥阴于六经之末，是因病至肝与心包经，病情危笃，阴尽则死，阳回则生。

《伤寒论》中六经命名谓三阴三阳，师法于《黄帝内经》，亦根据阴阳之气的多少而言。《黄帝内经》对三阴三阳的气血多少论述颇多，但各篇略有异议。仲景宗其旨，别其用，亦为一家言。各经阴阳之气的多少是古人根据哲理、事理、医理相结合，进行辩证思维产生的结论，是长期观察人体生理、病理的反映，得出来的概念，带有主观臆测的成分，尚不能达到客观定量的程度。

三、六经的排列次序反映了疾病传变规律

《黄帝内经》认为阴阳是一个对立统一的矛盾整体。相互对立，相互依存，并永远处于消长胜复的不断转化之中。就人体而言，在生理状态下阴阳处于相对平衡，如发生病变，便出现阴阳的偏胜偏衰。仲景结合临床实践，继承发展了这一理论。在《伤寒论》六经排列次序上，承袭《黄帝内经》之旧，然而又赋予新的含义。不但反映了阴阳之气多少的次第；还反映了阴阳深浅的病理层次，更重要的是体现了阴阳胜复消长的过程。

太阳主一身之表，为六经之藩蓠。病邪侵入，首犯太阳。太阳之气奋起抗邪，邪正相争于表，故出现表卫症状。太阳阳气最多，寒邪初入未盛，正强邪弱，所以发热较阳明为轻，只表现为"恶寒发热"。初起寒多于热，继而热多于寒。通过正邪相争，一般在表而解。

如寒邪在表不解，随病情发展而深入阳明。人体阳气虽经在表的消耗，但仍未衰，此时邪气已盛，正邪相争相持，故表现为"壮热不恶寒"。

经过正邪的消耗战，阳气抗邪力减弱，邪气久战而衰，出现正邪相

争，互为胜负的少阳证。正气胜则发热，邪气盛则恶寒，故表现为"寒热往来"。

病邪在阳不解，继而传入阴经。初入太阴，阳气虽虚，阴气尚盛，故只表现为太阴虚寒证——"恶寒不发热"。

阳气再减，阴气亦衰，发展为阴阳两虚的少阴证。由于患者素质不同，可以从阴化寒，也可以从阳化热，故有"恶寒怕冷，四肢厥逆"的寒化证，又有"内热心烦"的热化证。

两阴交尽，病入厥阴。阴尽阳生，阴阳胜复。阴胜则寒，阳胜则热。故出现"寒热胜复"证。可以"四肢厥逆"与"发热"交替出现。

《素问·阴阳应象大论》曰："水火（寒热）者，阴阳之征兆也。"通过寒热类型的发展转化过程，可以看出疾病的传变规律。《伤寒论》的整个病程，是一个从太阳→阳明→少阳→太阴→少阴→厥阴依次传变的病程；是一个由阳衰到阴衰，而至阴尽阳生的发展过程。当然，这是举其常。由于致病因素不同，人体素质不同，处治得失不同，疾病并非完全按照这一过程发展。但知常方可达变，这或许是三阴三阳排列次第的本义。

《黄帝内经》中三阴三阳的排列次序，只反映了由表入里、由阳转阴的过程；《伤寒论》则在此基础上并反映了由浅入深、由热到寒、从实转虚的过程。

四、列六经病作为外感热病的分证纲领

《伤寒论》融会贯通，并继承发展了《黄帝内经》中的阴阳概念，在以脏腑经络为六经物质基础，阴阳多少为六经命名原则，阴阳消长胜复为六经排列次第的前题下，列三阴三阳六病作为外感热病的分证纲领。每一病证既反映了相对应的脏腑经络病变的局限性，又体现了"脏腑经络相连"的整体观；既反映了以阴阳之气多少为基础的寒热病型的固定性，又体现了病情传变中寒热转化的相对性；既反映了疾病发展的规律性，又体现了病情转变的稳定性和知常达变观。列六病为纲，以病带证。如太阳病中，有表实的麻黄汤证，表虚的桂枝汤证；中间类型的麻桂各半汤证；兼水饮的小青龙汤证；表虚兼项背强几几的桂枝加葛根汤证，

兼喘的桂枝加厚朴杏子汤证，兼阴虚的桂枝新加汤证，兼阳虚的桂枝加附子汤证。膀胱蓄水的五苓散证，膀胱蓄血的桃仁承气汤证、抵当汤证。并列有各种变证、类证。泾渭分明，使读者提纲挈领，有利于辨证施治的进行。

然而，仲景认为伤寒六病之间不是孤立的，而是相互影响的。故除三阴三阳六病以外，又有"合病""并病"等几种情况，以概六病分证之未备。这样，便较系统、全面地概括了整个外感热病的发病过程。

小结

《伤寒论》中六经，源于《黄帝内经》中三阴三阳理论，并有所发挥、有所创造。相对应的脏腑经络是其物质基础，脏腑经络的气血多少是其命名原则，疾病的发展规律是其排列次序的客观依据，称其为六病，是仲景对外感热病分证的高度概括。

三阴三阳六病的阴阳消长、虚实递更，作为外感热病的分证纲领首尾贯通、辨析精密，直接反映了疾病的定位、病状的定性、病情的定量。

三阴三阳六病又不同于我们一般所理解的病，中医学对疾病的命名，或以病位，或以病机，或以病因，或以病状，《伤寒论》中六病则是一个综合概念。

编者注：本文由郭霭春、高文柱合撰。

读《金匮》札记

开头语

现行的《金匮要略方论》（简称《金匮》，本稿所用的底本为明赵百美本，是宋人从《伤寒杂病论》里抽出杂病部分，又作了删节的单行本，虽然它曾经过宋臣林亿等校正，说实在的，也不是没有瑕疵、疏漏。明·徐镕说得好："《金匮》校者非一人，正者非一手，又且术业素异，居养不同，或执己私，失于商校，知不无差讹。"可见从这看出，《金匮》书里还存在许多应该校理的地方。

脏腑经络先后病脉证第一

上工治未病

这句是出于《灵枢·逆顺》篇。所说"治未病"是指治法，而不是预防。《难经·七十一难》："见肝之病，知肝当传于脾，故先实其脾气，无令得受肝之邪。"《伤寒杂病论》自序说："勤求古训……《八十一难》。"而《金匮》说的"治未病"，就是沿着《难经》来的。

实则不在用之

"在"字难解。"在"字词性有动词、副词、介词的不同用法，像"不在用"这样的句式，却少见。其实古书里常有脱误，"在"是"再"的误字，"在"和"再"声韵相同，传抄容易写错，是可以理解的。"实则不再用之"是说肝虚用了补脾治法，肝实就不再用它，于义为顺。

虚虚实实

《金匮》引这是经文所云，不知道出于什么经书？《素问·五常政大论》云："勿盛盛，勿虚虚。"与"虚虚实实"的意思正相反。运气七篇的写成，当在东汉以后，张仲景并未看过，可是"勿盛盛，勿虚虚"比"虚虚实实"是更切合临证实际的。我疑"虚虚""实实"上各脱个"无"字，"无虚虚"所以要"补不足"；"无实实"所以要"损有余"这是合于医理的。

五脏元真

"元真"不是连词。"元"是元气，"真"是真气。元气是与生俱生之气，真气是精气。尚有一点我不明白，"元真"像道家的话，而在仲景书里出现，又仅仅一见，这是令人可疑的。

入脏腑为内所因也

"入"下似脱"传"字，如果用下"未流传腑脏"句对勘它，就明显看出应补"传"字来。

血脉相传

"传"是误字，应作"抟"。如果是"相传"了，为什么又出现壅塞不通呢？"传""抟"二字形近易误，是可能的事。《管子·内业》房注"抟，谓结聚也。"血脉相结，和《素问·至真要大论》"血脉凝泣"，《灵枢·刺节真邪论》"血脉凝结"的意义都相仿，由于血脉相结，才会导致"壅塞不通"，上下文义是一贯的。

为外皮肤所中也

"皮肤"二字，像是"外"之旁记字，传抄混入正文。"为外所中"与上"为内所因"是上下对文。

适中经络

"适"有"刚刚"的意思。慧琳《音义》卷十二："适，始也。"

三者，房室金刃

按："金刃"二字，应作"服食"，探索下文"房室勿令竭乏，服食节其冷热苦酸辛甘可证。如果说上之"金刃"，下之"服食"，这是错综成文。这种说法是可商的，《金匮》是东汉末年文字，条理性比较强，不会上下不相承的。

针灸膏摩

将药涂病处，用手揉摩。本书《中风历节病脉证并治第五》：“头风摩散。”治阳虚头痛，就是以散摩疾上，令药力行。《外台秘要》卷十九《杂疗脚气方》载有治脚气膏摩方。这也是古代治病的一种方法。

服食节其冷热苦酸辛甘

“服食”即衣食。《广韵·十六屑》：“节”，制也。”“节其冷热”就是《灵枢·师传》所说“……衣服欲适寒温”的意思，至于苦酸辛甘，不应滥食，这是根据《素问·宣明五气》来的：“骨病无多食苦，筋病无多食酸，气病无多食辛，肝病无多食甘。”假如忘了个人形体之衰，对于衣食冷热苦酸辛甘不注意调节，就会发生灾难。这朴实无华的话，也就是病因的主要内容之一。推演以上的医理，它的源头，全从《黄帝内经素问》《灵枢》而来，这是不是仲景在“勤求古训”呢？

色黄者，胸上有寒；色白者，亡血也

此黄、白，指的是面色，鼻头和目，既已单举了，那么黄、白就不是指鼻而言，是很清楚的。旧注属之于鼻的说法，能算对吗？唐·孙思邈说：“上医察色，人有盛衰，其色先见于面部。”（《千金翼方》卷二十五《诊气色法》）这是说察色应看全面之色，不是只看鼻头。请再看《灵枢·五阅五使》怎么说：“鼻者，肺之官也。”如必认为鼻头可验五脏之气，那就未免偏了。

又色青为痛

“色青”下脱“者”字，下“色黑”“色赤”同。应据《千金翼方》卷二十五《诊气色法》补。

病人语声寂然

慧琳《音义》卷十二引《汉书音义》：“寂，无声也。”同卷引《玉篇》：“无人声曰寂。”以上两种释文，核之本句，不能说是吻合，“语声寂然”是说其声微细，而不是无声。《广韵·二十三锡》：“寂，静也。”

语声喑喑然

"喑"乃是"瘖"之借字,《说文》段注:"喑之言瘖也。""瘖"即今谓口不能言的哑之本字。"瘖""哑"双声,故得借哑为瘖。本句是说病人的语声似哑。

语声啾啾然

啾啾,拟细尖的语声,像虫鸟的叫声。《广韵·十八尤》:"啾唧,小声。"慧琳《音义》卷五十六引《通俗文》:"鼠声曰唧唧。"又卷五十八:"啾啾,鸣声也。"

肺痿唾沫

"唾"下疑脱"涎"字。本书《肺痿》第七:"肺痿吐涎沫。"检《外台秘要》卷十《肺痿》引《肘后备急方》云:"疗肺痿吐涎沫。"引《集验》云:"疗肺痿,咳,唾涎沫。"均可证。

吸而微数

"数",有"细"的意思。《诗·鱼丽·传》:"不数罟",《释文》引陈氏云:"数,细也。""微数"就是微细。尤怡注:"数犹促也。"这样说与下之"其吸促"是不是显得重复?

非其时色脉,皆当病

按:合于其时之色脉,就是春色青、脉弦,夏色赤、脉洪,秋色白、脉毛,冬色黑,脉石。如果色脉不随四时,那就是"非其时。"

腰痛背强不能行,必短气而极也

按"背"字疑是"脊"的误字。《灵枢·经脉》:"膀胱之脉,挟脊抵腰。""脊"者督脉之经与膀胱之经都取道于它,与腰部紧密相连,腰痛出于肾虚所致的较多,清·张璐曰:"诸般腰痛,如无(六淫)他证,而腰肢痿弱,隐隐作痛,身体疲倦,腰膝痿软者,总属肾虚。"这"腰痛脊强"两句,是偏承上文"其病在里"说的,之所以不承"在表",是因为"在表"容易明了,所以就从略不予举例,而或以"腰痛"以下十三字,与上文义不相连接,疑为错简,那似乎未曾细究吧!

厥阳独行

"厥"犹"其"也。《尔雅·释言》："厥，其也。"其阳独行，就是"有阳无阴"，这样，很容易发生类中、僵仆等证。注者依照厥阴的例子，将"厥阳"释为厥阴，似乎不对。

脉脱入脏即死，入腑即愈

按："入脏即死，入腑即愈"两句，上条设问已分别作答，而这里复句，所答也和所问不合，可疑。再就"脉脱"说，这是一种病危脉象，或死，或愈，谁能说得准确。此"脉脱"是在病人卒厥时（即尸厥）时出现的。检《外台秘要》卷二十九《尸厥方》引张仲景云："尸厥，脉动而无气。"引《千金要方》云："尸厥如死，脉动如故。"《诸病源候论》卷二十三《尸厥候》也说是脉动，如果真的病见脱脉，那已经是残焰将尽，还讲什么入脏入腑呢。"脱"与"伏"截然不同，脱脉微细难辨，断续沉陷，与伏脉的重指按之，附骨乃得，不可相混。据以上所说来看，"脉脱入脏即死，入腑即愈"疑经后人增改，对于医理、文理都讲不下去。

从口起流向四肢者

"起"疑是衍文，应据本书《疮痈肠痈浸淫病脉证并治第十八》删。

可治

《诸病源候论》卷三十五《浸淫疮候》、《太平圣惠方》卷六十五"可治"并作"则轻"。

不可治

《诸病源候论》《太平圣惠方》"不可治"并作"则重"。按浸淫疮并非不治之证，《外台秘要》卷二十九引《肘后》说此病如不早治就会杀人，而《诸病源候论》所说"则重"的意思，也是提醒患者注意早治而已。再浸淫疮，《金匮》未出方治，兹列《外台秘要》引《古今录验》两方，以研讨。苦瓠散方：苦瓠一两，蛇皮半两烧，露蜂房半两烧，大豆半斤，梁上尘一合，以上五味为散，以粉粥和，涂纸贴赤处，日三。戎盐散方：戎盐二分，大黄四分，芦茹（即茜草）一分，以上三味捣散，以酒和，敷疮上，日三。

对《中医理论上的五行学说》的商榷

读了严圃青同志《中医理论上的五行学说》一文之后，我很赞成这两句话："菲薄五行学说的人不曾认识五行的真面目；动辄以五行生克炫人的也不曾认识五行的真面目。"我觉得这样提法是很正确的。但是，通过严同志这篇文章，我们对五行的真面目究竟认识到怎样程度，他所提出的认识究竟符合客观实际与否，这恐怕还需要进一步加以讨论。在这里，我也愿意提出拙见，来和严同志和其他同志商榷。

一、关于五行的起源问题

"五行"二字最初见于《尚书·洪范》，时间大致是殷周之际。彼时的五行——金、木、水、火、土，只是指着人民日常生活中五种重要的基本原素而言，毫无神秘之感。后来的文献，如《国语》所说"以土与金木水火，杂以成百物"（《郑语》）和"地之五行，所以生殖也"（《鲁语》），都还是很简单朴素的唯物的说法。这样，人们又从日常生活和手工业的实践中，逐渐发现它们的物理性上有某些关系，就把它们排列成相胜（即相克）和相生的说法。但是这种相胜、相生的说法并不十分精密完整，所以战国时期有的学者认为"五行无常胜"，如墨家和兵家等都提出这样的反对意见。

严同志提到起源时说："根据以邹衍为代表……的说法，所谓天地精气有五……这就是中国古代的原子论……这种物质的原素，其后抽象化为精气，便发生了相生相克的原子周期说。"我认为，谈五行学说的发展，必须提到邹衍；谈五行学说的代表人物，也必须提到邹衍。若谈到五行的"起源"或是相生、相克的"发生"，那恐怕就不可能是从他那"精气"而来的。这是一点。

邹衍（前305—前240）著有《邹子》四十九篇，《终始五德论》五十六篇，均已散佚；现所可凭借的资料，只是一些间接的断片。我们从《吕氏春秋》中还能找出一些有关"终始五德论"的内容。它说："凡帝王之将兴也，天必先见祥乎下民。黄帝之时，天先见大螾大蝼；黄帝曰：土气胜！……及禹之时，天先见草木秋冬不杀；禹曰：木气胜！……及汤之时，赤鸟衔丹书于周社。文王曰：火气胜！……代火者必将水，天先见水气胜。水气胜，故其色尚黑，其事则水。"（《应同篇》）

我们从所引内容来看，邹衍的"精气"不是什么"中国古代的原子论"，简直可以说是一种循环的宿命论。郭沫若先生说得好："五行说到了邹衍手中，便扩大起来成为了阴阳主胜之学，更演为灾变神异的秘教。"（《先秦天道观之进展四》）他借此轰动了当世的"王公大人"，绝不是给广大人民来搞的。

因此，我们不得不认为它是"唯心地胡诌"了。

二、五行与医疗

严同志在文中前段所说，五行学说与中医的关系，应用在说明人体的结构脏器间的有机联系，相互影响和互相制约上面。这原是不错的，但是下文所举的一些例证，就不易令人满意了。文中说："从临床经验中可以体会到，凡是肝病患者每届冬季或春季，虽不经治疗，病势也能减轻，若再加以正确用药，就容易早日向愈；如未能及时治疗而延迟到炎热的夏季，那末肝病患者的病情就转而增剧。原因为夏季属火，季节性的外界刺激，对于肝脏是一种不调和的反应，即是火克着木。而心脏病的重患者对于这种外界刺激同肝病患者又适相反。因为根据五行，夏属火，心脏也是属火，两火之间其关系不是相克；冬属水……是水火相克的。以此类推，可以知道其他三个脏器……肺、肾、脾的病势加剧或减轻当在什么时候了。"

从严同志的举例和说明中，人们必然会得到这样一种理解：一切杂病的好坏都决定于季节性的外界刺激，也就是说，季节性的五行生克乃是一切杂病好坏的绝对原因。我不知严同志所认识的"真面目"是这样不是？如果是这样，那就令人无法理解严同志举例的根据是什么？根据多少病例？是否作过调查研究？我们希望严同志的认识是符合客观实际的，至少它是能够经得起反证的假设也好。不过，事实上心脏病的重患者在夏天是容易死亡的，而春季并不对肝脏病起好的作用。我们不否认季节气候的变化对健康的影响，但患者的病势加剧和减轻，那并不是完全决定于季节性的外界刺激，更不是什么"五行生克"的问题了。

三、怎样对待五行学说

五行学说，"最初是和农业生产相结合的带有朴素唯物主义色彩的早期科学"（根据杨向奎先生说），也是古代人民观察宇宙间一切自然现象的结果。它在医学上的作用，如《素问·阴阳应象大论》里说的"风生木，木生酸，酸生肝，肝生筋""热生火，火生苦，苦生心，心生血""湿生土，土生甘，甘生脾，脾生肉""寒生水，水生咸，咸生肾，肾生骨髓"，它们彼此之间是有着互相联系、相互促进、互相制约的协调作用的。尽管如此，但它因为受了历史条件的限制，所谓"朴素唯物论"仅仅是自发的、原始的，对于认识疾病上的许多问题，竟不能成为具体的详细的科学说明。因此，即使掌握了五行学说，对于中医学在医疗保健上的实际效果，也是很难摸着边际的。

固然，我国历代医家，都非常重视五行学说。但是中医学的优越性，似应该着重临床实践上，而临床实践是有它的物质基础的。具体来说，就是在治疗过程中，所用的常规诊断——望、闻、问、切，并和病人所感受的自然环境、社会环境、精神因素相结合来辨证施治。《金匮要略》上说："若五脏元真通畅，人即安和，客气邪风，中人多死，千般疢难，不越三条：一者，经络受邪，入脏腑为内所因也；二者，四肢九窍，血脉相传，壅塞不通，为外皮肤所中也；三者，房室、金刃、虫兽所伤，以此详之，病由都尽。若人能养慎，不令邪风干忤经络，适中经络，未流传脏腑，即医治之。四肢才觉重滞，即导引、吐纳、针灸、膏摩，勿令九窍闭塞。更能无犯王法，禽兽灾伤，房室勿令竭乏，服食节其冷热苦酸辛甘，不遗形体有衰，病则无由入其腠理。"（《金匮要略·脏腑经络先后病脉证第一》）。

这段话，指出了对疾病的分类方法，并叙述了卫生和预防思想，也说明古代医生在辨证施治的时候，是从客观现实的事物和变化着手，有着物质对象，所以有它一定的实用价值。

这里我要声明：我并非完全否定五行学说，我只是说，在未经过充分地分析、实验、统计、讨论以前，不宜忙于夸大五行学说的作用，等到各方面对于五行学说由认识并实践以后，总结出它的结果，那时候对于五行学说应用于医学方面这一问题，就可以得出比较科学的结论。

医学是实践的科学，不应抽象化，更不应神秘化。就是我们今日研究《黄帝内经》，也应该发掘它在临床实践上的指导意义，剥下封建时期给它笼罩的玄之又玄的神秘外衣，这样才能吸收它的精华，对于人民医疗保健事业做出更大的贡献。

张锡纯用药配伍方法举例

张锡纯，字寿甫（1860—1933），河北盐山县人。举业未达，转而攻医，以济世活人为宏愿，遂广求方书，孜孜研究有年，自是临证几无虚日。晚年悬壶天津，术精验宏，极著盛誉。

先生之治学极为严谨，每以"学问之道，贵与年进"而自强不息。临床家所凭借者，方药也。故先生"不惜脑力心血，以精研药性于居恒，更审机察变于临证"。在药物学的研究上，多有独到见解，可贵的是如甘遂、巴豆之猛，皆亲尝以验其毒性；对药物性味功效的认识，或取法于先哲，或体验于实践，或"问耕于奴，访织于婢"，博采于民间。张氏在药物配伍应用方面更具有独到经验，对前贤既定者，多能探奥索隐，对古人未发者，多有增补创新。今为便于大家研究和应用，特将其药物配伍方法举例如下：

生石膏佐芍药，可解阳明之热。石膏性寒而能散，芍药味苦寒且能通利小便治腹疼，故石膏佐芍药更宜于热痢。（见一册《通变白虎加人参汤》。引文出处均按河北人民出版社1975年5月版之《医学衷中参西录》标注。以下同。）

生石膏佐薄荷治牙痛有内热者（见三册《论喉证治法》）。

石膏配蝉蜕用于温病气分有热（见二册《石膏解》）。

石膏、半夏、麦冬并用能滋阴而不恋邪。麦冬能滋阴，但又能留邪不散，惟与石膏、半夏并用则无忌，诚以石膏能散邪，半夏能化滞也（见一册《仙露汤》）。

生石膏配连翘、茅根用治湿热痹痛（见三册《论用药以胜病为主不拘分量之多少》）。

生石膏、三七、蒲黄并用治阑尾炎（见二册《深研白虎汤之功用》)。

生石膏、龙骨、萸肉配伍，可用于伤寒，温病之热实脉虚、心中怔忡、精神骚扰者（见二册《龙骨解》）。

赭石与石膏并用通热结之大便（见二册《深研白虎之功用》）。且又用治肝气、肝火相并上冲引起胃气上逆之呕吐。盖用石膏能清阳明大热，用赭石善平上逆之冲气故也（见三册《温病门》）。

赭石能降胃以止吐衄。然胃之所以不降，有因热者，宜佐以蒌仁、白芍；其热而兼虚者，可佐以人参；有因凉者，可佐以干姜、白芍（因凉犹用白芍者，防干姜之热侵肝胆）；其凉而兼虚者，可佐以白术；有因下焦虚损，冲气不摄而上冲，胃气不降者，宜以山药、芡实佐之；有因胃气不降，敛胃中血管破裂，其证久不愈者，宜以龙骨、牡蛎、三七诸药佐之（见二册《赭石解》）。

人参配赭石。人参可以救气分之脱，但有助气上升之弊，与赭石并用，方能引气归原，更能引人参补益之力下行。且参、赭并用，不但能纳气归原，设于逆气上干，填塞胸臆，或兼呕吐，其证上盛下虚者，皆可参、赭并用治之（见二册《赭石解》）。

又参、赭并用其补益之力直达涌泉，能导引肺气归肾（见二册《虚劳咳嗽门》）。且能助心气下降（见二册《急救回阳汤》）。又人参配赭石。可使人参之补力专于下达，故治吐衄方中凡用参者，必重用赭石辅之。二药配伍，又用于火不归原等证（见三册《论吐血衄血之原因及治法、论火不归元治法》）。

人参、当归得赭石则力能下行，有催生开交骨之功。且当归与赭石同用，其滑润之力愈增（见一册《大顺汤》）。

赭石、牛膝与黄芪并用能监制黄芪上升之性，而防止血之上升而用于脑充血证（见二册《脑充血门》）。

苁蓉、当归与赭石并用润便通结甚效（见一册《参赭培气汤》）。

赭石、芒硝并用能降逆止吐通便下痰涎（见一册《荡胸汤及镇逆承气汤》）。又二药配伍常用于癫狂。

赭石与山药并用，能和胃降胃，义同于半夏秫米汤而力实优之（见二册《大小便病门》）。

赭石、干姜佐甘遂使药力下趋。甘遂去燥结力甚猛悍，以攻决为用，能下行亦能上达，若无以驾驭，服后常至吐泻交作，因气机不能下行，转而上逆，未得施其攻决之力，即而吐出，故以赭石之镇逆、干姜之降逆协力下行，以参赞甘遂成功也（见一册《赭遂攻结汤》）。

赭石、麦芽并用降胃升肝（见二册《虚劳咳嗽门》）。

赭石、黄芩、瓜蒌仁、三七配伍，功近仲景大黄黄连泻心汤，而较之缓和（见五册《论治吐血衄血不可但用凉药及炭药强止其血》）。

赭石、磁石二者同用，相得益彰，能维系元气，入于补药之中，使补益之力直趋下焦以治上盛下虚之证。

赭石、滑石并用，治吐衄之因热者甚效（见一册《寒降汤》）。

滑石、茅根配伍治温病肺胃有热伴津伤证（见二册《白茅根解》）。

滑石与土狗并用可通利小便而消水肿。用治内蕴湿热，周身漫肿，心腹鼓胀，小便不利者（见二册《滑石解》）。

白芍善利小便，阿胶能滑大便，二药并用又大能滋补真阴，而用治阴虚小便不利水肿之证（见二册《芍药解》）。

白芍、牛蒡子同用以泻寒火之凝结。其中白芍善利小便，自小便以泻寒火之凝结；牛蒡子能通大便，自大便以泻寒火之凝结（见一册《燮理汤》）。

芍药、干姜、生姜同用治因凉而胃气不降所致的吐衄。用芍药以防干姜之热力入肝，肝为藏血之脏，得芍药之凉润以养之，则宁谧收敛，而血不妄行。芍药与生姜同用，且能和营卫，调经络，引血循经，使周身之气化流通（见一册《温降汤及鸡胵汤》）。

芍药与附子并用，能收敛元阳归根于阴，且能分利小便而疗泄泻（见二册《大小便病门》）。

芍药配熟地黄，芍药善利小便，故能行熟地黄之腻。再加龟板、地肤子，四味配伍名济阴汤，主治阴虚之小便不利（见一册《济阴汤》）。

熟地黄、茯苓能止下焦不固之滑泻（见一册《十全育真汤》）。

熟地黄与茅根同煎，治平素阴虚，以致小便不利，积成水肿者。并可同时每日嚼服车前子四五钱则效更著（见三册《论水鼓气鼓治法》）。

生地黄与竹茹配伍可凉血止血，盖生地黄凉血之力，虽能止血，然恐止后血瘀经络致生他病，辅以竹茹宣通、消瘀，且其性亦能凉血止血，是以有益无弊也（见二册《竹茹解》）。

生地黄、硼砂并用治咽喉肿痛（见一册《咀华清喉丹》）。

熟地黄佐炒薏米治劳疾咳嗽。熟地黄以大滋真阴，恐其多用泥胃，故佐以薏苡仁，以健胃利湿，即以行熟地黄之滞（见三册《答张汝伟问其令尊咳嗽治法》）。

玄参与柏实、枸杞并用治肝肾虚，而生热视物不了了者，恒有捷效（见二册《玄参解》）。

山药、牛蒡子二味并用，大能止嗽定喘，以成安肺之功。于资生汤、醴泉饮、沃雪汤、薯蓣纳气汤、滋培汤、澄化汤、加味越婢加半夏汤中均可见此二味并用（见一册《资生汤》）。

山药、薏苡仁并用，二者皆为清补脾肺之药，然单用山药，久则失于黏腻，单用薏苡仁，久则失于淡渗。惟等分并用，乃可久服无弊。再合甘凉润肺健脾之柿霜，名珠玉二宝粥。可用治脾肺阴亏，饮食懒进，虚热劳嗽，并治一切阴虚之证（见一册《珠玉二宝粥》）。

山药佐附子，可于补阴之中扶阳。若再与苦降之芍药同用，自能引浮越之元阳下归其宅，故可用于大病后阴阳不相维系，阳欲上脱之证（见一册《既济汤》）。

山药与滑石同用，一利小便，一固大便，一滋阴以退虚热，一泻火以除实热，泻热补虚，一举两得。故可用治上焦有燥热下焦滑泄之证。更可合芍药甘草汤同用。盖芍药甘草复真阴，补益气化之虚损。而芍药又善滋肝肾以利小便，甘草又善调脾胃以固大便。是可汇集一方，名滋阴清燥汤，故治阴虚滑泄之证，功效卓著（见二册《温病门芍药解》）。

山药、滑石、甘草同用，名加味天水散。治暑湿泻泄。滑石、甘草能清阴虚之热。又重用山药之大滋真阴，大固元气以赞之。真阴足，则小便自利，元气固，则泻泄自止。山药、甘草能逗留滑石，不至速于淡渗，使其清凉之性，得以转输而宜于治暑（见一册《加味无水散》）。

山药、车前子同用治阴虚小便不利、大便滑泻，兼治虚劳有痰作嗽。盖山药能固大便，而阴虚小便不利者服之，又能利小便。车前子能利小便，而性兼滋阴，可为补肾药之佐使，又能助山药以止大便。二药同用做粥服之，大能留恋肠胃（见一册《薯蓣芣莒汤》）。

半夏配山药以止呕吐。半夏为降胃安冲之主药，山药在上大能补肺生津，则多用半夏，不虑其燥，在下大能补肾敛冲，则冲气得养，自安其位。且与半夏皆无药味，启用于呕吐甚剧，不能服药者尤宜。二者配伍为粥，食粥则借其黏稠留滞之力，可以略存胃腑，以待药力之施行。若上焦有热者伍柿霜，凉者伍干姜（见一册《薯蓣半夏粥》）。

山药配酸石榴宁嗽定喘（见二册《石榴解》）。

山药、水蛭并用。山药饶有补益之力，水蛭善通瘀。水蛭稍有刺激性，屡服恐于胃不宜，用山药能防其开破伤正，且又善于调胃腑（见二册《妇女科》）。

怀山药配鸡内金久服治虚劳（见二册《咳嗽门》）。

怀山药、山楂，鸡内金、蔗糖配伍，功似大疬而补虚化瘀（见三册《论治吐血衄血不可但用凉药及药炭强止其血》）。

制马钱子配炒白术为健胃妙药。

白术、鸡内金治脾虚生痰。白术补脾胃，然土性壅滞，故白术多服久服，亦有壅滞之弊，有鸡内金之善消瘀积者以佐之，则补益与宣通并用。本方还能开胃增食，久服可消融腹中积聚（见一册《健脾化痰丸》）。

炒白术、鸡内金、天冬、山楂配伍，名化瘀通经散，以治疟瘕坚结及月事不通（见三册《论女子疟瘕治法》）。

生鸡内金、生於术、鲜茅根、生姜并用，治水鼓气鼓并病。茅根善利水又善理气，故能佐鸡内金以奏殊功。加生姜，恐鲜茅根性微寒，且其味辛能理气，其皮又善利水（见一册《鸡胵茅根汤》）。

鸡内金与生酒曲并用可以消积治胃脘有硬物堵塞。

鸡内金与芡实并用治老人气虚痰盛。鸡内金能补脾胃、化饮食、消积滞，芡实大能敛冲固气、统摄下焦气化。脾胃强健，痰涎自除（见一册《健脾化痰丸》）。

黄芪配知母，可退虚热，黄芪温升补气。知母寒润滋阴，二药并用，大具阳升阴应，云行雨施之妙。劳瘵者多损肾，黄芪能大补肺气，以益肾水之源，使气旺自能生水，而知母又大能滋肺中津液、俾阴阳不至偏胜，即肺脏调和而生水之功益普也。然遇阴虚、热甚者，又必须加生地黄同服（见一册《十全育真汤》）。

又，黄芪佐知母补气而不热。黄芪既善补气，又善升气，惟其性稍热，故以知母之凉润者济之（见一册《升陷汤》）。若黄芪补气之方，恐其有热不受补者，亦辅以知母（见二册《知母解》）。

黄芪与寄生并用为填补大气之要药（见一册《醒脾升陷汤》）。

黄芪、寄生、续断以补肝气（见一册《醒脾升陷汤》）。

黄芪与赭石并用治肢体痿废（见二册《黄芪解》）。

黄芪与桂枝相助则善逐风。黄芪能使入脏之风，逐之外出，且善补气。桂枝亦逐风要药，因其善平肝，故尤善平肝家之风，二药并用则逐风之力愈大（见三册《大小便病门》）。

黄芪、桂枝、干姜同用能助心肺之阳。（见二册《黄芪解》）。

桂枝干姜并用，善补少阴君火，而桂枝黄芪并用，又善补少阳相火（即胆中寄生之相火）（见三册《论人身君火相火有先后天之分》）。又，桂枝、干姜能助心肺之阳而宣通之（见一册《理饮汤、回阳升陷汤》）。

桂枝、龙胆草并用治肝热胁下兼胃口痛疼。桂枝能舒肝气之郁结而止胁疼，更能平肝木横逆恣行则胃疼亦可愈。惟其性偏温，与肝胆有热者不宜，故加龙胆草以调剂之，俾其性归和平而后用之，有益无损也（见二册《肢体痛疼门》）。

桂枝、川芎以舒肝气（见一册《升降汤》）。

桂枝、柴胡皆为肝之妙品，能助脾气之升，陈皮、厚朴能助胃气之降。四药并用能使清升浊降满闷自去（见一册《培脾疏肝汤》）。

人参、威灵仙并用治气虚小便不利甚效。灵仙可行参之滞（见一册《宣阳汤、加味苓桂术甘汤》）。

苏子、蒌仁、赭石、芒硝配伍治伤寒温病结胸（见一册《荡胸汤》）。

芒硝、鲜莱菔同煎治肠结。莱菔味甘性微温，煨熟食之，善治劳嗽短气，其性能补益可知。与朴硝同用可化朴硝之咸寒，其补益也可缓朴硝之功破。脉虚不任通下者，可辅以人参以扶持保护。师有制节，虽猛悍，亦可用也（见一册《硝菔通结汤》）。

朴硝、白矾、炒麦面三药配伍治心火炽盛、热痰凝郁上焦而为胸满呃逆之证。朴硝味咸寒，禀寒水之气，水能胜火，寒能治热，为心家对宫之药，为治心有实热者之要品。白矾能助朴硝以消热痰也。调以炒麦面者，诚以麦为心谷，以防朴硝、白矾之过泻伤心，且炒之则气香归脾，又能防硝矾之不宜于脾胃也（见三册《临证随笔》）。

干姜、朴硝并用。干姜性热，朴硝性寒，二药并用，善开寒火之凝滞。寒火凝滞于肠间者开，宿食停滞于肠间者亦易开也（见一册《赭遂攻结汤》）。

大黄、赤石脂并用治吐衄有热象者；大黄、肉桂并用治吐衄无热象者（见二册《大黄解》）。

肉桂、大黄、代赭石配伍，亦名"秘红丹"。平肝之药，以桂为最要，单用之则失于热；降胃之药，以大黄为最要，单用之则失于寒；若二药并用，则寒热相济，性归和平，降胃平肝，兼顾无遗。再加入代赭石之降逆镇肝、力专下行，故可用于肝郁多怒、胃郁气逆致吐血、衄血及吐衄之证屡用他药不效者（见三册《论吐血衄血之原因及治法》，又见一册《秘红丹》）。

肉桂，黄连等分并用，能交阴阳于顷刻，以化其互争，实为燮理阴阳之主药，即为解寒火凝滞之要品，况肉桂原善平肝，黄连原善厚肠，二药相助为理，则平肝不失于热，厚肠不失于凉。如佐以芍药，甘草则善愈腹疼，亦即善解寒火凝滞而用于痢疾迁延不愈。（见一册《燮理汤》）。

干姜与厚朴同用，治寒饮堵塞胃脘，饮食不化；与桂枝同用，治寒饮积于胸中，呼吸短气，与黄芪同用，治寒饮渍于肺中，肺痿咳嗽；与五味子同用，治感寒肺气不降，喘逆迫促；与赭石同用，治因寒胃气不降，吐血衄血（见二册《干姜解》）。

厚朴与桔、夏并用善除湿满；与姜、术并用，善开寒痰凝结；与硝黄并用，善通大便燥结，与乌药并用，善治小便因寒自浊。治冲气上冲，并夹痰涎上逆之证，必于龙骨、牡蛎、半夏、赭石等降镇药中少佐厚朴以宣通之，则冲气痰涎下降，而中气仍然升降自若无滞碍（见二册《厚朴解》）。

金银花、牛蒡子并用善解疮疡热毒，又可预防肠中溃烂而用于痢疾

（见三册《论痫证治法》，又见一册《燮理汤》）。

牛蒡子、三七合用治脏腑内痈（见一册《活络效灵丹》）。

三七与大黄并用外敷治疮疡初起肿疼（见二册《三七解》）。

三七、土鳖虫并用治瘀血腰痛（见二册《肢体痛疼门》）。

三七、赭石配伍治咳血难愈者。其有热者，加鲜生地（见三册《复胡剑华书》）。

重用生地黄止血，必用三七辅之，因生地黄最善凉血，以治血热妄行，犹恐妄行之血因寒而凝、瘀塞于经络中也。三七善化瘀血，与生地黄并用，皿止后无他虞（见二册《血病门》）。

三七、花蕊石、血余配伍，名化血丹。治咳血，兼治吐衄，理瘀血及二便下血。三七、花蕊石为止血之圣药，且又化瘀血而不伤新血，以治吐衄，愈后必无他患。至血余，其化瘀血之力不如花蕊石、三七，而其补血之功则过之（见一册《化血丹》）。

三七、鸦胆子并用能化肠中腐烂而止痢，盖久痢肠中或有腐烂也（见二册《罂粟壳解》）。若加山药作粥名三宝粥，治久痢，肠中欲腐，下虚滑脱（见一册《解毒生化汤、三宝粥》）。又，三七、鸦胆子合用治努力太过、血瘀膈上、常觉短气之证，方名化瘀理膈汤（见一册《化瘀理膈丹》）。

鸦胆子、三七、鲜小蓟根并用治血淋（一册《朱砂骨拜波丸》）。

鸦胆子、硫黄并用者，因鸦胆子善治下血，而又恐单用失于寒凉，故少加硫黄辅之，况其肠中脂膜，因下血日久易至腐败酿毒，二药之性皆善消除毒邪（见二册《血病门》）。

鹿角胶辅以生硫黄治相火衰微之下焦觉冷及阳痿（见三册《论肾弱不能作强治法》）。

硫黄、赤石脂配伍，名坎中丹。治下焦寒凉泄泻及五更泻。若加炒小茴香可引其温暖之力以入奇经，用治女子血海虚寒不孕（见三册《诊余随笔》）。又，因硫黄为温补下焦第一良药，惟其性能润大便，于大便滑泻者不宜，故辅以赤石脂之黏腻收涩，自有益无弊也（见二册《血病门》）。

花椒、硫黄同用能大补元阳。可配合四神丸以治五更泻（见一册

《加味四神丸》)。花椒配生硫黄治因凉成水臌者（见三册《治水臌气臌治法》)。

椒目、小茴香、威灵仙三药配伍，治下焦受寒、小便不通。椒目之滑而温，茴香之香而热，散其凝寒，即以通其窍络。更佐以灵仙温窜之力，化三焦之凝滞，以达膀胱，即化膀胱之凝滞，以利尿也（见一册《温通汤》)。

核桃仁、柿霜并用。核桃仁性善补肾、柿霜甘凉滑润，甘能益肺气，凉能清肺热，滑能利肺痰，润能滋肺燥。二者同用，肺肾同补，金水相生，宜于肺肾两虚之喘咳，或腰膝酸疼，或四肢无力（见一册《水晶桃》)。

续断、菟丝子并用，可代鹿角胶、虎骨胶治骨痿（见一册《振颓汤》)。

若治陡然腹胁疼痛，由于气血凝滞者，可但用三棱、莪术，不必以补药佐之；若治瘀血积久过坚硬者，原非数剂所能愈，必以补药佐之，方能久服无弊。或用黄芪，或用参芪，使补破之力相匹敌，不但气血不受损，瘀血之化亦较速，盖人之气血壮旺，愈能驾驭药力以胜病也（见二册《三棱，莪术解》)。又参芪得三棱、莪术以流通则补而不滞，而元气愈旺。元气既旺，愈能鼓舞三棱、莪术以消瘀血（见一册《理冲汤》)。

乳香、没药、丹参同用可使肺痈内消。丹参能上达于肺，以宣通脏腑之毒血郁热而消融之。乳香、没药同为疮家之要药，故用以参丹参而痈疮可以内消（见一册《清凉华盖饮》)。乳香、没药二药并用为宣通脏腑流通经络之要药。配当归、丹参名活络效灵丹，于流通气血之中，大具融化气血之力。内外疮疡，心腹肢体疼痛，凡病之由于气血凝滞者，恒多奇效（见二册《乳香没药解》)。

山楂配红糖，甘酸相合，治血虚经闭。

山楂、茶叶、红白糖并用治痢疾初起。

山楂、艾叶配伍治肠风下血。

山楂、紫草煎酒调服治痘疹于黑（见二册《山楂解》)。

鲜莱菔汁，鲜藕汁并服善止血，可用于吐衄不止（见三册《论吐血衄血之原因及治法》)。

442

半夏配莱菔，仿半夏秫米汤意，通阴阳、和脾胃而安眠（见一册《定心汤》）。

生麦芽、生鸡内金配伍升肝降胃。治肝不升胃不降之证。并可伍山药以培养脏腑之气，以防升之降之而有所损伤（见二册《大麦芽解》）。

生麦芽、鲜茅根并用善达肝木之郁以调气分（见二册《温病门》）。

麦芽、茵陈、川楝子三味加入镇肝药中，可防止单服镇肝之品，初用时反觉气血上攻而病情加剧。张氏认为此因肝为将军之官，其性刚。若但用药强制，或转激其反动之力，而此三味能顺肝木之性，故能引而抑之（见一册《镇肝熄风汤》）。

蝉蜕、连翘表散温疹之妙药（见一册《滋阴宣解汤及犹龙汤》）。

蝉蜕与蛇蜕并用，善治周身癫癣瘙痒（见二册《蝉蜕解》）。

蜈蚣、薄荷、钩藤入于白虎汤中治高热惊厥（见二册《蜈蚣解》）。

防风引以麝香能深入脏腑以搜风（见一册《搜风汤》）。

地龙辅以䗪虫能将血管神经之断者引而接之，故用于中风偏枯肢体痿废。并可加制马钱子，以其能瞤动神经此之灵活（见三册《补脑振痿汤》）。

朱砂、薄荷冰片配伍，可扫除毒邪以治心脏之麻痹。而樟脑所升之冰片，有兴奋心脏以除其麻痹之作用。故三者合用可治霍乱证六脉皆闭者（见三册《论心病治法》）。

硼砂、儿茶配伍，硼砂之性凉而滑，能通利肺窍，儿茶之性凉而涩、能安敛肺叶。二药并用，与肺之阖辟亦甚投合，一般认为疮家专药。不知其理痰宁嗽皆为要品（见一册《安肺宁嗽丸》）。

对张锡纯先生用药配伍方法，择其独特之处作了如上举例。其中有些普通配伍方法及中西药配伍方法没有摭拾。由于对先生之学体会不深，摘录之处，难免谬误和挂漏，愿就正于学者。

编者注：本文由郭霭春、刘公望合撰。

急重病证治验四则

一、肠梗阻

用中药治疗肠梗阻，临床多以承气汤类寒下法为基础。余体会有些肠梗阻病人体温不高，手足不温，面白唇青，舌淡苔白腻滑，脉象沉紧迟缓，证属寒实停滞者，用温下法较寒下法为优。曾治一老翁，年过花甲，肠梗阻出现三十余小时，已服过承气汤四剂，腹未得通。待余诊时，痛、呕、胀、闭症状悉具，并有上述脉症。改用温下法。处方：大黄30g，干姜15g，附子10g，莱菔子30g。水煎去渣后加蜜60g。并将巴豆2枚，微炒去皮，用棉纸包裹砸烂成面，用药液送服。服药后约3小时，患者腹如雷鸣，疼痛加剧，腹气得通，泻下稀粥样大便盈盆，后经调理得以痊愈（治疗时配合输液以维持水与电解质平衡）。

按：《金匮要略》设大黄附子汤以示温下之法。又载三物备急丸以治"心腹胀满卒痛如锥刺"，后世用其治冷积之证。本例合用上述二方，并以莱菔子易细辛，以其能下气消食。加蜜者，以顾护正气且有润肠之功。

二、蛔厥

余曾仿《金匮要略》甘草粉蜜汤之意治愈一例蛔厥患儿。该患儿系3岁女童，因腹痛，其父给服"一粒丹"若干，腹痛转剧，呈阵发性，痛时呼号滚打，甚则气绝肢冷，并吐出蛔虫十余条。住院后一面输液以纠正水与电解质平衡，一面服中药以安蛔。处方：山药30g，甘草60g，共研为极细末，放入白蜜60g中，加水适量稀释之，令频频喂服。起初随服随吐，吐出蛔虫40余条，此后呕吐渐止，并排便数次，所排泄之物，粪便无几，悉为虫团。前后经吐泻排虫共达300余条，病即告愈。

按：《金匮要略》云："蛔虫之为病，令人吐涎心痛，发作有时，毒药不止者，甘草粉蜜汤主之。"因虫喜甘，故以甘平安胃之品而使虫安。方中之"粉"，《金匮要略辑义》认为是"米粉"。今取其意，以和胃健脾之山药代之，本方应验于患者，果获卓效。

三、心衰

风心病并发心衰的治疗，中医多用参附剂。余每见此类患者多因肝脾充血及服药后副作用而出现恶心呕吐、食欲不振等症。按中医理论脾胃为后天之本，诸虚劳损当从"重建中宫"入手，意虽浅近，但用之切当，每可收到不可思议的效果。余曾治一小学女教师，36 岁，患风湿性心脏病已二十余年，自第一胎分娩发生心衰后，十年来多次发生心衰，屡用西药未获根治。去冬又出现重度心衰，喘息浮肿，疲惫不堪，呕恶纳呆，愿服中药一试。视其舌苔花剥，舌质紫黯，脉结代有似屋漏，证属胃气将绝。处方：人参 6g，於术 6g，茯苓 9g，陈皮 3g，半夏 6g，砂仁 3g，黄精 9g，山药 15g，鸡内金 15g，炙甘草 6g。水煎服，日 1 剂。服 6 剂后，精神、食欲均明显好转，尿量增多，心衰减轻，后又用黄芪、丹参、桂枝、檀香及淡渗之品出入，服药 30 余剂，心衰竟得纠正。

按：本方平淡无奇，乃六君子汤加味。方中重用山药、鸡内金者，乃师于张锡纯，其言此二药同用，久服可治虚劳。又，白术与鸡内金同用可治脾虚生痰，善消癥瘕，功似大黄䗪虫丸，而适用于证情更虚者。

四、鼻衄

一般鼻衄按肺热胃火辨治多能取效。但临床上也有些老年人衄血，量多盈碗，反复发作不止，诸法罔效者。凡遇此种情况，余应用"秘红丹"（大黄、肉桂、代赭石）加味治疗，每取捷效。曾治一老年鼻衄患者，初出血如涌，颜色紫红，血出结块，延余诊时已四日矣。曾服药多种，并经五官科用油纱条填塞鼻腔，纱条取出仍衄血如旧。诊见面色苍白，便秘色黑，舌质黯淡紫色，苔黄褐腻而干，脉弦硬迂曲又似乎革，血压 190/110mmHg，血红蛋白 8g。处方：大黄 10g，肉桂 5g，代赭石 30g，鲜茅根 30g，侧柏炭 15g。水煎，日 2 剂。服药 3 剂血止。

按：秘红丹为清末名医张锡纯所制之方，载于《医学衷中参西录》。其曰："治肝郁多怒。冒郁气逆，致吐血、衄血之证屡服他药不效者，不论因凉、因热，服之皆有捷效。"盖肉桂善平肝，引火归原；大黄善降胃，凉血止血，二药并用则寒热相济，性归和平，降胃平肝，兼顾无遗。更加代赭石重坠以辅之，则力专下行，其效更捷。益以茅根、侧柏者，以其清肺止血为专擅也。临床可依证情寒热轻重的不同，适当调节大黄、肉桂之用量。无便秘者，可用大黄炭。各种证型的鼻衄，以此方为基础治疗，多能收到满意效果。

编者注：本文刘公望整理。

地方志与医学文献整理

中华民族有着优秀的文化历史遗产。在浩如烟海的历史文献中，地方志是不容忽视的重要组成部分。其中除记载了社会历史等内容外，亦保存了大量具有学术价值的科技资料，值得我们深入探讨。

从地方志中整理研究有关专门学科的资料，已经引起许多文献学家和学者们的重视，有些学科并对这一"宝藏"正在进行挖掘。无疑，整理研究地方志中有关医学方面的资料，在目前医学文献整理工作中，亦应提到一定高度来认识。在汗牛充栋的地方志中，记有丰富的医药卫生知识和史料。大体归纳起来，在五行、灾异等类，有流行病方面的资料；在物产、矿藏等类，有道地药物的描述；在人物、方技等类，有本地名医的传记；在艺文、经籍等类，有医学书目的著录；以至还载录了当地人民常用的经验良方和当地政府考试医生的试题、答卷等内容。这些都是医学文献研究中不易得到的参考资料。如长期任其埋没，是非常可惜的。据此，我们认为可以利用地方志从事以下几方面的医学文献整理工作：

一、利用地方志编写"医林人物志"

我国历代史书所载人物传记，均以帝王将相为中心，对于医家载录甚少。部分史书中虽有方技一类记有少数医家，但对真正活动在民间，直接为人民解除病痛的当地医生，则很少提及。而在地方志中，全面补充了这一缺遗。无论各地省志、府志、县志，都专辟了人物方技一栏，有些地方志中还专列医家类，较详细地记述了本地区有史以来的名医生平事迹。其中包括他们的业医起因、师承传授、治方经验、医德及医学著作等。把这些医家记述撮录成编，不仅能丰富祖国医学史的内容，而且能为我国古代民间医生的研究，提供宝贵资料。

二、利用地方志编撰"医学书目"

我国医部专题目录的编纂大概始于宋代，据《秘书省四库阙书目》载，宋代已有《医经目录》和《大宋本草目》，惜已亡佚。现存最早的是明代殷仲春编《医藏目录》，但此书内容局限，不足引人注目。日人的《医籍考》、《宋以前医籍考》、丁福保《历代医学节目提要》、《四部总录医药编》等，多取材于史书艺文志、经籍志及历代公私书目。至于民间医生所著医书大部分被遗漏了，不能不说这是作为医部专题书目的一大缺陷。地方志中有关医家书目，无论已经刊行，或家藏稿本，均加以著录。其书目之多，门类之全，都是以往书目所未见的。把这些书目分类甄录、汇集成编，不仅能显示出我国民间医学文献的光辉成就，补充以往书目的不足，而且有利于因地求书、因书知学，还可以为亡佚书稿的挖掘采访提供线索。

三、利用地方志编写"地方中药志"

我国幅员辽阔，地大物博，药材丰富，药源遍及海内。由于以往撰修本草很少进行实地考察，故有很大部分地方药物未能著录。明代伟大医药学家李时珍编撰《本草纲目》一书，虽重视了实地调查工作，历十数年广搜博访，但毕竟个人力量有限，不能尽赅全国各地药物之全。地方志则不然，它是由当地人士记载本土物产药源，一般说很少遗误。把地方志中有关中药资料剔抉出来，可以补充本草学的未备。再者，有些地方志中还记述了药物栽培和移植的成功经验，可为我国北药南移，南药北植，提供参考。如把各地药产编辑成帙，再加以修正补充，则可成为一部《地方中药志》，将大大丰富我国的本草学内容。

四、利用地方志整理研究流行病学资料

中华人民共和国成立以来，非常重视流行病的防治工作，但对流行病史的研究，似乎还未引起注意。就是在我国医学史里，也没有专题记述。究其原因，主要是资料的缺乏。地方志则可为此提供大量的资料，几乎在所有的地方志里，都较详细地记载了本地区有史以来的疾病流行情况。其中记有"疫疠""瘟灾""伤寒""霍乱""鼠疫""痘疮""蛤蟆瘟""黄疸病"等，目前看来包括了流行病与传染病两个方面的内容。把这些资料梳理出来，可为编写流行病史提供素材。如加以整理研究，从中找出规律性的东西，对流行病的预防工作亦有所帮助。当然，也有利

于印证我国传统的运气发病学说并为之提供研究资料。

五、利用地方志辑录民间经验良方

用单方、验方防治疾病，在我国民间有着传统的历史。清代赵学敏搜集走方医及民间流传的经验良方，编成《串雅》一书。因其具有简、便、验、廉的特点，至今被人们所称道。可以认为，散在民间的单验方是我国医药学宝库中的瑰宝，深受群众的欢迎。在有的地方志里，就记载了这样的一些药方。而这些药方都是当地人们历代相传而有征的。如把它甄录汇集起来，将可为临证提供许多有效方剂。

此外，整理探求地方志中有关地方医政设置、医药制度等资料，对我国医学史的研究亦不无裨益。同时，利用地方志进行医学文献整理还具有以下优越性。

1. 因地方志所载医学资料在一般书籍中都未曾记载过，其中很多有价值的资料也未被人们发现和利用。因此可以为研究我国医学史提供新的素材，并可以填补医学史上一些未被人们引起注意的问题。

2. 由于历史上诸多原因所致，我国各地医学发展很不平衡。加之地理环境、气候条件不同，疾病本身也有它的特殊性。故利用地方志文献整理研究医学资料，可为研究地方医学发展史和地方医学特点创造条件。

3. 地方志除载录了当地医技精湛的名医外，而那些名字不彰、世所不闻的医家，更是不胜枚举。他们有的世守家业，积累了丰富的医药经验。其中很多具有不慕名利，一心救人的高尚医德精神。挖掘他们高超的医术和优良的医德，可以开拓眼界、启迪后学。

4. 我国古代医生的成才的途径十分复杂，除少数医生经过科举考试外，广大的民间医生，或受家传，或有师承，或艰于仕途，或迫于生活，或久病成医，或亲病知药，凡此种种在地方志里多有记述。至于学术流派的产生，更与地域密切攸关。整理研究地方志里医学文献，可以帮助我们搞清这些脉络。

以上仅是我们通过编写《中国分省医籍考》一稿，在翻阅了几千种地方志的基础上，所提出的一些肤浅见解。若能引起医学文献整理和医史研究者的共鸣，进而做出更多的贡献，这正是我们所期待的。

编者注：本文由郭霭春、高文柱合撰。

医
论

从江苏地方志里看明清时代江苏医学的传授与发展

在清初的时候，江苏和安徽合称江南省。康熙六年（1667），分划为二，才有江苏省的名称。这个地区，水土丰衍，出了许多这样那样的人才，就医生来说，像李中梓、缪希雍、叶桂、吴瑭等为中医学术的发展，增添了新的篇章。

江苏名医之多，探索它的形成因素，大致不外两点：一是传世业，一是重师承。这两点如果搞得清楚，那对于研究江苏医学流派，好像能够摸到它的脉络；有些地方，能够补上医学史上的空白。我们试就这两点略举一些医林例证，但也只是一鳞半爪而已。

一曰承家技

其父子相传的，如上元县，陈其玑传陈荣。六合县，董勋传董其升。江浦县，丁明登传丁熊飞。上海县，李桂传李熊，陈亦保传陈肖岩。青浦县，何世仁传何其伟。宝山县，胡颖千传胡大经，高应麟传高含清。松江县，陈时荣传陈自道，郑岗传郑春回。嘉定县，赵曜传赵锦春，朱鸿宝传朱士铨。句容县，俞茂鹃传俞念祖，蒋用文传蒋主孝。武进县，徐养恬传徐述。如皋县，娄垲传娄桂。吴县，张璐传张登，陈履端传陈珍如。常熟县，李维麟传李颢。昆山县，戴传震传戴之翰。吴江县，蔡以焜传蔡增祥。无锡县，黄钟传黄翰。太仓县，陈顾涞传陈廷柱。江都县，葛天民传葛自中。兴化县，李朝光传李天基。

其祖孙相传的，如六合县，田淑江传田杜，再传田本德、田本良、田本太。上海县，金仁荣传金云苞，再传金嘉、金顺；李赞化传李用粹，再传李撰山；徐神翁传徐枢，再传徐彪。青浦县，何其超传何昌梓，再传何寿彭；陈焘传陈垣，再传陈秉均。南汇县，叶其榛传叶蕉村，再传叶中枢。川沙县，张清毓传张金照，再传张凤仪；陈庆寿传陈叙卿，再传陈宝善；王涤斋传王梦松，再传王受福。宝山县，汪文标传汪煜，再传汪山。嘉定县，方文伟传方时中，再传方源；唐永卿传唐毓，再传唐许、唐椿；郁士魁传郁履豫，再传郁维禄。句容县，赵友芳传赵宗国，再传赵凌云。元和县，陆嵩传陆懋修，再传陆润庠。高邮县，吴钟奇传吴谷，再传吴令尹。武进县，费岳瞻传费文纪，再传费伯雄；毛凤彩传毛荀一，再传毛景昌。吴县，叶时传叶朝彩，再传叶桂。长洲县，沈伯新传沈绎，再传沈元。无锡县，窦良茂传窦时用，再传窦楠。常熟县，陶植传陶甄，再传陶宗义；顾颐传顾许，再传顾昱。

有的各承家技，不是仅仅传了一世两世，而是传了十几世或二三十世。如松江何氏，自宋元以来，世以医名，传至清代何全、何凤春；如吴县韩氏，亦自宋以来，以医名世，永乐时有院使韩公茂，与戴原礼齐名，传至韩来鹤，俱精医术；又如宜兴法氏，自法文淦传至清代法燮廷已十四世，皆著医名；邻近诸县，大抵渊源文淦，称为法派。像他们各家的医学专长，对于中医学极有影响，如果加以发扬，这对于中医学的传承，也是一个有利的办法。

二曰尊师承

上海李中梓传业于马俶，俶再传于朱绅、盛笏、项锦宣、吕永则、俞士荣；仪真滑寿传业于骆则诚、吴温夫；吴县张璐传业于朱丹臣、袁觐宸；长洲马元一传业于尤怡，顾雨田传业于徐锦，吴江何嗣宗传业于秦篁；无锡朱世扬传业于华虞熏。吴门曹乐山传业于姜问岐。金山秦景明传业于金铭。青浦何其超传业于沈景凤，丹徒王之政传业于虞克昌、李支荣、蒋宝素、朱致五。以至薛雪弟子邵登瀛，叶桂再传弟子钟南纪。其他也就不再一一列举了。

从以上情况看，江苏名医的医学受授，各有渊源，所可惜的是他们所著之书，有许多是隐没不彰。而在清代公私书目里，著录的也极少，这可说是一个缺憾。我们后人不能任其磨灭。因此不惮烦琐，根据江苏地方志，把有关医学书目和医家传承钩稽出来，作为因目求书、因书知学之一助，至于对照《江苏医籍考》资料，探讨江苏省名医的医德、医术，不仅于加深医学史上的认识，而且更有益于发现中医学的特色。关于这点，也就不喋喋不休了。

附注：本文所据资料，均见《江苏医籍考》内，因此不再烦引志目，并此说明。

[**编者注**：本文由郭霭春、李紫溪合撰]